SONIA VIEIRA

Bioestatística

TÓPICOS AVANÇADOS

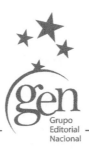

O GEN | Grupo Editorial Nacional – maior plataforma editorial brasileira no segmento científico, técnico e profissional – publica conteúdos nas áreas de ciências da saúde, exatas, humanas, jurídicas e sociais aplicadas, além de prover serviços direcionados à educação continuada e à preparação para concursos.

As editoras que integram o GEN, das mais respeitadas no mercado editorial, construíram catálogos inigualáveis, com obras decisivas para a formação acadêmica e o aperfeiçoamento de várias gerações de profissionais e estudantes, tendo se tornado sinônimo de qualidade e seriedade.

A missão do GEN e dos núcleos de conteúdo que o compõem é prover a melhor informação científica e distribuí-la de maneira flexível e conveniente, a preços justos, gerando benefícios e servindo a autores, docentes, livreiros, funcionários, colaboradores e acionistas.

Nosso comportamento ético incondicional e nossa responsabilidade social e ambiental são reforçados pela natureza educacional de nossa atividade e dão sustentabilidade ao crescimento contínuo e à rentabilidade do grupo.

SONIA VIEIRA

Bioestatística

TÓPICOS AVANÇADOS

Sonia Vieira
Doutora em Estatística pela Universidade de São Paulo (USP).
Livre-docente em Bioestatística pela Unicamp – Universidade Estadual de Campinas, Campinas, São Paulo.
Pós-doutora em Estatística pela Universidade da Califórnia, Berkeley, Califórnia.
Pós-doutora em Estatística pela Universidade Yale, New Haven, Connecticut.
Pós-doutora em Ética pela Schloss Leopoldskron, Innsbruck, Áustria.

5ª edição

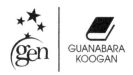

- A autora deste livro e a editora empenharam seus melhores esforços para assegurar que as informações e os procedimentos apresentados no texto estejam em acordo com os padrões aceitos à época da publicação, *e todos os dados foram atualizados pelo autor até a data do fechamento do livro.* Entretanto, tendo em conta a evolução das ciências, as atualizações legislativas, as mudanças regulamentares governamentais e o constante fluxo de novas informações sobre os temas que constam do livro, recomendamos enfaticamente que os leitores consultem sempre outras fontes fidedignas, de modo a se certificarem de que as informações contidas no texto estão corretas e de que não houve alterações nas recomendações ou na legislação regulamentadora.
- Data do fechamento do livro: 20/12/2022.
- A autora e a editora se empenharam para citar adequadamente e dar o devido crédito a todos os detentores de direitos autorais de qualquer material utilizado neste livro, dispondo-se a possíveis acertos posteriores caso, inadvertida e involuntariamente, a identificação de algum deles tenha sido omitida.
- **Atendimento ao cliente: (11) 5080-0751 | faleconosco@grupogen.com.br**
- Direitos exclusivos para a língua portuguesa
  Copyright © 2023 by
  EDITORA GUANABARA KOOGAN LTDA.
  Uma editora integrante do GEN | Grupo Editorial Nacional
  Travessa do Ouvidor, 11
  Rio de Janeiro – RJ – CEP 20040-040
  www.grupogen.com.br
- Reservados todos os direitos. É proibida a duplicação ou reprodução deste volume, no todo ou em parte, em quaisquer formas ou por quaisquer meios (eletrônico, mecânico, gravação, fotocópia, distribuição pela internet ou outros), sem permissão, por escrito, da Editora Guanabara Koogan Ltda.
- Capa: Bruno Sales
- Imagem da capa: ©iStock (ipopba - ID: 1250152547)
- Editoração eletrônica: Cambacica Projetos Editoriais
- Ficha catalográfica

CIP-BRASIL. CATALOGAÇÃO NA PUBLICAÇÃO
SINDICATO NACIONAL DOS EDITORES DE LIVROS, RJ

V718b
5. ed.

Vieira, Sonia
  Bioestatística : tópicos avançados / Sonia Vieira. - 5. ed. - Rio de Janeiro : Guanabara Koogan, 2023.
  : il. ; 24 cm.

  Apêndice
  Inclui bibliografia e índice
  "Inclui respostas de exercícios"
  ISBN 9788595159587

  1. Bioestatística. I. Título.

22-81474
CDD: 570.15195
CDU: 57.087.1

Meri Gleice Rodrigues de Souza - Bibliotecária - CRB-7/6439

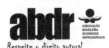

Quem elegeu a busca não pode recusar a travessia.

Guimarães Rosa

Apresentação

Com a popularização dos computadores, as estatísticas passaram a fazer parte do vocabulário das ciências da saúde. Quem lê artigos nessa área já ouviu falar em testes estatísticos, fator de risco, razão de chances, testes diagnósticos. Não basta, porém, que o profissional de saúde tenha "ouvido falar" de bioestatística; é preciso que adquira visão adequada sobre o assunto, entendendo, por exemplo, o que um programa de computador pode fazer por ele – sem expectativas excessivas.

Este livro é, basicamente, uma continuação da obra *Introdução à Bioestatística*. Por essa razão, tanto pode ser útil para o estudante de estatística como pode ser útil para profissionais que atuam como consultores nas diferentes áreas de saúde. A falta de literatura em português sobre alguns dos temas tratados aqui também pode ser uma motivação para a leitura. Porém, o livro trata, essencialmente, de estatística não paramétrica. E talvez seja mais prático estudar, primeiramente, estatística não paramétrica, porque, além de ser muita utilizada, é mais fácil de entender e aplicar que a estatística paramétrica.

É claro que incorporei, neste livro, muito do que aprendi exercendo meu ofício de professora e consultora na área de estatística, pois, como escreveu Guimarães Rosa, "mestre não é quem sempre ensina, mas quem de repente aprende". Aprendi muito com meu público, por sorte, extremamente variado, porque é preciso ver a vida como um contínuo aprendizado, mesmo que as lições sejam, por vezes, muito difíceis. E as críticas sempre foram tão boas quanto foram os elogios.

Meus maiores agradecimentos são para a Editora Guanabara Koogan, pelo apoio ao meu trabalho. Escrever um livro não é tarefa fácil. Precisei da ajuda de diferentes pessoas, que me auxiliaram de diferentes maneiras. Quero, portanto, agradecer a Martha Maria Mischan e a José Merzel, que leram os manuscritos e apontaram erros, com maestria e cordialidade. Também devo agradecimentos a José Eduardo Corrente e a Márcio Vieira Hoffmann, pelas muitas sugestões e por algumas críticas. Agradeço, ainda, aos muitos professores e colegas que propiciaram o ambiente para que eu pudesse escrever. No entanto, um professor que escreve livros não existe sem seus alunos e seus leitores. Devo, portanto, enorme agradecimento aos meus alunos e a quem me lê.

Sonia Vieira
Junho de 2022.

Sumário

CAPÍTULO 1

Dados, Variáveis e Outros Termos — 1

1.1	Variáveis e dados	1
1.2	Cuidados no registro dos dados	2
1.2.1	Dados nominais e ordinais	2
1.2.2	Dados discretos e dados contínuos	4
1.3	Dados discrepantes, perdidos e censurados	5
1.3.1	Dado discrepante ou atípico	5
1.3.2	Dado perdido	5
1.3.3	Dado censurado	6
1.4	Dados univariados, dados bivariados e dados multivariados	7
1.4.1	Dados univariados	7
1.4.2	Dados bivariados	7
1.4.3	Dados multivariados	7
1.5	Exercícios	7

CAPÍTULO 2

Teste de Hipóteses — 9

2.1	Lógica dos testes de hipóteses	10
2.2	Medindo a incerteza	11
2.2.1	Significado do p-valor	11
2.2.2	Significado de nível de significância	12
2.2.3	Significado de poder do teste	14
2.3	Testes unilaterais e testes bilaterais	15
2.4	Testes paramétricos e testes não paramétricos	16
2.4.1	Algumas indicações	17
2.5	Exercícios	19

CAPÍTULO 3

Tabelas 2×2 — 21

3.1	Teste de χ^2 de Pearson	26
3.2	Teste exato de Fisher	29
3.3	Teste de χ^2 de McNemar	37
3.4	Exercícios	40

CAPÍTULO 4

Tabelas $r \times s$ — 43

4.1	Teste de χ^2 de Pearson	44
4.1.1	Algumas questões comuns	46
4.2	Partição das tabelas $2 \times s$	48
4.3	Procedimento de Marascuilo	48
4.4	Teste de χ^2 de Mantel-Haenszel	52
4.5	Teste de χ^2 para tendência	56
4.6	Exercícios	60

CAPÍTULO 5

Medidas de Associação — 65

5.1	Medidas de associação em tabelas 2×2	65
5.1.1	Coeficiente fi	65
5.1.2	Coeficiente gama	69
5.1.3	Risco e risco relativo	71
5.1.4	Razão de chances	72
5.2	Medidas de associação nas tabelas $r \times s$	81
5.2.1	Coeficiente fi	81
5.2.2	Coeficiente de contingência de Pearson	82
5.2.3	Coeficiente de Cramér	82
5.3	Exercícios	83

CAPÍTULO 6

Testes para Comparação de Dois Grupos — 87

6.1	Postos em lugar de dados	87
6.2	Comparação de dois grupos independentes	89
6.2.1	Grupos independentes	89
6.2.2	Teste de Mann-Whitney	89
6.2.3	Teste da mediana	98
6.3	Comparação de dois grupos dependentes	101
6.3.1	Grupos dependentes	101
6.3.2	Teste dos postos assinalados de Wilcoxon	102
6.3.3	Teste do sinal	112
6.4	Exercícios	115

CAPÍTULO 7

Testes para Comparar Mais de Dois Grupos — 121

7.1	Comparação de mais de dois grupos independentes	121
7.1.1	Teste de Kruskal-Wallis	121
7.1.2	Teste da mediana	130
7.2	Comparação de mais de dois grupos dependentes	132
7.2.1	Teste de Friedman	132
7.3	Comparações múltiplas: teste de Dunn	136
7.3.1	Amostras independentes	136
7.3.2	Amostras dependentes	138
7.4	Exercícios	140

CAPÍTULO 8

Testes Diagnósticos — 145

8.1	Medidas da capacidade de discriminação dos testes diagnósticos	146
8.1.1	Sensibilidade e especificidade	146
8.1.2	Valores preditivos	149
8.1.3	Acurácia	152
8.1.4	Razão de verossimilhanças	152
8.2	Concordância entre examinadores	155
8.3	Exercícios	159

CAPÍTULO 9

Outras Estatísticas — 163

9.1	Estudo de proporções	163
9.1.1	Teste de uma proporção	163
9.1.2	Comparação de duas proporções populacionais	165
9.2	Coeficiente de correlação de Spearman e tau de Kendall	168
9.2.1	Coeficiente de correlação de Spearman	168
9.2.2	Tau de Kendall	170
9.2.3	Comparação dos resultados obtidos pelos coeficientes de correlação de Pearson, de Spearman e tau de Kendall	173
9.3	NNT e NNH	174
9.3.1	Número necessário tratar (NNT)	174
9.3.2	Redução absoluta de risco	176
9.3.3	Número necessário para causar dano (NNH)	177
9.4	Análise de sobrevivência	178
9.5	Exercícios	184

APÊNDICE — 187

RESPOSTAS DOS EXERCÍCIOS — 199

GLOSSÁRIO — 221

ÍNDICE ALFABÉTICO — 227

SONIA VIEIRA

Bioestatística

TÓPICOS AVANÇADOS

Dados, Variáveis e Outros Termos

1

Para muitas pessoas, a palavra "estatística" lembra números. No sentido de informação numérica, as estatísticas já fazem parte de nosso dia a dia. Discutimos – com base em informações numéricas – o aumento da expectativa de vida, a diminuição das taxas de natalidade, as taxas de mortalidade por covid-19. Lemos, em jornais e revistas, que o estresse é fator de risco para o infarto do miocárdio ou que, no Brasil, a maior parte das vítimas de mortes violentas é constituída por jovens negros com pouca escolaridade. Estatística não é, porém, simples coleção de números, embora os números sejam sua base. Dividimos a Estatística em duas partes:

- **Estatística Descritiva:** procedimentos que usamos para organizar a coleta, a apuração, a classificação e a descrição dos dados. A Estatística Descritiva concentra-se, principalmente, na tendência central, na variabilidade e na distribuição dos dados. As medidas mais conhecidas de tendência central são média, mediana e moda, e as de variabilidade são amplitude, variância e desvio padrão. Distribuição se refere à "forma geral" do conjunto de dados, que pode ser vista em gráficos como o histograma ou o gráfico de pontos, e inclui propriedades como a função de distribuição de probabilidade, assimetria[1] e curtose.[2] A Estatística Descritiva também pode apresentar diferenças de características observadas entre grupos de unidades de um conjunto de dados
- **Inferência Estatística:** procedimentos pelos quais o conhecimento adquirido no estudo das amostras é generalizado para a população de onde as amostras foram retiradas. Isso porque, na maioria das vezes, estudar as características de toda uma população é muito caro e muito difícil ou, até mesmo, impossível. Então, uma amostra é retirada da população para estudo. Estatísticas inferenciais são, portanto, as ferramentas usadas para tirar conclusões sobre as características de uma população, com base nas características de uma amostra. São as estatísticas inferenciais que possibilitam avaliar o grau de incerteza das conclusões.

1.1 Variáveis e dados

Variável é uma condição ou característica que descreve uma pessoa, um animal, um lugar, um objeto, uma ideia. Assume valores diferentes em diferentes unidades. São classificadas em dois tipos:

- Qualitativas, também chamadas "categorizadas"
- Quantitativas, também chamadas "numéricas".

A **variável qualitativa ou categorizada** tem seus valores expressos em palavras. Por exemplo, raça de cães é variável categorizada porque é informada em palavras, como pastor-alemão, pequinês, fila, boxer etc.

A **variável quantitativa ou numérica** tem valores obtidos por medição ou contagem. Por exemplo, populações de cidades são variáveis quantitativas porque são obtidas por contagens: 12.035, 3.324.500 etc.

---

[1]Ver uma explicação sobre assimetria em: VIEIRA, S. O que é assimetria (ou distorção) e como se mede? Disponível em: http://soniavieira.blogspot.com/. Acesso em: 5 maio 2022.

[2]Ver uma explicação sobre curtose em: VIEIRA, S. O que é curtose e como se mede? Disponível em: http://soniavieira. blogspot.com/. Acesso em: 5 maio 2022.

As variáveis categorizadas ou qualitativas são classificadas em dois tipos:

- Nominal
- Ordinal.

A **variável nominal** tem seus valores distribuídos em categorias mutuamente exclusivas, apresentadas em *qualquer* ordem. Por exemplo, o resultado de um teste de gravidez só pode ser "positivo" ou "negativo". A variável é nominal porque o resultado desse teste também pode ser descrito como "negativo" ou "positivo". A ordem em que as categorias são citadas não importa.

A **variável ordinal** tem seus valores distribuídos em categorias mutuamente exclusivas que têm ordenação natural. Por exemplo, o grau de satisfação de um paciente com a atenção recebida do profissional da saúde pode ser "muito bom", "bom", "regular", "ruim", "péssimo". A ordem pode ser invertida ("péssimo", "ruim", "regular", "bom", "muito bom"), mas as categorias da variável não podem ser dadas em *qualquer* ordem.

As variáveis quantitativas ou numéricas são classificadas em dois tipos:

- Discreta
- Contínua.

A **variável discreta** assume apenas alguns valores em um dado intervalo. Por exemplo, o número de batimentos cardíacos por minuto é um número inteiro como 80 bpm ou 81 bpm, mas nunca 80,5.

A **variável contínua** pode assumir um número ilimitado de valores em um dado intervalo. Então, o resultado da medição de uma variável contínua depende, entre outros fatores, da precisão do instrumento de medida. Medidas de distância, pressão, velocidade são variáveis contínuas.

A Figura 1.1 resume a classificação das variáveis.

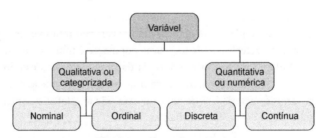

Figura 1.1 Tipos de variáveis.

Dado é a informação coletada e registrada, referente a uma variável. Dados são coletados por observação, medição, questionamento. Cada unidade investigada fornece um dado para cada variável de interesse. Coletamos dados tanto em censos (toda a população) como em amostras (parte da população). Assim, a idade das pessoas é um dado coletado tanto nos censos demográficos que abrangem todo o país como em pesquisas científicas realizadas com amostras tomadas, por exemplo, em hospitais.

1.2 Cuidados no registro dos dados

1.2.1 Dados nominais e ordinais

Dados nominais e ordinais são descritos por palavras, mas podem ser registrados por números. Esses números não têm, no entanto, significado numérico. Por exemplo, o resultado de um teste rápido antígeno para covid-19 é uma variável nominal, que pode ser registrada como 1 para positivo e 0 para negativo. Esse tipo de notação facilita a contagem de casos positivos, se os dados estiverem dispostos em uma planilha, no computador.

Em algumas áreas é usual – ou até mesmo convencional – registrar dados ordinais por números. Por exemplo, o câncer de mama pode ser estadeado de acordo com seu desenvolvimento, em uma escala numérica de 0 a IV. Os números indicam a extensão da doença, ou seja, é uma ordenação: o estágio IV vem depois do estágio II porque tem pior prognóstico, mas não significa que o estágio IV tem o dobro de extensão ou de risco que o estágio II.

1.2.1.1 Formas de registro de dados ordinais

Os dados ordinais podem ser registrados usando uma escala de medida proposta por profissionais da área (reconhecida e publicada), mas também podem ser obtidos por meio de notas, de escala visual analógica, de figuras. Nas próximas seções, será apresentada cada uma dessas formas de registro.

Escala de medida reconhecida e publicada da variável

Quando o levantamento dos dados é feito por questionário, o pesquisador pode atribuir um número a cada resposta obtida do entrevistado, usando uma escala previamente estabelecida e reconhecida por outros profissionais. Contudo, a pessoa que faz o registro precisa ter uma definição clara do significado de cada número que compõe a escala. Ver Exemplo 1.1.

EXEMPLO 1.1

Atividades da Vida Diária, que se abrevia por AVD, são as tarefas pessoais para autocuidados e outras habilidades necessárias no cotidiano de qualquer pessoa. Para medir o grau de dependência de uma pessoa, em particular idosos, pode ser utilizada a escala criada por Lawton & Brody em 1969. São feitas perguntas e a resposta para cada pergunta é convertida em um número, que tem significado:

0 = independente
1 = precisa de supervisão
2 = precisa de ajuda
3 = dependente.

A soma dos pontos em seis perguntas para cuidados pessoais – (a) alimentação, (b) vestir-se, (c) banho, (d) eliminações fisiológicas, (e) medicação, (f) interesse na aparência pessoal – é uma medida da atividade funcional da pessoa nesse item.

Notas ou avaliações proferidas pelo entrevistado

Em pesquisas de satisfação, é comum solicitar ao participante de pesquisa que atribua uma nota a uma sensação, ao produto adquirido ou ao serviço utilizado. Em centros de atendimento médico, é comum perguntar ao paciente que nota ele dá ao que está sentindo, seja dor, medo, desconforto. Entretanto, a avaliação também pode ser em palavras, como "muito", "regular", "pouco", "nada" ou "nenhum", para posterior registro em números.

EXEMPLO 1.2

Pode-se perguntar a um paciente que se submeteu a uma cirurgia estética: em uma escala de 0 a 5, que nota você daria ao resultado da sua cirurgia?. Ou, então: você ficou "muito satisfeito", "pouco satisfeito" ou "nada satisfeito" com o resultado da cirurgia?.

Escala visual analógica (EVA)

Para usar a escala visual analógica (VAS, do inglês *Visual Analog Scale*), o pesquisador fornece ao participante de pesquisa o desenho de um segmento de reta de comprimento conhecido. No início e no fim desse segmento, devem estar escritos os estados extremos do sentimento que o pesquisador pretende medir. Por exemplo, devem estar escritos "péssimo" no início do segmento e "excelente" no fim, para que o participante da pesquisa marque um "X" entre péssimo e excelente, indicando como está se sentindo. Depois, o pesquisador mede a distância do início do segmento até o "X" – e tem um número.

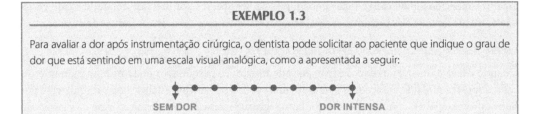

EXEMPLO 1.3

Para avaliar a dor após instrumentação cirúrgica, o dentista pode solicitar ao paciente que indique o grau de dor que está sentindo em uma escala visual analógica, como a apresentada a seguir:

SEM DOR   DOR INTENSA

Figuras: são usadas para obter respostas de pessoas com pouca escolaridade ou de crianças, mas, para relatar e avaliar os resultados da pesquisa, os pesquisadores transformam as figuras em palavras.

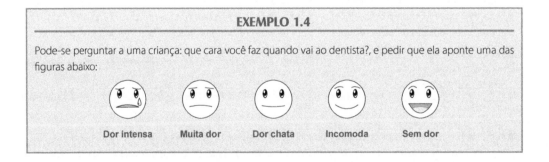

EXEMPLO 1.4

Pode-se perguntar a uma criança: que cara você faz quando vai ao dentista?, e pedir que ela aponte uma das figuras abaixo:

Dor intensa   Muita dor   Dor chata   Incomoda   Sem dor

Quando os dados de uma pesquisa são obtidos por meio de figuras, notas ou escalas visuais, cada pessoa avalia a si própria. Então, os dados não são objetivos porque são valores conferidos por *pessoas diferentes, cada uma avaliando a si própria*. A nota 3 dada por uma pessoa provavelmente *não* tem o mesmo significado da nota 3 dada por outra. É preciso cuidado na interpretação dos resultados e, principalmente, o pesquisador que avalia e analisa as respostas das pessoas precisa ser experiente na área.[3]

1.2.2 Dados discretos e dados contínuos

Dados discretos *não podem ser confundidos* com dados ordinais. Por exemplo, se alguém apresenta uma distribuição de mulheres segundo o número de filhos nascidos vivos (0, 1, 2, 3, 4 ou mais), está relatando um dado discreto (número de filhos são contáveis), mas se apresenta uma distribuição de mulheres com câncer de mama segundo o estadiamento (0, I, II, III e IV), está relatando um dado ordinal.

---

[3] Se uma empresa compara dois cremes hidratantes para o rosto por meio da opinião de usuárias – e cada usuária experimenta os dois cremes em ocasiões diferentes para dar uma nota –, não tem sentido comparar os resultados com uma análise de variância; só cabe um teste do sinal.

Os valores que podem ser assumidos por uma variável contínua são limitados pela precisão do instrumento de medida.[4] Algumas vezes, porém, é usual registrar dados com poucos decimais. Por exemplo, nos estudos com adultos registram-se idades em anos completos, embora a idade seja uma variável contínua (envelhecer é um processo contínuo). Nos estudos com pré-escolares registra-se a idade em meses completos e nos estudos com recém-nascidos registra-se a idade em dias.

Dados numéricos devem ser registrados como foram obtidos – e não por classes ou categorias. Registra-se a idade da pessoa, não seu grupo de idade. Registram-se o peso, a pressão sanguínea, o nível de colesterol do paciente do jeito como foram medidos, e só depois, se for o caso, são convertidos em classes para análise. Não há como recuperar dados contínuos que foram registrados em classes. No entanto, como toda regra, essa também tem exceção: se a variável coletada é altamente imprecisa, como o número de cigarros fumados por dia, é mais sensato anotar os dados apenas por categorias, como nenhum, de 1 a 5, de 6 a 10, de 10 a 20, 21 ou mais.

1.3 Dados discrepantes, perdidos e censurados

Artigos científicos às vezes fazem referência a dados discrepantes (*outliers*), dados perdidos (*missing values*) ou dados censurados (*censored data*). Nesta seção, é feita uma breve referência a esses tipos de dados.

1.3.1 Dado discrepante ou atípico

Valor extremo, muito diferente dos demais dados da amostra (por ser muito maior ou muito menor do que os outros). Quando o pesquisador se depara com um dado discrepante, deve verificar se houve erro na coleta ou no registro desse dado. Se ficar comprovado que houve erro, o dado deve ser corrigido ou descartado. Usando essa mesma lógica – de que erros no processo de coleta ou de registro justificam o descarte –, também deve ser retirado da análise todo dado que, embora plausível, não esteja de acordo com critérios previamente estabelecidos para a coleta de dados. Então, se você estiver entrevistando idosos e, portanto, *não* admitir pessoas com menos de 60 anos, descarte dados de pessoas com 59 anos ou menos, mesmo que os dados dessas pessoas sejam compatíveis com os demais.

Uma estratégia razoável para enfrentar dados discrepantes é fazer uma análise incluindo, e outra excluindo, os dados discrepantes. Se os resultados forem praticamente iguais, é melhor aplicar a análise que inclui os dados discrepantes. Se os resultados mudarem muito, é preciso buscar uma *explicação* que possa justificar a inclusão ou a exclusão desses dados da amostra. Outra solução é o uso de um teste não paramétrico. Isso porque um dado discrepante tem influência nos resultados dos testes paramétricos, mas não afeta os resultados dos testes não paramétricos.

Contudo, a inclusão – ou a exclusão – desses dados não pode ser resolvida por critério estatístico, embora alguns analistas insistam na ideia de que todo valor que se distancie mais de três desvios padrões da média deva ser descartado. Outros calculam a distância interquartílica e consideram que deve ser descartado todo valor que esteja a uma distância igual a 1,5 vez a distância interquartílica, abaixo do primeiro quartil ou acima do terceiro quartil.

1.3.2 Dado perdido

Dado que foi coletado, mas, por alguma razão, não foi registrado. Nos grandes levantamentos epidemiológicos, é sempre possível o extravio de dados. Por essa razão, é necessária muita atenção quando se coletam dados para, a partir deles, calcular outra variável. Se o objetivo do trabalho for calcular o

---

[4]VIEIRA, S. Erros sistemáticos e aleatórios nas medições. Disponível em: https://soniavieira.blogspot.com. Acesso em: 4 abr. 2022.

índice de massa corporal (IMC) por exemplo, é imprescindível verificar se todos os dados de peso e altura foram registrados. Se faltam dados de altura de alguns participantes, é preciso encontrar as informações perdidas ou retirar esses participantes da amostra antes de começar a fazer os cálculos.

Quando são usados dados de arquivos, prontuários, fichas clínicas, é preciso cuidado com as informações registradas apenas como "Sim" e "Não". Existe uma tendência a achar que dado não registrado significa "Não" em lugar de considerar que o dado foi perdido. Então, se você estiver procurando informações sobre a presença de determinado sintoma, não entenda que a ausência de registro significa ausência do sintoma. Procure saber o que realmente aconteceu.

Também pode haver datas registradas apenas parcialmente. Por exemplo, escreve-se como data da primeira consulta: 08/1999. É razoável considerar que essa consulta foi no dia 15, só porque esse dia fica no meio do mês, em lugar de considerar que o dado foi perdido. Mas é preciso verificar as outras datas que constam na ficha clínica, que podem tornar a data arbitrada impossível. Se a data de morte foi, por exemplo, 13/08/1999, ninguém conseguirá explicar a consulta.

De qualquer modo, quando as amostras são grandes, algumas perdas são mesmo esperadas, mas não se pode considerar como perda a falta de dados motivada pela natureza da pesquisa. No caso de questionários, se determinada pergunta não foi respondida pela maioria das pessoas, é preciso avaliar e discutir o que aconteceu. A pergunta estava redigida claramente? Muitas pessoas não quiseram – por algum motivo – responder à pergunta? Qual seria esse motivo? Encontrar o que motivou a falta – e não a perda – de dados ou, pelo menos, lançar uma hipótese sobre isso é muito importante.

1.3.3 Dado censurado

Dado que existe, mas seu valor é desconhecido.[5] É comum aparecerem dados censurados nas seguintes situações:

- Em ensaios clínicos em que a variável de interesse é o tempo decorrido entre o início das observações e determinado desfecho (p. ex., alta hospitalar). Se, para alguns pacientes, o desfecho não ocorrer no período de tempo estipulado para o término do ensaio, os dados desses pacientes são considerados censurados
- Em ensaios clínicos de longa duração, é possível que alguns pacientes abandonem o tratamento e deixem de cooperar, por desalento, por desconforto, por desentendimentos com a equipe, por mudança de endereço. Os dados desses pacientes são considerados censurados
- Nas medidas obtidas por meio de aparelhos que têm limite mínimo (ou um máximo) para as medições. Nesses casos, o valor real de algumas unidades pode, eventualmente, estar abaixo (ou acima) do limite mínimo (ou máximo) do aparelho. Esses dados são considerados censurados porque sabe-se, apenas, que seus valores reais estão abaixo (ou acima) do limite do aparelho.

EXEMPLO 1.5

Imagine que um pesquisador produziu inflamação em uma das patas de ratos de laboratório para depois verificar o tempo de recuperação quando os ratos são tratados com diferentes anti-inflamatórios. O desfecho é recuperação. Se o pesquisador medir as patas dos ratos no instante em que produziu a inflamação, 24 e 48 horas depois, alguns animais poderão permanecer com as patas inflamadas depois das 48 horas determinadas pelo protocolo para a última coleta de dados. Esses dados são considerados censurados porque não ocorreu o desfecho esperado no período de tempo estabelecido para observação.

---

[5]Foi definida aqui a censura tipo I, mas existem outros tipos de censura. Ver, por exemplo: COX, D.R.; OAKES, D. Analysis of Survival Data. Londres: Chapmann & Hall, 1984.

1.4 Dados univariados, dados bivariados e dados multivariados

Os dados estatísticos são, muitas vezes, designados conforme o número de variáveis envolvidas na pesquisa.

1.4.1 Dados univariados

Se, na pesquisa, for coletada uma única variável, diz-se que os dados são univariados. Por exemplo, se um dentista levantar o número de cáries em crianças da pré-escola, estará trabalhando com uma única variável. Seus dados serão, portanto, univariados.

1.4.2 Dados bivariados

Quando, na pesquisa, são coletadas duas variáveis com a finalidade de estabelecer associações entre elas, dizemos que os dados são bivariados. Por exemplo, se um fisioterapeuta levantar dados de peso e altura de adolescentes do último ano do ensino fundamental, estará trabalhando com duas variáveis. Seus dados serão, portanto, bivariados.

1.4.3 Dados multivariados

Se, no trabalho, são coletadas mais de duas variáveis, dizemos que os dados são multivariados.

RESUMO E OBJETIVO DO CAPÍTULO

Após ter lido este capítulo, você é capaz de definir e exemplificar:

- Dado e variável
- Variável nominal
- Variável ordinal
- Variável discreta
- Variável numérica
- Dados perdidos
- Dados discrepantes
- Dados censurados
- Dados univariados, bivariados e multivariados.

1.5 EXERCÍCIOS

1.5.1   Classifique as variáveis como nominais, ordinais, discretas ou contínuas: a) densidade óssea; b) tipo de sangue; c) comprimento de implantes dentários; d) gosto (doce ou amargo); e) sexo; f) número de dentes presentes na boca de uma pessoa; g) número de pacientes atendidos por dia em um consultório; h) altura da face; i) qualidade percebida do atendimento (bom, normal, ruim); j) marcas de sabonete.

1.5.2   a) Dê um exemplo de situação em que o pesquisador pode atribuir nota ao que observa. b) Dê um exemplo em que o pesquisador obtém dados univariados.

1.5.3   Para mostrar que o uso de vocabulário especializado dificulta o entendimento do Termo de Consentimento Livre e Esclarecido (TCLE),[6] um pesquisador organizou um questionário

---

[6]BRASIL. Ministério da Saúde. Conselho Nacional de Saúde. Resolução CNS 466, de 12 de outubro de 2012. Disponível em: https://conselho.saude.gov.br/resolucoes/2012/Reso466.pdf. Acesso em: 13 jan. 2022.

para ser respondido pelos atendentes de um hospital. Havia questões sobre idade, sexo, escolaridade, doenças presentes, pressão arterial, medicamentos usados, alergia ao ácido acetilsalicílico e terminava perguntando se a pessoa estaria disposta a participar de um ensaio para testar "a ação analgésica do ácido acetilsalicílico para eventuais cefaleias". Você acha que a última questão foi escrita de maneira adequada para os atendentes de enfermagem? Ou, ao contrário, a maneira como a questão foi redigida pode levar muitos entrevistados a não responder ou dar uma resposta sem sentido?

1.5.4   Reveja o exercício 1.5.3. Identifique os tipos de dados levantados.

1.5.5   São dadas as notas de 16 alunos em uma prova. Você vê algum valor discrepante?
10; 9; 7; 8; 7; 9; 10; 7; 8; 8; 8; 9; 10; 2; 7; 9

1.5.6   Um dentista atende crianças de 4 e 5 anos. Para sua pesquisa: a) pode solicitar às mães que avaliem o medo que seus filhos têm de ir ao dentista usando uma escala visual analógica?[7] b) como isso pode ser planejado? c) seria mais fácil usar outra forma de medir?

1.5.7   Para estudar o tempo de latência de um sonífero usando ratos de laboratório, um pesquisador administrou o sonífero a 10 ratos e registrou o tempo que cada um demorou em dormir: dois demoraram meio minuto para dormir, quatro demoraram 1 minuto, três demoraram 1,5 minuto e um não dormiu durante o tempo estabelecido para obter os resultados do estudo. Algum dado foi censurado?

1.5.8   Um professor de educação física levantou dados dos alunos de uma escola pública: sexo, idade, peso, estatura, doenças, tratamento médico (em tratamento ou não) e esporte que praticam. Identifique o tipo de cada variável estudada.

1.5.9   Um homem é atendido na emergência de um hospital com queixa de dor no peito. O médico que o atende diagnostica angina e a classifica como grave. Essa classificação "grave" caracteriza uma variável:
a)   Numérica.
b)   Nominal.
c)   Ordinal.
d)   Quantitativa.

1.5.10   A seguinte afirmativa é falsa ou verdadeira? "Um dos tratamentos de um ensaio clínico conduzido para comparar cinco tratamentos causa mais desconforto do que os outros. Provavelmente, esse tratamento terá mais dados censurados".

---

[7]Idem nota 6.

Teste de Hipóteses

2

A leitura sistemática de revistas científicas deixa evidente que os pesquisadores, embora trabalhem com *amostras*, generalizam seus achados para toda a *população* de onde a amostra foi retirada.[1] Para generalizar seus achados, os pesquisadores aplicam *testes de hipóteses*.

Vamos apresentar aqui a lógica desses testes por meio de um exemplo histórico. Em meados do século XIX, o cirurgião Joseph Lister (1827-1912), que estudava os trabalhos de Pasteur, percebeu que o estudo das bactérias e a prática da cirurgia eram ciências interdependentes.[2] Sendo isso verdade – Lister ponderou –, a assepsia das salas cirúrgicas deveria aumentar as taxas de sobrevivência dos operados.

Para verificar essa ideia, Lister fez um ensaio.[3] Ele distribuiu 75 pacientes que iriam ser submetidos à cirurgia de amputação de membros em dois grupos: o grupo controle, formado por operados em salas nas condições usuais do hospital à época,[4] e o grupo tratado, formado por operados em salas onde a assepsia havia sido feita com ácido fênico.

Os cirurgiões da época de Lister consideravam que a assepsia das salas cirúrgicas não tinha qualquer efeito sobre as taxas de sobrevivência de operados. Mesmo assim, Lister fez o ensaio. Os resultados apresentados na Tabela 2.1 e na Figura 2.1 mostram que a diferença das taxas de sobrevivência entre os grupos foi grande:

$$85,0 - 54,3 = 30,7\%$$

Será que a diferença obtida por Lister foi suficiente para convencer os médicos da época quanto à necessidade de assepsia? Não, como mostra a história da Medicina, mas como essa questão seria tratada hoje? Toda revista científica julga mandatório fazer inferência estatística por meio de um teste de hipóteses. Veja, então, a lógica desses testes.

Tabela 2.1 Ensaio de Lister.

Assepsia na sala cirúrgica	Sobrevivência		Total	Taxa de sobrevivência
	Sim	Não		
Sim	34	6	40	85,0%
Não	19	16	35	54,3%
Total	53	22	75	

Fonte: WINSLOW, C. The conquest of epidemic disease. Princeton: Princeton University Press, 1943. p. 303. Apud: ALIAGA, M.; GUNDERSON, B. Interactive statistics. 2. ed. New Jersey: Prentice Hall, 2003. p. 673.

---

[1] Ver noções de amostragem em: VIEIRA, S. Introdução à Bioestatística. 6. ed. Rio de Janeiro: Guanabara Koogan, 2021.

[2] PAOLO, C. de. Pasteur and Lister: A Chronicle of Scientific Influence. The Victorian Web: literature, history and culture in the age of Victoria. Disponível em: http://www.victorianweb.org/science/health/depaolo.html. Acesso em: 29 abr. 2022.

[3] Para estudar ensaios clínicos, ver: VIEIRA, S.; HOSSNE, W. S. Metodologia Científica para a Área de Saúde. 3. ed. Rio de Janeiro: Guanabara Koogan, 2021. p. 109-22.

[4] Meados do século XIX.

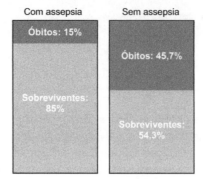

Figura 2.1 Ensaio de Lister.

2.1. Lógica dos testes de hipóteses

Voltemos ao trabalho de Lister, que teve a ideia de verificar se a assepsia das salas cirúrgicas teria efeito sobre as taxas de sobrevivência dos operados. Para isso, fez um ensaio. Se naquela época já tivessem surgido os testes de hipóteses, Lister talvez tivesse apresentado seus dados a um profissional de Estatística. O que esse profissional faria?

Olharia os dados, ouviria os esclarecimentos e consideraria necessário decidir por uma de duas explicações possíveis para a diferença encontrada:

- A diferença entre as taxas de sobrevivência de operados ocorre por acaso
- A assepsia tem efeito sobre as taxas de sobrevivência de operados.

Qual é a explicação mais provável? A resposta para essa pergunta é dada por um teste de hipóteses. O estatístico coloca as explicações possíveis para a diferença entre as taxas de sobrevivência na forma de duas hipóteses.

A primeira hipótese, necessariamente conservadora, diz que a assepsia não tem efeito sobre a taxa de sobrevivência dos operados.[5] É a chamada *hipótese da nulidade*,[6] indicada por H_0 (lê-se "agá zero"). Escreve-se:

H_0: a assepsia *não tem* efeito sobre sobrevivência de operados.

A segunda hipótese diz que a assepsia tem efeito sobre a taxa de sobrevivência dos operados.[7] É a chamada *hipótese alternativa*, que se indica por H_1 (lê-se "agá um"). Escreve-se:

H_1: a assepsia *tem* efeito sobre sobrevivência de operados.

Com os dados em mãos, é sensato optar pela hipótese mais provável. Contudo, como se faz isso? A lógica é complicada, mas, usando o ensaio de Lister como exemplo, siga os passos:

---

[5]Em linguagem mais ampla, o paradigma é mantido. Ver: KUHN, T. S. The Structure of Scientific Revolutions. 3. ed. The University Chicago Press, 1996.

[6]A maioria dos estatísticos brasileiros diz "hipótese nula", traduzindo de maneira – a meu ver – equivocada, a expressão inglesa *null hypothesis*. A hipótese não é nula no sentido que a palavra "nula" tem no vocabulário comum. Ao contrário, é válida e propõe que não há diferença (ou seja, que a diferença é igual a zero) entre determinados parâmetros de uma população. E é sobre essa hipótese que se baseia o teste.

[7]Em linguagem mais ampla, seria uma mudança de paradigma.

1. Considere verdadeira a hipótese da nulidade. Então, pergunte: sendo essa hipótese verdadeira, qual é a probabilidade de Lister ter conseguido uma diferença entre as taxas de sobrevivência igual ou maior do que aquela que obteve?
2. Calcule essa probabilidade, que é chamada *p*-valor. (Você vai aprender a obter o *p*-valor neste livro.)
3. Se o *p*-valor for pequeno, é *pouco provável* obter diferença entre grupo tão grande ou maior do que a que Lister obteve – quando a assepsia não tem efeito. Você então rejeita a hipótese da nulidade (assepsia *não tem efeito*) e fica com a hipótese alternativa (assepsia *tem efeito* sobre a taxa de sobrevivência de operados).
4. E *quando se considera o p-valor pequeno*? É usual considerar pequeno um *p*-valor igual ou menor do que 0,05 ($p \leq 0{,}05$), embora não exista qualquer razão teórica para isso. Então, se $p \leq 0{,}05$, conclui-se que a assepsia *tem* efeito, ou seja, a taxa de sobrevivência é maior no grupo tratado.
5. Contudo, atenção: pouco provável *não significa impossível*. Embora pouco provável, o resultado observado pode ocorrer por acaso. Essa probabilidade – o *p*-valor – é *probabilidade de erro*, que discutiremos adiante, nas seções 2.2.1 e 2.2.2.
6. E se o *p*-valor for grande? Você não rejeita H_0. Ver Figura 2.2.

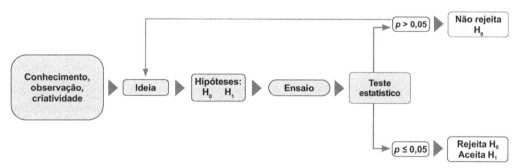

Figura 2.2 Tomada de decisão em um ensaio clínico.

É importante saber que um único ensaio *não constitui prova* das ideias dos pesquisadores. Há múltiplas possibilidades de erro. Descartados todos os erros metodológicos eventualmente possíveis, ainda é possível que se chegue a um resultado errado por acaso. Afinal, o pesquisador tem em mãos apenas uma amostra da população – não tem toda a população.

É por essa razão que, hoje, exige-se que a pesquisa científica seja feita com grandes amostras, repetidas por diferentes pesquisadores em diferentes locais,[8] para a confirmação de resultados. Um só trabalho de pesquisa carrega muita incerteza.

2.2 Medindo a incerteza
2.2.1 Significado do *p*-valor

Os pesquisadores fazem *inferência* quando concluem que ocorre na população o que ocorreu na amostra. No entanto, toda inferência está sujeita a erro. Os pesquisadores concluem para o todo (a população), tendo observado apenas parte (a amostra).

A vantagem de se fazer uma *inferência estatística* – e não apenas uma inferência – é o fato de a inferência estatística fornecer a probabilidade de erro quando se rejeita H_0 (p. ex., diz-se que o tratamento

---
[8]Ensaios multicêntricos. Ver: VIEIRA, S.; HOSSNE, W. S. Metodologia Científica para a Área de Saúde. 3. ed. Rio de Janeiro: Guanabara Koogan, 2021. p. 96-7.

tem efeito no nível de significância de 5%). O pesquisador que faz uma inferência estatística e rejeita H_0 *não* pode ter 100% de certeza de que essa conclusão está correta, mas sabe a probabilidade de essa conclusão estar errada (é o *p*-valor). Ver Figura 2.3.

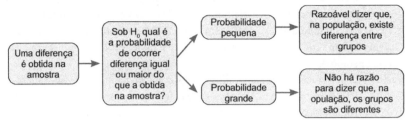

Figura 2.3 O *p*-valor.

Calcular o *p*-valor é difícil, mas, hoje, os cálculos são feitos usando *softwares* estatísticos. Não pense, porém, que ficou fácil aplicar um teste estatístico e obter o *p*-valor. É preciso:

1. *Escolher o teste* que será utilizado em função das hipóteses que se quer testar.
2. Verificar se a variável em análise atende às *pressuposições exigidas* para a aplicação do teste estatístico escolhido.[9]
3. Ter o *software* estatístico para fazer o teste.[10]

Ainda, é preciso cuidado na interpretação do *p*-valor,[11] que não é intuitiva porque usa a contradição: a hipótese da nulidade colocada em teste afirma o contrário do que o pesquisador acha que é (ou gostaria que fosse) verdadeiro. Talvez por isso o *p*-valor seja, muitas vezes, mal interpretado. Para evitar que isso aconteça,[12] é preciso ter em mente que:

p-valor é a probabilidade de o pesquisador estar errado quando diz que,
na população, os grupos em comparação são diferentes.

Portanto: o *p*-valor não informa se H_0 é ou não ve*rdadeira*. É o pesquisador quem decide – juntando todas as informações que tem sobre o assunto ao *p*-valor que obteve – se a hipótese da nulidade é *improvável* o bastante para correr o risco de dizer que *deve ser rejeitada*.

2.2.2 Significado de nível de significância

Para entender a questão do *p*-valor e do nível de significância, é preciso saber um pouco da história da Estatística.[13] Existem duas escolas de pensamentos sobre testes estatísticos. O primeiro foi popularizado por Ronald A. Fisher na década de 1920. Fisher foi a principal figura por trás dos testes estatísticos. Ele via o *p*-valor *não* como procedimento formal para testar hipóteses, mas como um método informal de ver quão surpreendente pode ser um conjunto de dados.[14] O *p*-valor, quando combinado com a experiência do pesquisador e seu conhecimento sobre o assunto, seria, de acordo com Fisher, útil para interpretar novos dados.

---

[9]Nos próximos capítulos, será mostrada a indicação de vários testes com as respectivas fórmulas de cálculo. Ao fim do livro, em Apêndice, há tabelas disponíveis e exemplos de resultados obtidos por meio de programas para computador.
[10]Há calculadoras, disponíveis gratuitamente na internet, para fazer muitos dos cálculos apresentados neste livro.
[11]Esta argumentação está totalmente baseada em: MOTULSKY, H. Intuitive Statistics. New York: Oxford University Press, 1995.
[12]GLANTZ, S. A. Primer of Biostatistics. 2. ed. New York: McGraw, 1987. p. 97.
[13]REINHART, A. Statistics Done Wrong: The Woefully Complete Guide. San Francisco: No Starch Press, 2015.
[14]O conjunto de dados apresentados por Lister é surpreendente.

Depois de o trabalho de Fisher ser apresentado, Jerzy Neyman e Egon Pearson abordaram a questão de outra maneira. Segundo esses autores, em ciência é importante limitar dois tipos de erros:

- *Falso positivo:* quando você entende como verdadeiro algo que é falso
- *Falso negativo*: quando você entende como falso algo que é verdadeiro.

EXEMPLO 2.1

Uma pessoa faz um teste de HIV.

Será um *falso positivo* se o teste resultar positivo e a pessoa não tiver a doença.

Será um *falso negativo* se o teste resultar negativo e a pessoa tiver a doença.

Em Estatística, é convenção chamar o falso positivo de *erro tipo I* e o falso negativo de *erro tipo II*:

- *Erro tipo I* (falso positivo): quando você diz que é, mas não é (diz que é verdadeiro algo falso)
- *Erro tipo II* (falso negativo): quando você diz que não é, mas é (nega algo verdadeiro).

Falsos positivos e falsos negativos são erros, mas é impossível eliminá-los. Neyman-Pearson então propuseram definir a probabilidade de falsos positivos antes de proceder ao teste estatístico. Essa probabilidade é o chamado *nível de significância do teste,* que é indicado pela letra grega alfa (α).

> Nível de significância é a probabilidade de o teste rejeitar a hipótese
> da nulidade quando essa hipótese é verdadeira.

A ideia é fazer os pesquisadores definirem o valor do nível de significância α com base em suas experiências e expectativas. Por tradição (não há nenhuma razão teórica para isso), é usual estabelecer o nível de significância em $\alpha = 0,05$. Contudo, quem estiver disposto a tolerar uma probabilidade de 10% de ensaios falsos positivos, define $\alpha = 0,10$. Se a situação exigir uma postura mais conservadora, pode-se optar por $\alpha = 0,01$ ou menos.

Como isso funciona na prática? Há duas hipóteses: a *hipótese de nulidade*, isto é, uma hipótese de que determinado tratamento não tem efeito, bem como a *hipótese alternativa*, de que o tratamento tem efeito. Feitas as hipóteses, estabelece-se o nível de significância. Escreve-se:

> Hipóteses:
> H_0: efeito do tratamento é igual a zero.
> H_1: efeito do tratamento é diferente de zero.
> Nível de significância: α.

Em seguida, é feito um teste para determinar a probabilidade de se obter resultado igual ou maior do que o conseguido quando a hipótese da nulidade é verdadeira. Esse é o *p*-valor, e o procedimento de Neyman-Pearson consiste em rejeitar a hipótese da nulidade sempre que *p-valor* $\leq \alpha$.

Tabela 2.2 Decisão do pesquisador e seus possíveis erros.

Decisão	H_0	
	Verdadeira	Falsa
Rejeita H_0	Erro tipo I	Ok
Não rejeita H_0	Ok	Erro tipo II

14 Bioestatística – Tópicos Avançados

Ao contrário do procedimento de Fisher, esse método não pretende, deliberadamente, expor a evidência obtida em um experimento; simplesmente decide rejeitar ou não a hipótese da nulidade em função de um nível de significância preestabelecido. O tamanho do *p-valor* não é usado para comparar experimentos, nem para tirar conclusões além de "a hipótese da nulidade deve (ou não) ser rejeitada".

Embora a abordagem de Neyman-Pearson seja conceitualmente diferente da proposta por Fisher, os pesquisadores fundem as duas. A abordagem de Neyman-Pearson é como obtemos "significância estatística", com o valor do nível de significância (α) previamente escolhido. Por exemplo, se você estabeleceu, para a análise estatística do seu ensaio, $\alpha = 0,05$, e obteve p-valor = 0,032, deve concluir que o resultado é estatisticamente significante nesse nível. É tentador – embora esteja errado – dizer "a probabilidade de erro tipo I é de 3,2%". Isso não faz sentido, porque um único experimento não determina a probabilidade de erro tipo I. Compare o experimento com outros, usando apenas o valor de α.

EXEMPLO 2.2

Vamos voltar ao exemplo de Lister que, em meados do século XIX, considerou, por meio de estudo e da própria experiência de cirurgião, que a assepsia das salas cirúrgicas teria efeito sobre as taxas de sobrevivência nas cirurgias de amputação de membros. Conduziu, então, um ensaio para verificar isso. Hoje em dia, na publicação dessa pesquisa, estariam descritos:

Hipóteses:

H_0: na população, as taxas de sobrevivência são iguais nos dois grupos – tratado (com assepsia) e controle (sem assepsia).

H_1: na população, as taxas de sobrevivência de grupos são diferentes.

Nível de significância: $\alpha = 0,05$.

Os dados obtidos por Lister estão na tabela.

Taxas de sobrevivência dos operados segundo a assepsia da sala cirúrgica.

Assepsia na sala cirúrgica	Sobrevivência		Taxa de sobrevivência
	Sim	Não	
Sim	34	6	85,0%
Não	19	16	54,3%

Foi aplicado o teste de qui-quadrado no nível de 5%.[15] Esse teste, que será visto nos Capítulos 3 e 4 deste livro,[16] compara a diferença de proporções populacionais entre dois ou mais grupos. A estatística qui-quadrado é 8,4952. O p-valor é 0,003561. Logo, o resultado é significante no nível de 5%, o que permite concluir que a taxa de sobrevivência de operados em salas com assepsia é diferente da taxa de sobrevivência de operados em salas sem assepsia.

2.2.3 Significado de poder do teste

Poder[17] do teste é a probabilidade de o teste rejeitar a hipótese
da nulidade quando essa hipótese é falsa.

---

[15]Foi feita a comparação das duas proporções usando uma calculadora disponível na internet: Chi-square Calculator 2x2. Disponível em: https://www.socscistatistics.com. Acesso em: 27 jan. 2022.

[16]Ver como se faz o teste na seção 3.1, no Capítulo 3 deste livro.

[17]Alguns autores dizem "potência do teste estatístico" (tradução de *power of a statistical test*).

O melhor teste é aquele que tem maior poder. Para o mesmo nível de significância, o teste mais poderoso tem maior probabilidade de *não resultar em falso negativo* (dizer que o tratamento não tem efeito quando tem).

EXEMPLO 2.3

Imagine que você está conduzindo uma série de ensaios com um fármaco eficaz. Estão em comparação dois grupos: o tratado (que recebe o fármaco) e o controle (que não recebe o fármaco). Se você aplicar um teste estatístico com poder de 90% para comparar grupos, deve esperar resultados estatisticamente significantes 90% das vezes. Em 10% dos casos, não se deve esperar resultados estatisticamente significantes, embora o fármaco seja eficaz. Então, o poder do teste é a probabilidade de, com base nos dados de um ensaio, dizer que o fármaco é eficaz para a população, quando isso é verdade.

Vários fatores afetam o poder de um teste estatístico. Para um mesmo teste, o poder depende:

- Do *tamanho da diferença entre os grupos.* É mais fácil detectar uma diferença de 40% do que uma diferença de 2%
- Do *nível de significância adotado.* Diminuir o nível de significância faz diminuir a probabilidade de rejeitar a hipótese da nulidade – seja ou não verdadeira – e, consequentemente, *diminui o poder do teste*
- Do *tamanho da amostra.* A confiança na informação aumenta quando aumenta a quantidade de dados.

Importante: quando se calcula o tamanho da amostra, é comum adotar – embora não haja qualquer justificativa teórica para isso – nível de significância de 5% e poder de teste de 80%. Isso significa que se admite até 5% de probabilidade de estar errado ao dizer que os grupos são diferentes e 80% de probabilidade de detectar uma diferença que realmente existe.

2.3 Testes unilaterais e testes bilaterais

Em um teste *unilateral*, a hipótese da *nulidade* só será rejeitada se a diferença entre grupos tiver o sentido especificado pelo pesquisador (p. ex., o pesquisador diz, no projeto, que espera efeito positivo do novo tratamento).

EXEMPLO 2.4

Vamos voltar ao ensaio de Lister, o teste unilateral se justificaria porque Lister apresentou seus resultados pretendendo mostrar que a assepsia *aumenta* a taxa de sobrevivência de operados.

H_0: na população, as taxas de sobrevivência são iguais nos dois grupos (com e sem assepsia).
H_1: na população, a taxa de sobrevivência no grupo tratado (com assepsia) é maior do que a taxa de sobrevivência no grupo controle (sem assepsia).

Em um teste *bilateral*, a hipótese da *nulidade* é rejeitada *qualquer que seja o sentido (o sinal) da diferença entre grupos.*

> ## EXEMPLO 2.5
>
> Dez ratos machos adultos, criados em laboratório, foram separados aleatoriamente em dois grupos para um experimento: o grupo controle, que recebeu a ração normalmente usada no laboratório, e o grupo tratado, que recebeu uma ração experimental. O objetivo do experimento era verificar, durante determinado período de tempo, o efeito da ração experimental sobre o peso dos ratos. Como não se sabe o sentido da diferença, isto é, se a ração experimental vai aumentar ou diminuir o peso dos ratos, parece razoável fazer um teste bilateral:
>
> H_0: em média, o peso de ratos tratados com a ração experimental é igual ao peso de ratos tratados com a ração usual.
>
> H_1: a média de pesos de ratos que receberam a ração experimental é estatisticamente diferente da média de ratos tratados com a ração usual.

Os estatísticos, em geral, discordam da ideia de testes unilaterais. Veja as razões por que eles discordam:

1. Os testes bilaterais são *mais procedentes*, porque o tratamento pode dar resultado contrário ao esperado. A situação será constrangedora se a diferença for significante, mas em sentido contrário à expectativa do pesquisador.

2. Os testes bilaterais são *mais conservadores*, isto é, têm menor probabilidade de rejeitar H_0. É mais seguro trabalhar com testes que têm menor probabilidade de detectar significância, porque grande parte dos ensaios é incipiente.

Alguns pesquisadores preferem o teste unilateral, referido como *teste de superioridade*.[18] O argumento em favor dos testes unilaterais é o de que uma boa revisão da literatura mostra o sentido da diferença. É verdade, mas essa revisão precisa ser ampla, incluindo ensaios conduzidos por outros grupos de pesquisadores, sobre o mesmo tema.

2.4 Testes paramétricos e testes não paramétricos

Na área de saúde, são muito usados o teste t de Student,[19] a análise de variância (ANOVA) e o teste de Tukey.[20] Esses testes exigem, para sua aplicação, que a variável em análise seja *numérica* e as hipóteses sejam feitas sobre *parâmetros*, ou seja, médias e variâncias; daí o nome *testes paramétricos*. Por exemplo, para comparar a altura de meninos e meninas da mesma idade, o pesquisador pode optar por testes paramétricos – e testar as diferenças de médias pelo teste t de Student, e de variâncias pelo teste F de Snedecor.

Contudo, para aplicar um teste paramétrico, é necessário fazer pressuposições. Os erros devem ser variáveis aleatórias independentes com distribuição normal (ou pelo menos simétrica), com média zero e variâncias constantes. As amostras devem ser grandes. E o que faz o pesquisador quando verifica que a variável que estuda não atende às pressuposições exigidas para proceder a um teste paramétrico? Pode recorrer a um teste não paramétrico.

---

[18]Ver discussão sobre ensaios de superioridade em: VIEIRA, S.; HOSSNE, W. S. Metodologia Científica para a Área de Saúde. 3. ed. Rio de Janeiro: Guanabara Koogan, 2021. p. 138.

[19]Ver exemplo em: VIEIRA, S. Introdução à Bioestatística. 6. ed. Rio de Janeiro: Guanabara Koogan, 2021. Capítulo 13.

[20]Ver procedimento para análise de variância em: VIEIRA, S. Delineamento e Análise de Experimentos nas Ciências Agrárias. Piracicaba: FEALQ (Fundação de Estudos Agrários Luiz de Queiroz), 2021. fealq.org.br

Os testes não paramétricos são válidos mesmo quando as pressuposições para as técnicas clássicas de análise paramétrica não são atendidas. Eles não exigem pressuposição sobre a distribuição das variáveis, nem fazem restrições às amostras pequenas. *Não pense*, porém, que pode "substituir" um teste paramétrico por um não paramétrico: as hipóteses são diferentes. Quando você aplica um teste t de Student (paramétrico), a hipótese da nulidade é de que *as médias populacionais são iguais*. Quando você aplica um teste de Mann-Whitney (não paramétrico), a hipótese da nulidade é de *que as distribuições são iguais.*[21]

EXEMPLO 2.6

Imagine que um pesquisador quer verificar se a dipirona é mais eficaz do que o paracetamol no controle da dor após determinada intervenção odontológica. A intensidade da dor pode ser registrada por meio de notas, atribuindo valor 0 (zero) para nenhuma dor e valor 5 para dor intensa. Como a intensidade de dor é variável *ordinal*, *não tem sentido* calcular médias e, portanto, *não tem sentido* aplicar um teste paramétrico. O pesquisador deve buscar um teste não paramétrico.

Os métodos não paramétricos são baseados em modelos mais simples do que os métodos paramétricos. O trabalho computacional é menor, o que significa menos tempo despendido em cálculos. Além disso, a teoria que sustenta os métodos não paramétricos é mais fácil, sem muita sofisticação matemática, o que leva mais pesquisadores a conhecer as técnicas empregadas. No entanto, como tudo na vida tem um preço, você não vai se surpreender com o fato de os testes não paramétricos terem desvantagem: eles são menos *poderosos*, ou seja, têm menor probabilidade de rejeitar a hipótese da nulidade quando essa hipótese é falsa. De qualquer modo, diante de um problema real de pesquisa, você precisa decidir por um teste paramétrico ou por um teste não paramétrico.

Aplique um *teste paramétrico* se as seguintes afirmativas forem verdadeiras:

1. Os dados são quantitativos (numéricos).
2. As pressuposições exigidas para a aplicação do teste escolhido estão satisfeitas ou as transgressões são pequenas.
3. A amostra é grande ou, pelo menos, de tamanho moderado.

Aplique um *teste não paramétrico* quando estiver diante de uma das seguintes situações:

1. Os dados são qualitativos (nominais ou ordinais).
2. A função de distribuição da variável aleatória, mesmo que numérica, é desconhecida.
3. A amostra é pequena.
4. Existem dados discrepantes ou censurados, que podem tornar mais indicado calcular medianas – e não médias.

2.4.1 Algumas indicações

Testes para comparar dois grupos independentes:

- Para a análise de variável numérica com distribuição normal ou, pelo menos, simétrica e amostra grande (maior do que 30), aplique o teste t de Student.[22]

---

[21]Ver seção 6.2, no Capítulo 6 deste livro.

[22]Ver procedimento para o teste t de Student em: VIEIRA, S. Introdução à Bioestatística. 6. ed. Rio de Janeiro: Guanabara Koogan, 2021. Capítulo 13.

- Para a análise de variável ordinal ou de variável numérica com distribuição não simétrica e/ou amostra muito pequena, aplique o teste de Mann-Whitney ou o teste da mediana, tratados no Capítulo 6 deste livro
- Para a análise de variável nominal, use o teste de χ^2 de Pearson ou o teste exato de Fisher, tratados no Capítulo 3 deste livro.

Testes para comparar dois grupos dependentes:

- Para a análise de variável numérica com distribuição normal ou, pelo menos, simétrica e/ou uma amostra bastante grande, aplique o teste t de Student para amostras pareadas.[23]
- Para a análise de variável ordinal ou de variável numérica com distribuição não simétrica e/ou amostra muito pequena, aplique o teste de Wilcoxon ou o teste do sinal, tratados no Capítulo 6 deste livro
- Para a análise de variável nominal, use o teste de χ^2 de Mc-Nemar, tratado no Capítulo 3 deste livro.

Testes para comparar mais de dois grupos independentes:

- Se a variável for numérica e tiver distribuição normal ou aproximadamente normal, ou tiver pelo menos distribuição simétrica e a amostra for bastante grande, faça uma análise de variância.[24]
- Se a variável for ordinal ou numérica, mas a distribuição não for simétrica e/ou a amostra for pequena, aplique o teste de Kruskal-Wallis ou o teste da mediana, mostrados no Capítulo 7 deste livro.

Testes para comparar mais de dois grupos dependentes:

- Se a variável for numérica e tiver distribuição normal ou aproximadamente normal, ou tiver pelo menos distribuição simétrica e a amostra for bastante grande, faça uma análise de variância.[25]
- Se a variável for ordinal ou numérica, mas a distribuição não for simétrica e/ou a amostra for pequena, aplique o teste de Friedman, mostrado no Capítulo 7 deste livro.

RESUMO E OBJETIVO DO CAPÍTULO

Neste capítulo foi apresentada a lógica de um teste estatístico. São definidos p-valor; nível de significância; poder do teste; testes unilaterais e bilaterais; e testes paramétricos e não paramétricos. Portanto, depois de ter lido este capítulo, você é capaz de saber o que significam:

- Hipóteses estatísticas
- p-valor e nível de significância
- Poder do teste
- Teste unilateral
- Teste bilateral
- Testes paramétricos e testes não paramétricos.

---

[23]Idem nota 22.

[24]Idem nota 20.

[25]Idem nota 20.

Capítulo 2 Teste de Hipóteses 19

2.5 EXERCÍCIOS

2.5.1 Construa as hipóteses no caso de pesquisa com o objetivo de: a) verificar se um novo fármaco é melhor do que o tradicional; b) verificar se determinada dieta aumenta a longevidade; c) verificar se um produto é cancerígeno; d) verificar se uma vitamina aumenta o desempenho de atletas.

2.5.2 Um pesquisador pretende conduzir um experimento para testar determinada hipótese.[26] Se resolver duplicar o tamanho da amostra, qual dos seguintes itens irá aumentar?
a) O poder do teste.
b) O efeito do tratamento.
c) A probabilidade de erro tipo II.

Escolha a resposta:
1. O poder do teste.
2. O efeito do tratamento.
3. A probabilidade de erro tipo II.
4. Todos os itens listados.
5. Nenhuma das alternativas listadas.

2.5.3 Para verificar se meninos e meninas da mesma idade e nas mesmas condições de escolaridade e renda têm igual velocidade de leitura e igual capacidade de interpretação de textos, um pesquisador pediu a um grupo de crianças que lesse determinada poesia. Para cada criança, cronometrou o tempo de leitura e atribuiu um conceito para medir a capacidade de interpretação. Você poderia aplicar um teste paramétrico para analisar qual das variáveis?

2.5.4 Dos 100 pacientes submetidos à determinada cirurgia, oito vieram a óbito. Que população você definiria para essa estatística?

2.5.5 Poder do teste significa:[27]
a) não rejeitar H_0 quando H_0 é verdadeira.
b) não rejeitar H_0 quando H_0 é falsa.
c) não rejeitar H_0 independentemente de H_0 ser falsa ou verdadeira.
d) rejeitar H_0 quando H_0 é verdadeira.
e) rejeitar H_0 quando H_0 é falsa.

2.5.6 Foi feito um ensaio para comparar o efeito analgésico de dois fármacos, A e B, e aplicado um teste estatístico para comparar os resultados. Quais são as hipóteses em teste?

2.5.7 Foi medido o nível de determinado hormônio em 50 mulheres jovens que não estavam em gestação e em 50 mulheres jovens que estavam no primeiro trimestre de gestação. Havia informações na literatura de que gestantes teriam maior quantidade desse hormônio. Para não gestantes e para gestantes foram obtidas as médias 93 e 110, respectivamente, e obtido um p-valor para um teste unilateral igual a 0,001. Escreva as hipóteses, estabeleça o nível de significância e interprete o p-valor.

---

[26]Stat Trek – Teach yourself statistics. Power of a hypothesis test. Disponível em: http://stattrek.com/hypothesis-test/power-of-test.aspx?Tutorial. Acesso em: 24 out. 2022.

[27]Prova: Analista do CNMP (Conselho Nacional do Ministério Público), 2015.

Bioestatística – Tópicos Avançados

2.5.8 Escolha uma das alternativas abaixo para interpretar a expressão "resultado significante":

a) A pesquisa é de boa qualidade.

b) O pesquisador aceitou a hipótese da nulidade com probabilidade de 0,5.

c) A probabilidade de o estudo ser verdadeiro é maior do que 5%.

d) A probabilidade de o pesquisador ter obtido o resultado que obteve por acaso é $\alpha \leq 0,05$.

2.5.9 Para comparar a prevalência de alcoolismo entre homens e mulheres residentes do Rio de Janeiro, foram levantados os dados apresentados na tabela dada em seguida. Construa as hipóteses. Foi feito o teste estatístico denominado "qui-quadrado". O p-valor é 0,0004. O que você conclui?

Prevalência de alcoolismo segundo o sexo.

Sexo	Alcoolismo		Total
	Sim	Não	
Masculino	29	559	588
Feminino	15	856	871
Total	44	1.415	1.459

Fonte: ALMEIDA, L. M.; COUTINHO, E. S. F. Prevalência de consumo de bebidas alcoólicas e de alcoolismo em uma região metropolitana do Brasil. Rev Saúde Pública, v. 27, n. 1, 1993.

2.5.10 Você quer testar a hipótese de que uma moeda é bem balanceada. Quais são as hipóteses em teste? Você resolve jogar a moeda seis vezes e dizer que ela não é bem balanceada se aparecerem seis caras. Um estatístico calcula que a probabilidade de isso acontecer, quando a moeda é bem balanceada,[28] é

$$\frac{1}{2} \times \frac{1}{2} \times \frac{1}{2} \times \frac{1}{2} \times \frac{1}{2} \times \frac{1}{2} = 0,015625$$

Qual é o p-valor?

---

[28]Ver Capítulo 14 de VIEIRA, S. Introdução à Bioestatística. 6. ed. Rio de Janeiro: Guanabara Koogan, 2008.

Tabelas 2 × 2

Tabela de contingência, também conhecida como "tabela cruzada" ou "tabela de dupla entrada", é aquela em que os dados, classificados segundo duas variáveis qualitativas, estão organizados em linhas e colunas: uma das variáveis é apresentada nas linhas e a outra, nas colunas. Quando as duas variáveis são binárias, isto é, têm, cada uma, apenas duas categorias, a tabela é chamada "tabela 2 × 2".

EXEMPLO 3.1

Para saber se a opção de jogar lixo nas ruas ou levar o lixo às lixeiras disponíveis em locais públicos está associada ao sexo, um pesquisador observou $n = 100$ pessoas e registrou, para cada pessoa, o sexo e a forma de descartar o lixo. Os dados obtidos estão apresentados em uma tabela 2 × 2.

Distribuição das pessoas segundo o sexo e a opção para descarte de lixo.

	Descarte de lixo	
Sexo	Lixeira	Rua
Mulheres	18	7
Homens	42	33

As tabelas de contingência são, provavelmente, a maneira mais utilizada para obter evidência estatística. Elas apresentam os dados coletados em estudos transversais, em estudos retrospectivos, em estudos coorte prospectivos, em estudos coorte retrospectivos e em ensaios clínicos. O teste de hipóteses mais aplicado, nesses casos, é o teste de qui-quadrado. O procedimento para aplicar o teste é sempre o mesmo, qualquer que seja o método do estudo, mas, no caso de estudos transversais, as hipóteses colocadas em teste são diferentes. Vamos, então, conceituar aqui cada um desses tipos de estudo.

Em um *estudo transversal*, toma-se uma amostra aleatória de n pessoas de uma grande população e se classifica cada pessoa segundo duas variáveis para saber se essas duas variáveis estão associadas. Se as duas variáveis são binárias (p. ex., características A e B e respostas "Sim" e "Não"), os dados são obtidos como mostra esquematicamente a Figura 3.1.

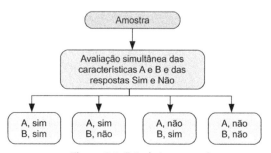

Figura 3.1 Estudo transversal.

Na apresentação de dados de estudos transversais, forneça tanto as frequências como as porcentagens de pessoas em cada célula. Para obter as porcentagens, divida a frequência em cada célula pelo tamanho *n* da amostra e multiplique o resultado por 100.

EXEMPLO 3.2

Perguntou-se, a cada uma de $n = 200$ crianças da pré-escola, se gostava mais de gato ou de cachorro e anotou-se, com a resposta, o sexo da criança. As respostas foram classificadas de acordo com as duas variáveis qualitativas: sexo (masculino ou feminino) e animal preferido (gato ou cachorro). O objetivo do pesquisador é verificar se a preferência por um dos dois animais está associada ao sexo. Os dados obtidos são apresentados em seguida.

Crianças classificadas segundo o sexo e o animal preferido.

Sexo	Animal preferido Gato	Animal preferido Cachorro	Total
Masculino	50 (25%)	57 (28,5%)	107
Feminino	51 (25,5%)	42 (21%)	93
Total	101	99	200

Para fazer um *estudo retrospectivo*, você coleta amostras aleatórias de duas populações: a primeira, de n_1 pessoas com determinada característica ou condição (os casos); a outra, de n_2 pessoas *sem* essa característica ou condição (os controles). As duas amostras devem ser similares em tudo (mesmo sexo, mesmo grupo de idade, mesma condição econômica, mesma região de origem, mesma etnia), exceto pelo fato de uma amostra ser constituída por casos e a outra, por controles.

Em seguida, você busca, em cada uma das duas amostras, o número de pessoas que se expuseram a um fator que se presume de risco para a característica ou para a condição que estuda. O objetivo, aqui, é saber se a probabilidade de ter a característica ou a condição em estudo (se tornar um caso) é a mesma, quer a pessoa tenha ou não sido exposta ao fator que se presume de risco (Figura 3.2).

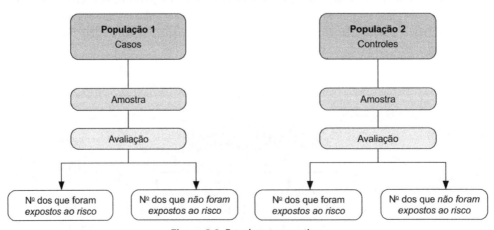

Figura 3.2 Estudo retrospectivo.

Na apresentação de dados de estudos retrospectivos em tabelas 2 × 2, forneça, além das frequências, as porcentagens de pessoas que estiveram expostas ao fator que se presume de risco, tanto na amostra de casos como na amostra de controles.

EXEMPLO 3.3

Para saber se o risco de câncer no pulmão sofre influência do hábito de fumar, foi feito um estudo retrospectivo.[1] Nesse estudo, foram entrevistados dois grupos de pessoas que eram atendidas em hospitais de Londres e de cidades vizinhas: n_1 *casos*, que tinham câncer no pulmão, e n_2 *controles*, que *não* tinham câncer de pulmão. Os dois grupos eram comparáveis em tudo, exceto pelo fato de, em um dos grupos, as pessoas terem câncer de pulmão (os casos) e no outro, não (os controles). Dos $n_1 = 649$ casos (com câncer no pulmão), 27 eram fumantes; dos $n_2 = 649$ controles (sem câncer no pulmão), dois eram fumantes. O objetivo foi verificar se a probabilidade de a pessoa ser fumante é a mesma nos dois grupos, casos e controles. Os dados são apresentados em uma tabela 2 × 2.

Participantes da pesquisa classificados pelo fato de ter ou não câncer de pulmão e ser ou não fumante.

Grupo	Hábito de fumar Sim	Hábito de fumar Não	Total	Porcentagem de fumantes
Controle	27	622	649	4,16%
Casos	2	647	649	0,308%
Total	29	1.269	1.298	

Fonte: DOLL, R.; HILL, A. B. Smoking and carcinoma of the lung. Br Med J, v. 2, p. 739-748, 1950.

Para fazer um *estudo coorte prospectivo*, acompanhe um grupo de n_1 pessoas expostas a um fator que se presume de risco para determinado desfecho e um grupo de n_2 pessoas *não* expostas a esse fator, durante tempo relativamente longo. Os dois grupos devem ser similares, exceto pelo fato de um grupo estar exposto ao fator de risco e o outro, não. A hipótese em teste, aqui, é que a probabilidade do desfecho é a mesma nos dois grupos. Ver Figura 3.3.

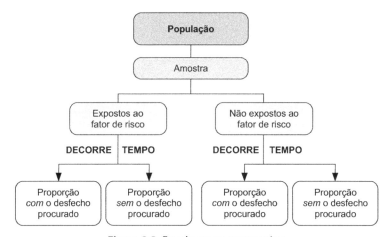

Figura 3.3 Estudo coorte prospectivo.

---

[1] O exemplo é um clássico porque foi a primeira vez que se adotou esse tipo de procedimento em pesquisa.

> **EXEMPLO 3.4**
>
> Para verificar se o diabetes melito gestacional (DMG) é fator de risco para o óbito neonatal, foi feito um estudo coorte prospectivo.[2] Pesquisadores acompanharam dois grupos de mulheres desde o início da gestação até o parto: o primeiro grupo era constituído por $n_1 = 24$ gestantes diabéticas (grupo que se presume ser de risco) e o segundo, por $n_2 = 851$ gestantes não diabéticas (grupo que se presume não ter esse risco). Os pesquisadores contaram o número de óbitos neonatais tanto no grupo de diabéticas como no grupo de não diabéticas. A hipótese em teste é a de que a probabilidade de óbito neonatal é a mesma para gestantes diabéticas e gestantes não diabéticas. Os dados obtidos e as porcentagens em comparação estão compilados em uma tabela 2 × 2.
>
> **Número de óbitos neonatais segundo o fato de a mãe ter ou não diabetes melito.**
>
> | Diabetes melito | Óbito neonatal Sim | Óbito neonatal Não | Total | Porcentagem de óbitos neonatais |
> |---|---|---|---|---|
> | Portadoras | 3 | 21 | 24 | 12,50% |
> | Não portadoras | 21 | 830 | 851 | 2,47% |
> | Total | 24 | 851 | 875 | |
>
> Fonte: CUNHA, A. A.; PORTELA, M. C.; AMED, A. M.; CAMANO, L. Diabetes mellitus tipo 1 (insulinodependente) e gravidez: conduta obstétrica e resultado perinatal. Go Atual, v. 5, n. 6, p. 24-26, 2001.

Para fazer um *estudo coorte retrospectivo*, é preciso ter acesso a um arquivo com grande número de prontuários de pacientes provenientes da mesma população que possam ser divididos em dois grupos segundo uma característica específica. Procura-se, então, nos dois grupos, o registro de determinada condição ("Sim" e "Não"). O objetivo é comparar as probabilidades de pessoas apresentarem a condição em estudo nos dois grupos. Ver Figura 3.4.

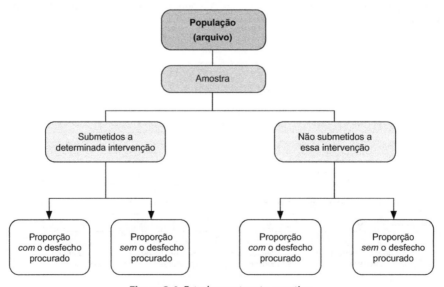

Figura 3.4 Estudo coorte retrospectivo.

---

[2] O exemplo é um clássico porque foi a primeira vez que foi adotado esse tipo de procedimento em pesquisa.

EXEMPLO 3.5

Neste estudo coorte retrospectivo, foram buscados prontuários de *n* = 136 pacientes atendidos na Unidade de Emergência do Hospital das Clínicas da Faculdade de Medicina de Ribeirão Preto (FMRP-USP) no período de 1986 a 1995. Eram casos de lesão esplênica de menor gravidade. O objetivo era comparar as probabilidades de ocorrência ou não de complicações em duas situações: de pacientes submetidos a tratamento não operatório e de pacientes submetidos à cirurgia conservadora.

Participantes da pesquisa segundo o tipo de tratamento e a ocorrência ou não de complicações.

Tratamento	Complicações Sim	Complicações Não	Total	Porcentagem de participantes sem complicações
Não operatório	3	29	32	90,63%
Cirurgia conservadora	25	79	104	75,96%
Total	28	108	136	

Fonte: SCARPELINI, S.; ANDRADE, J. I.; STRACIERE, L. D. S.; GRADE, M. H. C.; MACCHETI, A. H.; PASSOS, A. D. C. Estudo comparativo entre o tratamento não operatório e a cirurgia conservadora no trauma esplênico. Rev Col Bras Cir, v. 26, n. 5, p. 281-284, 1999.

Para fazer um *ensaio clínico randomizado e controlado*, é preciso dividir uma amostra de *n* pacientes em dois grupos: um grupo recebe o tratamento em teste (grupo tratado) e o outro constitui o grupo controle.[3] Se o desfecho do tratamento só puder ser "Sim" ou "Não", os dados do ensaio devem ser apresentados em uma tabela 2 × 2, com as porcentagens de respostas positivas dos dois grupos (Figura 3.5).

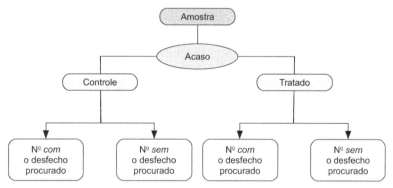

Figura 3.5 Estudo clínico.

EXEMPLO 3.6

Em um ensaio denominado *Women's Health Initiative* (Iniciativa para a Saúde das Mulheres, em tradução livre),[4] controlado e randomizado, com duração planejada para 8,5 anos, buscava-se como desfecho primário a prevenção do câncer de mama; *n* = 16.608 mulheres foram divididas em dois grupos ao acaso: n_1 = 8.506 mulheres receberam hormônio (estrógeno + progesterona) e

(Continua)

---

[3] O controle será positivo se os pacientes receberem um tratamento convencional e será negativo se os pacientes receberem um placebo.

[4] Women's Health Initiative Randomized Controlled Trial. Risks and benefits of estrogen plus progestin in healthy post menopausal women. JAMA, v. 288, n. 3, p. 321-333, 2002.

> ### EXEMPLO 3.6 (*continuação*)
>
> $n_2 = 8.102$ receberam placebo. As mulheres foram recrutadas entre 1993 e 1998. Apesar da longa duração do ensaio, a adesão foi notória: do grupo tratado, 7.968 estavam vivas e se apresentaram para os exames na data marcada; 538 haviam deixado de cooperar ou haviam morrido; 7.608 do grupo controle se apresentaram e 494 haviam deixado de cooperar ou haviam morrido. Nesse estudo, buscou-se comparar as probabilidades de ter câncer de mama em dois grupos de mulheres, as que receberam hormônio e as que receberam placebo.

3.1 Teste de χ^2 de Pearson

Provavelmente, o teste mais aplicado em pesquisas feitas na área de saúde no Brasil é o teste de χ^2 de Pearson. O símbolo χ é uma letra grega de nome qui.[5] É chamado "teste de qui-quadrado" porque a letra grega χ é elevada ao quadrado (à segunda potência). O teste é fácil de calcular e de compreender. Por conta disso, algumas vezes é aplicado em situações nas quais outros testes seriam mais adequados.

Indicação para um teste de χ^2

O teste de χ^2 é indicado para comparar grupos, quando as variáveis são qualitativas. Neste capítulo, vamos estudar apenas a comparação de dois grupos com uma variável binária. Por exemplo, podemos comparar o Grupo 1 (homens) e o Grupo 2 (mulheres), em relação à resposta sim/não dada para determinada pergunta (tabelas 2×2).[6]

Pressuposições para proceder ao teste de χ^2

- As amostras (Grupo 1 e Grupo 2) devem ser aleatórias
- Os dois grupos devem ser independentes, ou seja, cada observação só pode pertencer a um dos grupos
- A amostra deve ter tamanho $n = n_1 + n_2$ maior do que 40 ($n > 40$) e as frequências marginais (os totais das linhas e das colunas) não podem ser pequenas.[7]

Hipóteses para um teste de χ^2

Nos casos de estudos retrospectivos, prospectivos ou ensaios clínicos randomizados, faça θ_1 (lê-se "teta índice 1") indicar a probabilidade de um elemento do Grupo 1 apresentar a característica A e θ_2 (lê-se "teta índice 2") indicar a probabilidade de um elemento do Grupo 2 apresentar a mesma característica A. As hipóteses para um teste bilateral são:

$$H_0: \theta_1 = \theta_2$$
$$H_1: \theta_1 \neq \theta_2$$

No caso de estudos transversais, as hipóteses em teste são:

$$H_0: \text{as variáveis são independentes}$$
$$H_1: \text{as variáveis estão associadas}$$

---

[5] Em inglês, a letra χ é escrita "chi" e se lê "cai". Em trabalhos em inglês, você vê menção ao *chi-square test*. Em português, escreva "teste de qui-quadrado".

[6] As variáveis aleatórias têm, nos grupos 1 e 2, distribuição binomial de parâmetros n_1, θ_1 e n_2, θ_2 respectivamente.

[7] O teste é apenas aproximado, portanto bom para grandes amostras. As restrições foram estabelecidas por COCHRAN, W. O. Some methods for strengthening the common χ^2 tests. Biometrics, v. 10, p. 417-451, 1954.

Procedimento para o teste de χ^2

Primeiro passo: estabeleça as hipóteses em teste e o nível de significância.

Segundo passo: organize os dados em uma tabela 2 × 2. Calcule os *totais marginais* e o total geral. Observe a Tabela 3.1, que apresenta letras em lugar de números. Essa forma de apresentação é usual na literatura e será usada nas fórmulas de cálculo da estatística χ^2 e em outras estatísticas apresentadas neste capítulo.

Tabela 3.1 Apresentação de valores literais.

Grupo	Característica		Total
	Sim	Não	
1	a	b	$a+b$
2	c	d	$a+d$
Total	$a+c$	$b+d$	n

Terceiro passo: calcule a estatística de teste, que está associada a 1 grau de liberdade.

$$\chi^2 = \frac{(ad - bc)^2\, n}{(a + b)\,(c + d)\,(a + c)\,(b + d)} \tag{3.1}$$

Quarto passo: compare o valor calculado de χ^2 com o valor crítico (Tabela 2 do Apêndice) associado a 1 grau de liberdade e no nível de significância estabelecido. Rejeite a hipótese da nulidade toda vez que o valor calculado de χ^2 for igual ou maior que o valor crítico. Se você estiver usando um *software* de estatística para fazer os cálculos, vai obter o *p*-valor.[8]

Quinto passo: conclua.

Correção de continuidade no teste de χ^2

Muitos estatísticos recomendam, nos casos de uma tabela 2 × 2, calcular o valor de χ^2 de Pearson *com correção de continuidade*. A estatística, conhecida como χ^2 *com correção de Yates*, é:

$$\chi^2 = \frac{\left(|ad - bc| - {}^n\!/_2\right)^2\, n}{(a + b)\,(c + d)\,(a + c)\,(b + d)} \tag{3.2}$$

EXEMPLO 3.7

Para estudar a associação entre correr mais de 25 km/semana e ter dor nos joelhos, imagine que pesquisadores fizeram um estudo transversal com 1.455 universitários. Dos 1.000 que não tinham dor nos joelhos, 215 não corriam mais de 25 km/semana. Dos 455 que tinham dor no joelho, 75 não corriam mais de 25 km/semana. Vamos proceder ao teste de χ^2 de Pearson.

Primeiro passo: estabeleça as hipóteses em teste e o nível de significância. A hipótese da nulidade é a de que dor nos joelhos *não depende* de correr ou não mais de 25 km/semana. Estabeleça o nível de significância em 0,05.

(Continua)

---

[8]Também são encontradas calculadoras na internet que dão o *p*-valor. Ver, por exemplo, *Social Science Statistics*. Chi-square calculator for 2 × 2. Disponível em: https://www.socscistatistics.com/tests/chisquare/. Acesso em: 4 abr. 2022.

EXEMPLO 3.7 (*continuação*)

Segundo passo: apresente os dados em uma tabela 2 × 2. Calcule os *totais marginais*, o *total geral* e as *porcentagens*. Pode, também, desenhar um gráfico (Figura 3.6).

Participantes da pesquisa segundo o fato de ter ou não dor nos joelhos e correr ou não mais de 25 km por semana.

Quanto corre por semana?	Tem dor nos joelhos - Não	Tem dor nos joelhos - Sim	Total
Menos de 25 km/semana	215 (14,78%)	75 (5,15%)	290
Mais de 25 km/semana	785 (53,95%)	380 (26,12%)	1.165
Total	1.000	455	1.455

Fonte: GRACE-MARTIN, K. The difference between a chi-square test and a McNemar test. The analysis factor. Disponível em: http://www.theanalysisfactor.com/difference-between-chi-square-test-and-mcnemar-test/. Acesso em: 23 mar. 2022.

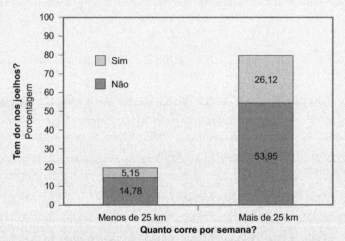

Figura 3.6 Participantes da pesquisa segundo o fato de ter ou não dor nos joelhos e correr ou não mais de 25 km/semana.

Terceiro passo: calcule a estatística de teste usando a fórmula (3.1):

$$\chi^2 = \frac{(215 \times 380 - 75 \times 785)^2 \times 1.455}{(215 + 75) \times (785 + 380) \times (215 + 785) \times (75 + 380)} =$$

$$\frac{(22.825)^2 \times 1.455}{290 \times 1.165 \times 1.000 \times 455} = \frac{758.026.809.375}{153.721.750.000} = 4,931$$

Quarto passo: o valor calculado de χ^2 (4,931) está associado a 1 grau de liberdade. O valor crítico, com 1 grau de liberdade e no nível de significância de 0,05 (Tabela 2 do Apêndice), é 3,84. Como o valor calculado de χ^2 é maior do que o valor crítico, rejeite a hipótese de nulidade. Se você estiver usando um *software* estatístico para fazer esses cálculos, vai encontrar *p*-valor = 0,026377.

Quinto passo: a conclusão é a de que dores no joelho estão associadas ao fato de correr mais de 25 km/semana (no nível de 5% de significância).

A correção de continuidade produz um teste mais *conservador*, isto é, um teste com *menor* probabilidade de rejeitar a hipótese da nulidade.[9] É, porém, recomendável fazer a correção de continuidade, principalmente quando a amostra é pequena. Os *softwares* estatísticos fornecem o valor de χ^2 tanto para o teste com a correção de continuidade como sem a correção, com os respectivos p-valores.

Esses dois p-valores, diferentes, podem trazer um dilema: afinal, você aplicou o teste de χ^2 a determinado conjunto de dados para testar a independência de duas variáveis. Se encontrar resultado significante sem a correção de continuidade, mas não significante com a correção, o que deve fazer? A opção mais comum, neste caso, é aplicar o teste de χ^2 sem a correção de continuidade. No entanto, o aconselhável seria aumentar o tamanho da amostra ou – pelo menos – calcular um coeficiente de associação[10] e verificar se a literatura confirma seus resultados.

EXEMPLO 3.8

Para o Exemplo 3.7, você também pode calcular o valor de χ^2 com correção de continuidade. Aplicando a fórmula (3.2):

$$\chi^2 = \frac{\left(|215 \times 380 - 75 \times 785| - \dfrac{1.455}{2}\right)^2 \times 1.455}{(215 + 75) \times (785 + 380) \times (215 + 785) \times (75 + 380)} =$$

$$\frac{\left(22.097,5\right)^2 \times 1.455}{290 \times 1.165 \times 1.000 \times 455} = \frac{710.475.781.593,75}{153.721.750.000} = 4,622$$

Como o valor calculado de χ^2 (4,622) é maior do que o valor crítico com 1 grau de liberdade e no nível de significância de 5% (3,84), rejeite a hipótese de nulidade. Se usar um *software* estatístico, você obterá o p-valor = 0,0316 (maior do que o obtido anteriormente, porque o teste com correção de continuidade se torna mais conservador).

A conclusão é a de que, no nível de significância de 5%, dores no joelho estão associadas ao fato de o universitário correr mais de 25 km/semana.

3.2 Teste exato de Fisher

Lembre-se de que o teste de χ^2 exige que a amostra tenha mais de 40 unidades ($n > 40$) e as frequências marginais da tabela de contingência não sejam pequenas.[11] Quando essas exigências não são atendidas, a alternativa é aplicar o teste exato de Fisher, que exige as mesmas pressuposições do teste de χ^2, menos a que diz respeito ao tamanho da amostra.

No entanto, o teste exato de Fisher é difícil de ser assimilado porque não tem uma *estatística de teste*. Ou seja, não existe uma "fórmula" para calcular um número que, comparado a um número apresentado em uma tabela, permita decidir se a hipótese de nulidade deve ou não ser rejeitada.

---

[9]Existe quem argumente contra a correção de continuidade. Ver GRIZZLE, J. E. Continuity correction in the χ^2 test for 2×2 tables. The American Statistician, v. 21, p. 28-32, 1967.

[10]Ver Capítulo 5 deste livro.

[11]O teste de qui-quadrado é apenas aproximado, enquanto o teste de Fisher é exato.

Ainda, os cálculos são trabalhosos. Isso não seria obstáculo para os pesquisadores de hoje, que dispõem de computadores e *softwares*, mas é, provavelmente, a razão de esse teste ter sido menos usado por décadas e, portanto, ser hoje menos conhecido do que o teste de χ^2 de Pearson.

Indicação para o teste exato de Fisher

O teste exato de Fisher é indicado para testar a associação entre duas variáveis qualitativas nominais arranjadas em uma tabela de contingência 2×2.

Pressuposições para o teste exato de Fisher

- As amostras devem ser aleatórias
- As duas amostras devem ser independentes, ou seja, cada observação só pode ser da categoria 1 ou da categoria 2
- Os totais das linhas e das colunas são considerados fixos.[12]

Hipóteses para um teste exato de Fisher

A hipótese da nulidade é a de que não há associação entre as duas varáveis, isto é, a probabilidade de um indivíduo estar em determinada linha não é influenciada por estar em determinada coluna. A hipótese alternativa é a de que as duas variáveis estão associadas.

Procedimento para fazer o teste exato de Fisher

Para aplicar o teste exato de Fisher, é preciso calcular a *probabilidade* de ter ocorrido a menor frequência observada. Em seguida, é preciso calcular as probabilidades de ocorrerem, na mesma célula, *frequências menores do que a menor frequência observada*, até se chegar à frequência zero. Veja como isso é feito.

Primeiro passo: estabeleça as hipóteses (para um teste unilateral ou bilateral) e o nível de significância.

Segundo passo: organize os dados em uma tabela 2×2. Calcule os *totais marginais* e o total geral.

Terceiro passo: procure, na tabela que apresenta os dados, a célula com menor frequência. Calcule a probabilidade de ocorrer esse valor, usando a fórmula (3.3).

$$p = \frac{(a + b)!(c + d)!(a + c)!(b + d)!}{n!a!b!c!d!}$$
(3.3)

Quarto passo: construa *tabelas sucessivas, mantendo fixos os totais marginais*, mas diminuindo, de uma em uma unidade, o valor numérico da célula que, na tabela original, apresentava a menor frequência – ou seja, buscando valores mais extremos do que o menor valor observado. Faça isso até chegar à frequência zero. Calcule a probabilidade de obter cada uma das tabelas construídas.

Quinto passo: some as probabilidades calculadas. É o *p*-valor.

Sexto passo: conclua.

Observação: *valores extremos* devem ser entendidos em termos de probabilidade. São valores que *poderiam* ter ocorrido, mas a *probabilidade* de eles ocorrerem é *igual ou menor* que a dos valores observados.[13]

---

[12]O teste é baseado na distribuição hipergeométrica. Ver: VIEIRA, S. Teste exato de Fisher: distribuição hipergeométrica. Disponível em: http://soniavieira.blogspot.com/. Acesso em: 6 maio 2022.

[13]UPTON, G. J. G. Fisher's exact test. J. R. Statist. Soc. A, v. 155 (Part 3), p. 395-402, 1992.

EXEMPLO 3.9

Este exemplo foi usado por Fisher quando propôs o teste que leva seu nome. Suponha que seis pacientes em estado terminal foram divididos ao acaso em dois grupos (controle e tratado) e foi observada a sua sobrevivência ("Sim" e "Não"). Foram designados três participantes para o grupo controle e três para o grupo tratado. No grupo controle, nenhum deles sobreviveu. No grupo tratado, todos sobreviveram. Nenhum estatístico pensaria em aplicar um teste de qui-quadrado a esses dados.[14]

Procedimento para o teste

Primeiro passo: estabeleça as hipóteses em teste e o nível de significância.

Hipóteses:

Hipótese da nulidade: a sobrevivência dos pacientes na situação dos descritos não está associada ao tratamento.

Hipótese alternativa: a sobrevivência está associada ao tratamento.

Nível de significância: 0,05.

Segundo passo: organize os dados em uma tabela 2×2. Calcule os *totais marginais* e o total geral.

Distribuição dos participantes de pesquisa segundo o grupo e a sobrevivência.

Grupo	Sobrevivência		Total
	Sim	Não	
Controle	0	3	3
Tratado	3	0	3
Total	3	3	6

Terceiro passo: procure a célula com menor frequência na tabela. É a célula com valor 0 (zero), que está na primeira linha e na primeira coluna. Então, trabalhe com a primeira célula. Calcule a probabilidade de ocorrerem os dados observados usando a fórmula (3.3).[15]

$$P(X_1 = 0) = \frac{(0+3)!(3+0)!(0+3)!(3+0)!}{6!0!3!3!0!} = \frac{1}{20} = 0,05$$

Quarto passo: não há outra tabela a ser feita, porque não há frequência menor do que zero.

Quinto passo: some as probabilidades calculadas. Você obtém, assim, o *p*-valor, que neste exemplo é uma só parcela, porque não pode ocorrer valor menor do que zero. Então, o *p*-valor é igual ao nível de significância.

Sexto passo: rejeite a hipótese da nulidade porque o *p*-valor é igual ao nível de significância adotado.

Sétimo passo: é lógico concluir que a sobrevivência está associada ao tratamento ($\alpha = 5\%$).

O exemplo dado foi relativamente fácil de resolver porque em cada grupo todos os participantes deram uma só resposta, o que levou à frequência zero em duas células. É claro que nem sempre existe uma célula com valor zero. Nesses casos – em que *não aparece zero em nenhuma das células* –, para fazer o teste exato de Fisher, é preciso construir tabelas com valores mais extremos do

---

[14]É impensável uma aproximação da distribuição normal com os dados apresentados neste exemplo.

[15]Não é difícil calcular essa probabilidade, embora seja demorado porque exige o cálculo de fatoriais (indicados pelo símbolo !).

Bioestatística – Tópicos Avançados

que a menor frequência observada, até se chegar à frequência zero, mas sempre mantendo os mesmos totais marginais. Em seguida, calculam-se as probabilidades de ocorrerem todas essas tabelas. Veja um exemplo.

EXEMPLO 3.10

Em um estudo transversal, perguntou-se a 19 pessoas se gostariam de assistir a um determinado jogo de futebol no estádio. Para cada pessoa, registrou-se o sexo e a resposta. Um dos 10 homens entrevistados disse que "Não" gostaria de assistir ao jogo de futebol no estádio e quatro das nove mulheres entrevistadas também disseram que "Não" gostariam. O objetivo do pesquisador é verificar se a preferência por assistir ao jogo de futebol no estádio está associada ao sexo. Vamos, então, proceder ao teste exato de Fisher.

Primeiro passo: estabeleça as hipóteses em teste.

Hipóteses:

H_0: *não há relação* entre sexo e querer assistir a um jogo de futebol no estádio.

H_1: querer assistir a um jogo de futebol no estádio *está associado* ao sexo masculino.

Seja $\alpha = 5\%$ para um teste unilateral.

Segundo passo: organize os dados em uma tabela de contingência 2×2.

Participantes da pesquisa segundo o sexo e a resposta.

Sexo	Resposta		Total
	Sim	Não	
Masculino	9 (47,4%)	1 (5,3%)	10
Feminino	5 (26,3%)	4 (21%)	9
Total	14	5	19

Terceiro passo: na tabela de dados observados, procure a célula com a menor frequência: é 1. Vamos trabalhar com essa célula. Calcule, então, a probabilidade de ocorrerem os valores observados usando a fórmula (3.3).

$$P(1) = \frac{(9+1)!(5+4)!(9+5)!(1+4)!}{19!9!1!5!4!} = 0,1084$$

Quarto passo: a menor frequência observada é 1. Construa agora *outra tabela com as mesmas frequências marginais*, mas com frequência 0 (zero) no lugar da frequência 1. Usando a fórmula (3.3), calcule a probabilidade de obter os dados dessa tabela, dada em seguida

Participantes de pesquisa segundo sexo e opinião (tabela auxiliar).

Sexo	Opinião		Total
	Sim	Não	
Homens	10	0	10
Mulheres	4	5	9
Total	14	5	19

$$P(0) = \frac{(10+0)!(4+5)!(10+4)!(0+5)!}{19!10!0!4!5!} = 0,0108$$

(Continua)

Capítulo 3 Tabelas 2 × 2

EXEMPLO 3.10 (*continuação*)

Quinto passo: foram calculadas as probabilidades $P(0)$ e $P(1)$, isto é, as probabilidades de nenhum homem e de um homem dizendo "Não". Some as probabilidades calculadas, isto é, a probabilidade de ocorrer a frequência 1 e a probabilidade de ocorrer frequência menor que 1, ou seja, 0 (zero):

$$0,1084 + 0,0108 = 0,1192$$

Sexto passo: o procedimento do teste consiste em rejeitar a hipótese da nulidade toda vez que a soma das probabilidades calculadas,[16] que é o *p-valor, for igual ou menor do que o nível de significância* estabelecido. No exemplo, *p*-valor é 0,1192 > 0,05. Não se rejeita a hipótese de nulidade.

Sétimo passo: a conclusão é a de que não há evidência de associação entre sexo e querer assistir a um jogo de futebol no estádio.

EXEMPLO 3.11

Em um estudo transversal perguntou-se a 12 participantes de pesquisa se já haviam sido vacinados contra gripe e se tiveram ou não gripe no ano em que foram vacinados. De sete vacinados, um teve gripe; de cinco não vacinados, quatro tiveram gripe no mesmo ano. O pesquisador quer saber se vacinação está associada à menor incidência de gripe. Não é possível optar pelo teste de χ^2 porque a amostra é muito pequena. Indica-se, então, o teste exato de Fisher.

Primeiro passo: estabeleça as hipóteses.

Hipóteses:

A hipótese da nulidade é a de que *não há associação* entre estar vacinado e ter gripe no mesmo ano.

A hipótese alternativa é a de que estar vacinado *está associado* à menor incidência de gripe.

Nível de significância: $\alpha = 0,05$ para um teste unilateral.

Segundo passo: organize os dados em uma tabela de contingência 2 × 2.

Participantes da pesquisa classificados segundo as características: ter sido vacinado contra gripe e ter tido gripe no ano em que foi vacinado.

Ter sido vacinado	Ter tido gripe		Total
	Sim	Não	
Sim	1	6	7
Não	4	1	5
Total	5	7	12

Terceiro passo: observe os dados apresentados na tabela: a menor frequência é 1. Trabalhe com a primeira linha. Calcule a probabilidade de obter a frequência 1 [primeira linha e primeira coluna usando a fórmula (3.3)]:

$$P(1) = \frac{(1+6)!(4+1)!(1+4)!(6+1)!}{12!1!6!4!1!} = 0,04419$$

(Continua)

---

[16] Você deve calcular a probabilidade de ocorrer a menor frequência observada na tabela e de todas as a frequências menores do que ela, sempre para a mesma célula. A soma dessas frequências é o *p*-valor.

EXEMPLO 3.11 (*continuação*)

Quarto passo: construa outra tabela com os *mesmos totais marginais* (em negrito) que estão na tabela que apresenta os dados. Depois, na primeira linha e na primeira coluna, coloque o resultado mais extremo do que o obtido. Como de sete vacinados, um teve gripe, resultado mais extremo seria se, dos sete vacinados, nenhum tivesse tido gripe. Ver tabela a seguir.

Participantes da pesquisa classificados segundo as características: ter sido vacinado contra gripe e ter tido gripe no inverno seguinte (Tabela auxiliar: valores mais extremos).

Ter sido vacinado	Ter tido gripe		
	Sim	Não	Total
Sim	0	7	7
Não	5	0	5
Total	5	7	12

Calcule, usando a fórmula (3.3), a probabilidade de obter esse valor extremo.

$$P(0) = \frac{(0 + 7)!(5 + 0)!(0 + 5)!(7 + 0)!}{12!0!7!5!0!} = 0,00126$$

Quinto passo: some as probabilidades calculadas (probabilidade de ocorrer o menor valor visto na tabela de dados observados e probabilidade de um valor menor que o mínimo observado).

$$0,04419 + 0,00126 = 0,04545$$

Sexto passo: o *p*-valor (soma das probabilidades calculadas) é $0,04545 < 0,05$. Rejeita-se H_0.

Sétimo passo: a conclusão é a de que há evidência de que vacinação está associada à menor incidência de gripe.

Até aqui, foi apresentado o teste exato de Fisher com hipótese alternativa unilateral. Para fazer um teste bilateral, o *p*-valor não pode ser duplicado porque a distribuição nem sempre é simétrica. É preciso calcular as probabilidades associadas aos valores mais extremos dos dois lados.

EXEMPLO 3.12

Um pesquisador quer saber se a queixa de dor está associada a um dos sexos. Para 15 pacientes de uma clínica odontológica, submetidos ao mesmo tratamento, foram anotados o sexo e o fato de ter ou não feito queixa de dor durante o tratamento. De cinco mulheres, duas se queixaram de dor. De 10 homens, seis se queixaram de dor. Como a amostra é muito pequena, deve ser aplicado o teste exato de Fisher.[17]

Primeiro passo: estabeleça as hipóteses.

Hipóteses:

H_0: a probabilidade de queixar-se de dor é a *mesma* nos dois sexos.

H_1: queixar-se de dor *depende* do sexo.

(Continua)

---

[17]Os dados são de PREACHER, K. J. Interactive Fisher's Exact Test – Quantpsy.org. Disponível em: quantpsy.org/fisher/fisher.htm. Acesso em: 4 nov. 2021.

Capítulo 3 Tabelas 2 × 2

EXEMPLO 3.12 (*continuação*)

Seja $\alpha = 5\%$ para um teste bilateral.

Segundo passo: organize os dados em uma tabela de contingência 2×2.

Pacientes classificados segundo o sexo e a queixa de dor.

Sexo	Queixa de dor		Total
	Sim	Não	
Feminino	2	3	5
Masculino	6	4	10
Total	8	7	15

Terceiro passo: a menor frequência observada na tabela é 2 (para mulher, com queixa de dor). Calcule a probabilidade de ocorrer esse valor usando a fórmula (3.3):

$$P(2, S) = \frac{(2 + 3)!(6 + 4)!(2 + 6)!(3 + 4)!}{15!2!3!6!4!} = 0{,}326$$

Quarto passo: agora, é preciso calcular as probabilidades de ocorrerem frequências menores do que a frequência 2 (para mulher, com queixa de dor) usando a mesma fórmula (3.3). Para isso, construa duas tabelas com *os mesmos totais marginais*; porém, a primeira com frequência 1 e a segunda com frequência 0 (zero) para mulher, com queixa de dor. Em seguida, calcule as probabilidades de ocorrerem as frequências apresentadas nessas duas tabelas.

Veja a distribuição dos dados para *uma* mulher com queixa de dor.

Pacientes classificados segundo o sexo e a queixa de dor (tabela auxiliar).

Sexo	Queixa de dor		Total
	Sim	Não	
Mulher	1	4	5
Homem	7	3	10
Total	8	7	15

A probabilidade de *uma* mulher ter queixa de dor é:

$$P(1, S) = \frac{(1 + 4)!(7 + 3)!(1 + 7)!(4 + 3)!}{15!1!4!7!3!} = 0{,}093$$

Veja a distribuição dos dados para *nenhuma* (0 – zero) mulher com queixa de dor:

Pacientes classificados segundo o sexo e a queixa de dor (tabela auxiliar).

Sexo	Queixa de dor		Total
	Sim	Não	
Mulher	0	5	5
Homem	8	2	10
Total	8	7	15

(Continua)

EXEMPLO 3.12 (*continuação*)

A probabilidade de nenhuma mulher se queixar de dor é:

$$P(0, S) = \frac{(0 + 5)!(8 + 2)!(0 + 8)!(5 + 2)!}{15!0!5!8!2!} = 0,007$$

A probabilidade de ocorrer frequência igual à observada (duas mulheres se queixando de dor) ou frequências menores do que a frequência observada (uma mulher ou nenhuma mulher se queixando de dor) é:

$$P(2, S) + P(1, S) + P(0, S) = 0,326 + 0,093 + 0,007 = 0,426$$

Como a hipótese alternativa é a de que a proporção de pessoas que se queixam de dor é diferente nos dois sexos, deve ser feito um teste *bilateral*. É preciso trabalhar o outro lado da distribuição, isto é, o das mulheres que não se queixaram de dor. Calcule, então, as probabilidades de 3, 2, 1 e 0 mulheres *não terem se queixado* de dor.

Primeiro, analise a tabela dos dados observados: três mulheres não terem se queixado de dor é o mesmo, neste exemplo, que duas mulheres terem se queixado de dor. E essa probabilidade já foi calculada: 0,326. Calcule, então, as probabilidades de ocorrerem 2, 1 e 0 mulheres não se queixarem de dor.

$$P(2, N) = \frac{(3 + 2)!(5 + 5)!(3 + 5)!(2 + 5)!}{15!3!2!5!5!} = 0,392$$

$$P(1, N) = \frac{(4 + 1)!(4 + 6)!(4 + 4)!(1 + 6)!}{15!4!1!4!6!} = 0,163$$

$$P(0, N) = \frac{(5 + 0)!(3 + 7)!(5 + 3)!(0 + 7)!}{15!5!0!3!7!} = 0,019$$

Olhe as probabilidades calculadas e constate: a probabilidade de duas mulheres dizendo "Não" é maior do que a probabilidade de ocorrência dos valores observados. Então, esse *não* é um valor extremo. Descarte-o.

Quinto passo: some as probabilidades calculadas de ocorrerem valores iguais ou mais extremos que os observados dos dois lados:

$$P(2, S) + P(1, S) + P(0, S) + P(1, N) + P(0, N) =$$
$$0,326 + 0,0093 + 0,007 + 0,163 + 0,019 = 0,608$$

Sexto passo: a probabilidade calculada é o *p*-valor. Como o *p*-valor é maior do que o nível de significância adotado, você não rejeita a hipótese da nulidade.

Sétimo passo: a conclusão é a de que não há evidência de que a probabilidade de uma pessoa se queixar de dor durante um tratamento odontológico esteja associado ao sexo.

3.3 Teste de χ^2 de McNemar

Indicação para o teste χ^2 de McNemar

O teste de McNemar testa a *consistência das respostas binárias* ("Sim" e "Não") de *dois grupos*. Por exemplo, é fato que muitas pessoas que nunca fizeram acupuntura acreditam nos benefícios da técnica (Grupo 1), enquanto outras, que também nunca fizeram acupuntura, não acreditam (Grupo 2). Para testar a hipótese de que submeter-se a uma sessão de acupuntura muda igualmente a opinião das pessoas sobre os benefícios dessa técnica, isto é, as proporções dos que mudam de opinião são iguais nos dois grupos, um pesquisador precisa de pessoas que acreditam e pessoas que não acreditam nos benefícios da técnica. É feita, então, uma sessão de acupuntura com todas elas para estudar a consistência das respostas, ou seja, para saber se a probabilidade de as pessoas manterem a opinião, depois de uma sessão de acupuntura é a mesma nos dois grupos.

Pressuposições para o teste χ^2 de McNemar

* Amostra aleatória.
* Em comparação dois grupos mutuamente exclusivos (o participante que pertence a um grupo não pode pertencer ao outro), nos quais é observada uma variável nominal binária (que só tem duas categorias).
* As frequências observadas devem ser maiores do que 5.[18]

Hipóteses em teste

* Hipótese da nulidade: a probabilidade de uma pessoa manter a resposta inicial após uma intervenção é a mesma nos dois grupos.
* Hipótese alternativa: a probabilidade de uma pessoa manter a resposta inicial após a mesma intervenção depende do grupo.

Procedimento para o teste

Primeiro passo: estabeleça as hipóteses em teste e o nível de significância.

Segundo passo: organize a tabela 2 × 2 de tal maneira que as pessoas que *mudaram a resposta* sejam indicadas por *b* e *c*.

Terceiro passo: calcule a estatística de teste:

$$\chi^2 = \frac{(b - c)^2}{b + c} \tag{3.4}$$

que tem distribuição de χ^2 com 1 grau de liberdade.

Quarto passo: compare o valor calculado de χ^2 de McNemar associado a 1 grau de liberdade com o valor crítico de χ^2 no nível estabelecido de significância (Tabela 2 do Apêndice). Rejeite a hipótese da nulidade toda vez que o valor calculado de χ^2 de McNemar for maior do que o valor crítico. Se estiver usando um *software* estatístico para fazer esses cálculos, encontrará o *p*-valor.

Quinto passo: conclua.

---

[18]SIEGEL, S. Nonparametrics statistics for the behavioral sciences. 2. ed. Nova York: McGraw-Hill, 1956.

EXEMPLO 3.13

Para determinar se a proporção de pessoas com baixa autoestima (em oposição às pessoas com alta autoestima) diminui depois de 12 sessões de aconselhamento psicológico (ou seja, uma intervenção) foi conduzido um ensaio com 104 participantes. Das 32 pessoas que tinham baixa autoestima "antes" da intervenção, 19 não tinham "depois". Então, $b = 19$. No entanto, dos 72 que tinham alta autoestima "antes" da intervenção, 1 tinha baixa autoestima "depois". Então, $c = 1$.

Para aplicar o teste de χ^2 de McNemar:

Primeiro passo: a hipótese da nulidade é a de que 12 sessões de aconselhamento psicológico (a intervenção) não têm efeito sobre a autoestima. Seja $\alpha = 0,05$.

Segundo passo: organize a tabela 2 × 2 de tal maneira que as pessoas que mudaram a resposta sejam indicadas por *b* e *c*. No grupo de 32 pessoas com baixa autoestima antes da intervenção, 19 mudaram a resposta, ou seja, passaram a ter alta autoestima. Então, $b = 19$. No grupo de 72 pessoas com alta autoestima antes da intervenção, 1 mudou a resposta, ou seja, apresentou baixa autoestima no final do ensaio. Então, $c = 1$. Ver a Tabela. Um desenho auxilia a visualização.

Pacientes com baixa e alta autoestima, antes e depois de submetidos a 12 sessões de aconselhamento psicológico.

Antes do aconselhamento	Depois do aconselhamento		Total
	Baixa autoestima	Alta autoestima	
Baixa autoestima	13	19	32
Alta autoestima	1	71	72
Total	14	90	104

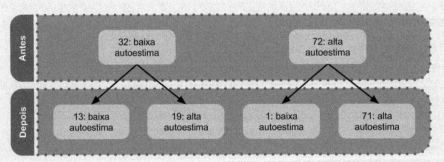

Figura 3.7 Pacientes com baixa e alta autoestima, antes e depois de submetidos a 12 sessões de aconselhamento psicológico.

Terceiro passo: calcule o χ^2 de McNemar:

$$\chi^2 = \frac{(19-1)^2}{19+1} = \frac{18^2}{20} = 16,20$$

Quarto passo: como o valor calculado de χ^2 (16,20) com 1 grau de liberdade é maior do que o valor crítico no nível de 5% de significância (3,84), o resultado é significante. Se você usar um *software* estatístico para fazer esses cálculos, encontrará *p*-valor = 0,00006.

Quinto passo: pode-se concluir que o efeito de 12 sessões de aconselhamento psicológico sobre o nível de autoestima depende da autoestima constatada no início do tratamento: é maior no grupo com baixa autoestima antes do início do tratamento.

Correção de continuidade

Muitos estatísticos recomendam calcular o χ^2 de McNemar *com correção de continuidade, principalmente quando a amostra é pequena.* Os programas de computador, em geral, apresentam essa correção. A fórmula (3.4) fica, então, modificada, como segue:

$$\chi^2 = \frac{(|a - d| - 1)^2}{a + d} \tag{3.5}$$

A estatística de teste com correção de continuidade é menor do que o valor calculado sem a correção. Então, a correção de continuidade produz um teste mais *conservador*, que tem menor probabilidade de rejeitar a hipótese da nulidade. Se a amostra for pequena, o efeito da correção de continuidade será ainda maior.

EXEMPLO 3.14

Reveja o Exemplo 3.13. Os programas de computador fazem, muitas vezes, a correção de continuidade. Então, verifique:

$$\chi^2 = \frac{(|19 - 1| - 1)^2}{19 + 1} = \frac{17^2}{20} = 14,45$$

O valor calculado de χ^2 (14,45) é maior do que o valor crítico com 1 grau de liberdade e no nível de 5% de significância (3,84). Se você usar um programa para computador, encontrará p-valor = 0,0001. Então, o resultado é significante no nível de 5%.

RESUMO E OBJETIVO DO CAPÍTULO

As tabelas de contingência 2×2 são muito frequentes nas publicações da área da saúde. Após ter lido este capítulo, você é capaz de saber escolher, aplicar e indicar um dos testes:

- Teste de χ^2 de Pearson, com e sem a correção de continuidade
- Teste exato de Fisher
- Teste de χ^2 de McNemar, com e sem a correção de continuidade.

Sabe, ainda, que a correção de continuidade produz um teste mais conservador, mas é indicada quando a amostra é pequena.

3.4 EXERCÍCIOS

3.4.1 Calcule os valores de χ^2 com e sem a correção de continuidade para os dados apresentados no Exemplo 3.1. Verifique que a correção de continuidade faz diminuir o valor da estatística.

3.4.2 Das 300 pessoas que chegavam de um voo a um grande aeroporto,[19] 81 admitiram ter medo de voar, e das 200 pessoas que embarcavam em outro voo, mas no mesmo dia e na mesma hora, 32 admitiram também ter medo. Calcule as proporções (medo na chegada e medo na partida) e faça um teste de χ^2.

3.4.3 Os dados apresentados em seguida foram obtidos por meio de estudo transversal com 1.330 nipo-brasileiros de primeira e segunda geração, de ambos os sexos, com mais de 30 anos. Com base no índice de massa corporal, os nipo-brasileiros de primeira e segunda geração foram classificados como tendo ou não sobrepeso e obesidade. Faça o teste de χ^2 e dê a interpretação tendo em vista a amostra estudada.

Nipo-brasileiros com sobrepeso em duas gerações.

Geração	Sobrepeso	
	Sim	Não
Primeira	82	175
Segunda	525	548

Fonte: SIMONY, R. F. et al. Prevalência de sobrepeso e obesidade em nipo-brasileiros: comparação entre gerações. Rev. Nutr., v. 21, n. 2, p. 169-176, 2008.

3.4.4 Foi feito um ensaio clínico controlado, randomizado e duplo cego com 38 pacientes para estudar o efeito da betametasona sobre a dor no pós-operatório de pacientes submetidos a tratamento endodôntico. Os dados estão apresentados em seguida. Você rejeita a hipótese de que os dois grupos relatarem dor no pós-operatório é a mesma para os dois grupos?

Participantes da pesquisa segundo o grupo e o relato de dor.

Grupo	Dor	
	Sim	Não
Controle	15	2
Betametasona	9	12

Fonte: QUINTANA-GOMES, J. R. V.; ANDRADE, E. K. Estudo clínico dos efeitos da betametasona sobre a incidência da dor após instrumentação endodôntica. J. Bras. Odont. Clínica, v. 2, n. 12, p. 73-76, {S.d.}.

3.4.5 Acredita-se que certo tratamento prolongue a vida de pessoas que sofreram um ataque cardíaco.[20] Foi feito um ensaio clínico em que cinco pacientes receberam o novo tratamento (grupo tratado) e cinco receberam o tratamento convencional (grupo controle). Os 10 pacientes foram cuidadosamente selecionados: eram da mesma faixa de idade, mesma

---

[19]FREUND, J. E.; SMITH, R. M. Statistics: a first course. 4. ed. Englewood Cliffs: Prentice Hall, 1970. p. 411.

[20]HODGES, J. L.; LEHMAN, E. L. Basic concepts of probability and statistics. 2. ed. San Francisco: Holden Day, 1970.

gravidade do ataque, mesmo estado geral de saúde, sendo designados aos grupos por processo aleatório. Cinco anos depois, estavam vivos quatro pacientes do grupo tratado e dois do grupo controle. Existe evidência de que o tratamento ajudou?

3.4.6 Para verificar se doença periodontal (gengivite) está associada ao hábito de fumar, realizou-se um estudo envolvendo policiais militares. Os participantes da pesquisa foram classificados em dois grupos: casos (com doença periodontal) e controles (sem doença periodontal). Todos estavam na mesma faixa de idade, com o mesmo estado civil, na mesma patente militar e no mesmo nível socioeconômico. Perguntou-se aos policiais militares se eles fumavam ou não. Os dados estão na tabela apresentada em seguida. Faça o teste.

Militares segundo o hábito de fumar e gengivite.

	Hábito de fumar	
Grupo	Sim	Não
Casos	26	15
Controles	25	29

Fonte: CRUZ, C. M. N. Estresse e fumo como fatores de risco para a doença periodontal. Tese (Mestrado) – Unicastelo. Campinas: 2000.

3.4.7 Imagine um ensaio clínico com 1.455 participantes: 1.165 tinham dor nos joelhos e 290 não tinham dor nos joelhos. Eles receberam um tratamento que estava em teste. Depois de tratados, 215 dos que não tinham dor nos joelhos continuaram não tendo e 380 dos que tinham dor nos joelhos continuaram a ter. Importante: note que os números são exatamente iguais aos da tabela do Exemplo 3.7, com a qual fizemos o teste de qui-quadrado de Pearson. Aqui, faça o teste de qui-quadrado de McNemar e explique a razão de usar esse teste.

Participantes da pesquisa segundo a dor antes e depois de tratados.

	Tinham dor depois		
Tinham dor antes	Não	Sim	Total
Não	215	75	290
Sim	785	380	1.165
Total	1.000	455	1.455

Fonte: GRACE-MARTIN, K. The difference between a chi-square test and a McNemar test. The analysis factor. Disponível em: http://www.theanalysisfactor. com/difference-between-chi-square-test-and-mcnemar-test/. Acesso em: 23 mar. 2022.

3.4.8 Para verificar[21] se o distúrbio da articulação temporomandibular (DTM) em crianças e adolescentes está associado ao sexo, foram examinados 604 estudantes com idades entre 8 e 17 anos, moradores de Piracicaba (SP). Foi constatada a disfunção em 118 dos 264 estudantes do sexo masculino e em 117 estudantes do sexo feminino. Calcule o valor de qui-quadrado e interprete.

3.4.9 Em um ensaio denominado *Women's Health Initiative* (Iniciativa para a Saúde das Mulheres, em tradução livre),[22] controlado e randomizado, com duração planejada para 8,5 anos,

---

[21]COSTA, L. F.; GUIMARÃES, J. P.; CHAOBAH, A. Prevalência de distúrbios da articulação temporomandibular em crianças e adolescentes brasileiros e sua relação com má oclusão e hábitos parafuncionais: um estudo epidemiológico transversal. J Bras Ortodon Ortop Facial, v. 9, n. 49, p. 67-74, 2004.

[22]Women's Health Initiative Randomized Controlled Trial. Risks and benefits of estrogen plus progestin in healthy post menopausal women. JAMA, v. 288, n. 3, p. 321-333, 2002.

buscava-se como desfecho primário a prevenção do câncer de mama; 16.608 mulheres foram divididas ao acaso em dois grupos: 8.506 mulheres receberam hormônio (estrógeno + progesterona) e 8.102 receberam placebo. As mulheres foram recrutadas entre 1993 e 1998. Apesar da longa duração do ensaio, a adesão foi notória: do grupo tratado, 7.968 estavam vivas e se apresentaram para os exames na data; 538 haviam deixado de cooperar ou haviam morrido; 7.608 do grupo controle se apresentaram e 494 haviam deixado de cooperar ou haviam morrido. Na avaliação das características dessas mulheres após a randomização, verificou-se que, no grupo tratado, 1.623 usavam ácido acetilsalicílico e, no grupo controle, 1.631. Teste a hipótese de que o número de usuárias de ácido acetilsalicílico é o mesmo nos dois grupos.

3.4.10   Os traumas faciais ocorrem, predominantemente, em adultos jovens, mas houve um aumento de incidência desse problema entre idosos. Os dados[23] aqui apresentados possibilitam verificar se, entre idosos, existe associação entre sexo e etiologia da fratura (queda e outras causas, entre as quais estão agressão e acidentes de trânsito). Faça o teste.

Participantes da pesquisa segundo o sexo e a etiologia da fratura na face.

Sexo	Etiologia		Total
	Queda	Outras causas	
Masculino	11	15	26
Feminino	12	5	17
Total	23	20	43

---

[23]CHRCANOVIC, B. R.; SOUZA, L. N.; FREIRE-MAIA, B. Fraturas de face em idosos: estudo retrospectivo de um ano em hospital público de Belo Horizonte, MG. Rev ABO Nac, v. 16, n. 1, p. 39-44, 2008.

Tabelas r × s

As tabelas de contingência (também chamadas "tabelas cruzadas" ou "tabelas de dupla entrada") são usadas para estudar a associação de variáveis qualitativas. Neste capítulo, são examinadas algumas estatísticas que estudam a relação entre duas variáveis qualitativas apresentadas em *tabelas de contingência r × s*, em que *r* indica o número de linhas e *s*, o número de colunas.

A tabela 2 × 2, vista no Capítulo 3 deste livro, é um caso particular da tabela de contingência *r × s*. Portanto, a fórmula apresentada neste capítulo para o cálculo de χ^2 também pode ser usada para o cálculo de χ^2 em tabelas 2 × 2. Os resultados obtidos pelas duas fórmulas serão iguais porque as fórmulas são iguais, como pode ser demonstrado por desenvolvimento algébrico. A fórmula apresentada no Capítulo 3 (válida apenas para tabelas 2 × 2) é mais fácil de aplicar e tem a vantagem de familiarizar o leitor com a notação, usada em outros testes apresentados neste e naquele capítulo.

EXEMPLO 4.1

Para verificar se estado antropométrico está associado ao sexo, pesquisadores classificaram 1.000 universitários segundo essas duas variáveis. Depois, organizaram os dados em uma tabela 2 × 3 e em um gráfico de barras. Calcularam os totais marginais, o total geral e as proporções de indivíduos em cada célula. Ver tabela a seguir.

Participantes da pesquisa segundo o sexo e o estado antropométrico.

Sexo	Magreza	Eutrofia	Sobrepeso	Total
Masculino	200 (20%)	150 (15%)	50 (5%)	400
Feminino	250 (25%)	300 (30%)	50 (5%)	600
Total	450	450	100	1.000

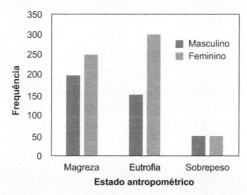

Figura 4.1 Participantes da pesquisa segundo o sexo e o estado antropométrico.

O gráfico deixa claro – mais do que a tabela – que há mais mulheres na amostra do que homens e que o estado antropométrico parece associado ao sexo.

4.1 Teste de χ^2 de Pearson

Indicação para o teste de χ^2 de Pearson

O teste de χ^2 de Pearson é indicado para testar a hipótese de que *duas variáveis qualitativas ou categorizadas são independentes*. Para aplicar o teste, é necessário fazer algumas pressuposições.

Pressuposições

- As amostras devem ser aleatórias
- Os desfechos nas várias amostras devem ser independentes
- Cada observação só pode ser categorizada em apenas uma das r categorias ou classes.

Procedimento para o teste de χ^2 de Pearson

Hipóteses:
H_0: as duas variáveis qualitativas *estão associadas*.
H_1: as duas variáveis qualitativas *são independentes*.
Nível de significância: estabeleça o valor de α.

Estatística de teste: a ideia básica no teste de χ^2 é comparar os valores observados (O) com os valores esperados (E) sob H_0, isto é, considerando verdadeira a hipótese da nulidade. Veja a estatística de teste, que está associada a $(r\text{-}1)$ $(s\text{-}1)$ graus de liberdade. Na fórmula, O indica as frequências observadas, e E indica as frequências esperadas:

$$\chi^2 = \sum \frac{(O - E)^2}{E} \tag{4.1}$$

Para obter a *frequência esperada* sob H_0 em determinada célula:

1. Multiplique o *total marginal de cada coluna* pelo *total marginal da respectiva linha*.
2. Divida o resultado pelo *tamanho da amostra*.
3. Preenchidas todas as células, verifique: os *totais* das frequências esperadas são iguais aos das frequências observadas (obrigatoriamente).

Para obter a estatística de teste:

1. Faça a diferença entre cada frequência observada e a respectiva frequência esperada.
2. Eleve cada diferença ao quadrado e divida pela respectiva frequência esperada.
3. Some os resultados. A soma é o valor de qui-qudrado.

Regra de decisão: rejeite a hipótese da nulidade toda vez que o valor calculado de χ^2, no nível de significância estabelecido e com $(r\text{-}1)$ $(s\text{-}1)$ graus de liberdade, for igual ou maior do que o valor crítico (ver Tabela 2 do Apêndice). Se você estiver usando um *software* estatístico para fazer os cálculos, obterá o *p*-valor.

Conclusão.

EXEMPLO 4.2

Reveja o Exemplo 4.1: os dados são as *frequências observadas* (O) pelos pesquisadores. Elas são, geralmente, indicadas pela letra *O*, como indicado na fórmula (4.1).

(Continua)

EXEMPLO 4.2 (*continuação*)

Frequências observadas (*O*) de participantes da pesquisa segundo o sexo e o estado antropométrico.

Sexo	Estado antropométrico			Total
	Magreza	Eutrofia	Sobrepeso	
Masculino	200	150	50	400
Feminino	250	300	50	600
Total	450	450	100	1.000

Para fazer o teste de χ^2 de Pearson

Primeiro passo:

Hipóteses:

Hipótese da nulidade: estado antropométrico não depende do sexo.

Hipótese alternativa: estado antropométrico está associado ao sexo.

Nível de significância: 5%.

Segundo passo: calcule as frequências esperadas (*E*) sob H_0. Por exemplo, para obter a *frequência esperada de magros de sexo masculino,* multiplique o total de magros (450, em negrito na tabela com os dados observados) pelo total de pessoas do sexo masculino (400, em negrito na tabela com os dados observados). Divida o resultado pelo tamanho da amostra (1.000, em negrito na tabela com os dados observados), como segue:

$$\frac{450 \times 400}{1.000}$$

Para achar as demais frequências esperadas, proceda de maneira análoga, ou seja, faça os cálculos indicados na tabela a seguir.

Cálculo das frequências esperadas.

Sexo	Estado antropométrico			Total
	Magreza	Eutrofia	Sobrepeso	
Masculino	$\dfrac{450 \times 400}{1.000}$	$\dfrac{450 \times 400}{1.000}$	$\dfrac{100 \times 400}{1.000}$	400
Feminino	$\dfrac{450 \times 600}{1.000}$	$\dfrac{450 \times 600}{1.000}$	$\dfrac{100 \times 600}{1.000}$	600
Total	450	450	100	1.000

Feitos os cálculos numéricos, você obterá as frequências esperadas. Ver tabela a seguir.

Frequências esperadas de participantes da pesquisa, segundo o sexo e o estado antropométrico.

Sexo	Estado antropométrico			Total
	Magreza	Eutrofia	Sobrepeso	
Masculino	180	180	40	400
Feminino	270	270	60	600
Total	450	450	100	1.000

(Continua)

> ## EXEMPLO 4.2 (*continuação*)
>
> *Terceiro passo:* calcule a estatística de teste dada pela fórmula (4.1), que se segue.
>
> $$\chi^2 = \sum \frac{(O - E)^2}{E}$$
>
> Os cálculos auxiliares estão na tabela. Para obtê-los:
>
> 1. Calcule as diferenças entre os valores observados e os valores esperados.
> 2. Eleve essas diferenças ao quadrado.
> 3. Divida os quadrados das diferenças pelos respectivos valores esperados.
> 4. Some, para obter o valor de χ^2.
>
> **Cálculos auxiliares para obtenção do χ^2.**
>
> | Sexo | Estado antropométrico | O | E | $(O - E)2$ | $(O - E)2$ | $\frac{(O - E)2}{E}$ |
> |---|---|---|---|---|---|---|
> | Masculino | Magreza | 200 | 180 | 20 | 400 | 2,222 |
> | | Eutrofia | 150 | 180 | −30 | 900 | 5,000 |
> | | Sobrepeso | 50 | 40 | 10 | 100 | 2,500 |
> | Feminino | Magreza | 250 | 270 | −20 | 400 | 1,481 |
> | | Eutrofia | 300 | 270 | 30 | 900 | 3,333 |
> | | Sobrepeso | 50 | 60 | −10 | 100 | 1,667 |
> | Soma (χ^2) | | 1.000 | 1.000 | 0 | | 16,204 |
>
> *Quarto passo:* o valor calculado de χ^2 é 16,204, com $(2 - 1)(3 - 1) = 2$ graus de liberdade. No nível de 5% de significância e com 2 graus de liberdade, o valor crítico de χ^2 é 5,99 (ver Tabela 2 do Apêndice). O valor calculado de χ^2 é maior do que o valor crítico; portanto, significante no nível de 5%. Se você usar um *software* estatístico, obterá *p*-valor = 0,000304.
>
> *Quinto passo:* a conclusão é a de que existe associação entre estado antropométrico e sexo ($\alpha = 5\%$).

4.1.1 Algumas questões comuns

Importante: você pode deixar de ler esta seção sem prejuízo na compreensão do restante do livro. No entanto, essas explicações foram colocadas aqui porque você talvez tenha interesse em obter mais algumas informações sobre o teste de χ^2.

4.1.1.1 Graus de liberdade

O que significa graus de liberdade? É o número de observações que podem variar livremente; ou seja, é o número de observações "livres para variar". Nas tabelas de contingência, o total das linhas e o total das colunas são "fixos" quando a amostra já foi coletada.

Para tornar a explicação mais concreta, veja a tabela 2×2 a seguir. Imagine que você queira saber se a opinião sobre determinado assunto está associada ao sexo. Para isso, você precisa de uma amostra de pessoas dos dois sexos. Entrevista, então, 200 homens e 200 mulheres. Os totais das linhas são "fixos" porque, terminada a coleta de dados, você sabe que foram entrevistados 200 homens e 200 mulheres. Se você informar que 150 mulheres disseram "Sim", os demais valores (marcados, na tabela, com asterisco) serão automaticamente conhecidos. Portanto, só há liberdade para "fazer variar" um valor. Então, o *grau de liberdade* é 1.

Tabela 4.1 Distribuição dos entrevistados segundo o sexo e a opinião.

Sexo	Opinião		Total
	Sim	Não	
Mulheres	150	*	200
Homens	*	*	200
Total	300	100	400

Veja, agora, a tabela 2×3. Os totais estão "fixos". As duas células em branco (poderiam ser quaisquer outras duas) estão livres para variar. Quando forem colocados valores numéricos nessas duas células, as células com asteriscos ficam, automaticamente, conhecidas. Logo, os graus de liberdade são 2.

Tabela 4.2 Distribuição dos pacientes segundo o grupo e o grau da doença.

Grupo	Grau da doença			Total
	Leve	Moderado	Grave	
A			*	100
B	*	*	*	100
Total	200	150	50	400

4.1.1.2 Frequências esperadas

Volte ao Exemplo 4.1: os dados são as *frequências observadas* (O) pelos pesquisadores. Para obter as *frequências esperadas*, considere verdadeira a hipótese da nulidade; ou seja, de que o estado antropométrico não depende do sexo. Sob essa hipótese:

1. A proporção de adolescentes magros deve ser igual nos dois sexos.
2. A proporção de adolescentes eutróficos deve ser igual nos dois sexos.
3. A proporção de adolescentes com sobrepeso e obesos deve ser igual nos dois sexos.

Calcule, então, as *proporções esperadas* de cada estado antropométrico nos dois sexos. São 450 magros em uma amostra de 1.000 participantes. *Sob* H_0, a *proporção esperada de magros* é:

$$p = \frac{total\ de\ magros}{tamanho\ da\ amostra} = \frac{450}{1.000} = 0,45$$

São 450 eutróficos em uma amostra de 1.000 participantes. Logo, *sob* H_0, a *proporção esperada de eutróficos* é:

$$p = \frac{total\ de\ eutróficos}{tamanho\ da\ amostra} = \frac{450}{1.000} = 0,45$$

São 100 participantes com sobrepeso em uma amostra de 1.000 participantes. Logo, sob H_0, a *proporção esperada de sobrepesados* é:

$$p = \frac{total\ de\ sobrepesados}{tamanho\ da\ amostra} = \frac{100}{1.000} = 0,10$$

Agora, calcule a *frequência esperada* de cada um dos estados antropométricos em cada sexo. Na amostra, há mais participantes do sexo feminino (600) do que do sexo masculino (400). Multiplique, então, a proporção esperada para cada estado antropométrico pelo total de participantes desse sexo. Veja os resultados na tabela.

Tabela 4.3 Cálculo das frequências esperadas.

Sexo	Estado antropométrico			Total
	Magreza	Eutrofia	Sobrepeso	
Masculino	0,45 × 400	0,45 × 400	0,10 × 400	**400**
Feminino	0,45 × 600	0,45 × 600	0,10 × 600	**600**
Total	**450**	**1.000**	**100**	**1.000**

Tabela 4.4 Frequências esperadas de participantes da pesquisa segundo o sexo e o estado antropométrico.

Sexo	Estado antropométrico			Total
	Magreza	Eutrofia	Sobrepeso	
Masculino	180	180	40	**400**
Feminino	270	270	60	**600**
Total	**450**	**450**	**100**	**1.000**

4.2 Partição das tabelas 2 × s

O teste de χ^2 é fácil de interpretar quando a tabela é 2 × 2, mas não é tão fácil de interpretar quando a tabela é $r \times s$. Se for rejeitada a hipótese de independência, fica-se sem saber quais *categorias* estão associadas. Nesses casos, recomenda-se fazer uma *partição* da tabela.

Em outras palavras, é possível *quebrar uma tabela grande* em *tabelas menores*, que serão analisadas separadamente. Porém, o número de partições deve ser igual ou menor do que o número de graus de liberdade do teste inicial. Mesmo assim, faça essa partição somente se:

1. Puder fundamentar a partição na literatura.
2. A análise inicial tiver fornecido evidência contra a hipótese de independência (você será mais convincente se tiver usado nível de significância de 1%).

4.3 Procedimento de Marascuilo

Quando um pesquisador aplica o teste de χ^2 a uma tabela de contingência $r \times s$ e obtém resultado significante, procura uma maneira de comparar as proporções duas a duas (fazer comparações múltiplas). Pode-se fazer a partição da tabela, mas isso nem sempre é suficiente, porque o número de partições deve ser igual ou menor que o número de graus de liberdade do teste. Porém, é possível optar pelo procedimento de Marascuilo,[1] que não é tão conhecido, mas faz comparações múltiplas.

---

[1]MARASCUILO, L. A.; SERLIN, R. C. Statistical methods for the social and behavioral sciences. Nova York: Freeman, 1988.

Capítulo 4 Tabelas $r \times s$ 49

EXEMPLO 4.3

Para comparar um novo fármaco com um fármaco conhecido na solução da calvície, um pesquisador entende ser importante ter um grupo usando placebo. Fez, então, um ensaio com 300 voluntários, divididos ao acaso em três grupos de 100 pessoas cada um: o Grupo do novo fármaco, o Controle positivo (grupo do fármaco conhecido) e o Controle negativo (grupo do placebo). O efeito dos tratamentos ("Positivo" ou "Nenhum") sobre a calvície foi avaliado pelos próprios participantes da pesquisa. Os dados obtidos nesse ensaio estão na tabela.

Participantes da pesquisa segundo o grupo e o fato de terem
sentido efeito positivo ou nenhum sobre a calvície.

Efeito	Grupo			Total
	Novo fármaco	Controle positivo	Controle negativo	
Positivo	64	60	26	150
Nenhum	36	40	74	150
Total	100	100	100	300

Foi aplicado o teste de χ^2 de Pearson. O valor calculado de χ^2 com $(2 - 1)(3 - 1) = 2$ graus de liberdade é 34,88, significante no nível de 1%. A conclusão é de que existe diferença entre grupos. Foram, então, colocadas duas questões: a primeira, "os fármacos têm efeito?" e a segunda, "o efeito do novo fármaco é diferente do efeito do fármaco conhecido?". Essas questões podem ser respondidas fazendo a *partição da tabela*.

Para isso, some os dados dos participantes que receberam o novo fármaco com os dados dos participantes que receberam o fármaco conhecido. Esse grupo será o Grupo tratado. Aplique um teste de χ^2 para comparar o Grupo tratado com o Controle negativo.

Participantes da pesquisa segundo o grupo e o fato de terem sentido efeito do tratamento.

Efeito	Grupo		Total
	Tratado	Controle negativo	
Positivo	124	26	150
Nenhum	76	74	150
Total	200	100	300
Proporção	0,62	0,26	

O valor calculado de χ^2 com 1 grau de liberdade é 34,56, significante no nível de 1% (ver Tabela 2 do Apêndice). A proporção de participantes da pesquisa que registrou efeito positivo foi maior no Grupo tratado. No entanto, qual é o melhor fármaco, o novo ou o conhecido? Compare o Grupo do novo fármaco com o Controle positivo (fármaco conhecido) por meio de um teste de χ^2.

Participantes da pesquisa segundo o grupo e o fato de terem sentido efeito do tratamento.

Efeito	Grupo		Total
	Nova fármaco	Fármaco conhecido	
Positivo	64	60	124
Nenhum	36	40	76
Total	100	100	200
Proporção	0,64	0,6	

O valor calculado de χ^2 com 1 grau de liberdade é 0,34, não significante no nível de 5%. Não foi detectada diferença significante entre os fármacos.[2]

---

[2] O teste não mostrou diferença entre os fármacos, o que não significa que eles tenham o mesmo efeito.

Indicação para o procedimento de Marascuilo

O procedimento de Marascuilo compara as diferenças de todos os pares de proporções simultaneamente, isto é, faz comparações múltiplas.

EXEMPLO 4.4

Pessoas que sofreram um acidente vascular cerebral (AVC) devem controlar a pressão arterial para reduzir o risco de novo AVC. Imagine que foi feito um estudo multicêntrico para testar, nessas pessoas, um anti-hipertensivo que – presume-se – ajuda a prevenir o AVC recorrente. Em cada centro médico que participou da pesquisa, pacientes que tinham tido um AVC foram divididos ao acaso em dois grupos: um grupo tratado (que recebeu o novo anti-hipertensivo associado ao tratamento que o centro já prescrevia) e um grupo controle positivo (que recebeu apenas um anti-hipertensivo convencional, o mesmo em todos os centros.). Foram, então, comparadas as proporções de pacientes com AVC recorrente nos dois grupos. Constatou-se, porém, que a proporção de pacientes com AVC recorrente no grupo tratado foi muito diferente nos diversos centros. Suspeitou-se, então, de que a associação do anti-hipertensivo em teste com diferentes tratamentos coadjuvantes (cada centro fazia sua opção) poderia ser a explicação para as diferenças nas proporções de ocorrência de novo AVC, ou seja, algumas associações poderiam ser mais efetivas que outras. Para testar essa hipótese, os dados, apresentados na tabela a seguir, foram analisados aplicando o teste de χ^2.

Participantes da pesquisa segundo o centro médico em que foram tratados e o fato de terem ou não AVC recorrente.

Centro	Recorrência de AVC		Total
	Sim	Não	
A	16	179	195
B	12	70	82
C	21	78	99
D	12	54	66
Total	61	381	442

O valor calculado de χ^2 com $(2 - 1)(4 - 1) = 3$ graus de liberdade é 10,8163, significante no nível de 5%. O p-valor é 0,012762. A recorrência de AVC depende, portanto, do centro médico em que o paciente é tratado (ou, mais especificamente, do tratamento coadjuvante associado ao novo anti-hipertensivo). Para saber em qual ou em quais centros a probabilidade de AVC recorrente é significantemente diferente dos demais, aplique o procedimento de Marascuilo.

Procedimento de Marascuilo

Primeiro passo: estabeleça as hipóteses em teste e o nível de significância.

Hipóteses:
H_0: as proporções são iguais em todas as categorias.
H_1: existe pelo menos uma proporção diferente das demais.
Nível de significância: α.

Segundo passo: calcule as proporções das categorias de interesse. Os tamanhos das amostras são indicados por n_i $(i = 1, 2,..., s)$.
Terceiro passo: calcule as diferenças entre as proporções, duas a duas:

$$i = 1, 2, ..., s; \quad j = 1, 2, ..., s;$$
$$\frac{p_i - p_j}{i \neq j}$$

Quarto passo: calcule as amplitudes críticas (também chamadas "diferenças mínimas significantes") para todos os pares de proporções:

$$d_{ij} = \sqrt{\chi^2_{(\alpha, s-1)}} \ \sqrt{\frac{p_i(1 - p_i)}{n_i} + \frac{p_j(1 - p_j)}{n_j}} \qquad (4.2)$$

Nessa fórmula, $\chi^2_{\alpha, s-1}$ é o valor de χ^2 no nível de significância α, com $(s - 1)$ graus de liberdade.

Quinto passo: compare a diferença entre cada duas proporções com a respectiva amplitude crítica calculada (diferença mínima significante). Toda vez que a diferença entre duas proporções observadas exceder a respectiva amplitude crítica, será significante no nível α.

EXEMPLO 4.5

O Exemplo 4.4 apresenta os dados de um estudo multicêntrico para testar um anti-hipertensivo que – presume-se – ajuda a prevenir o AVC recorrente. As proporções de sucessos (menos recorrências) foram muito diferentes nos diferentes centros. Os dados relativos ao grupo tratado foram submetidos à análise, e o valor calculado de χ^2 para comparar centros, com 3 graus de liberdade, é significante no nível de 5%. A recorrência de AVC depende, portanto, do centro médico (ou, mais especificamente, do tratamento coadjuvante que o centro médico associou ao novo anti-hipertensivo). Para comparar centros usando o procedimento de Marascuilo, calcule, primeiramente, as proporções de pacientes com AVC recorrente em cada centro médico.

Participantes da pesquisa segundo o centro médico em que foram tratados e a recorrência ou não de AVC.

Centro	Recorrência de AVC		Total	Proporção com recorrência
	Sim	Não		
A	16	179	195	0,082
B	12	70	82	0,146
C	21	78	99	0,212
D	12	54	66	0,182
Total	61	381	442	0,138

Calcule as amplitudes críticas aplicando a fórmula (4.2). Para isso, é preciso primeiro obter o valor crítico de χ^2 no nível de significância estabelecido com 3 graus de liberdade, (ver Tabela 2 do Apêndice). Para o nível de significância de 5%, o valor crítico de χ^2 com 3 graus de liberdade é 7,82. Calcule a raiz quadrada desse valor; é 2,796. Para obter as amplitudes críticas, faça agora os cálculos intermediários apresentados na tabela a seguir.

Cálculos intermediários para obtenção do valor da amplitude crítica para o procedimento de Marascuilo.

Centro	Cálculos intermediários				
	n	p	$1 - p$	$p(1 - p)$	$p(1 - p)/n$
A	195	0,082	0,918	0,075319	0,000386
B	82	0,146	0,854	0,124926	0,001523

(Continua)

EXEMPLO 4.5 (continuação)

Centro	n	p	1 − p	p(1 − p)	p(1 − p)/n
C	99	0,212	0,788	0,167126	0,001688
D	66	0,182	0,818	0,148760	0,002254

Para estabelecer as significâncias, calcule as diferenças entre as proporções, duas a duas e compare com as respectivas amplitudes críticas. Toda vez que a diferença entre duas proporções observadas exceder a respectiva amplitude crítica, será significante no nível α.

Tabela-resumo para o procedimento de Marascuilo.

Comparação	Diferença entre proporções	Amplitude crítica	Significância
A e B	0,06429	0,122205	Não
A e C	0,13007	0,127365	Sim
A e D	0,099767	0,143688	Não
B e C	0,06578	0,158477	Não
B e D	0,035477	0,171871	Não
C e D	0,030303	0,175576	Não

No centro médico A, a proporção de casos com recorrência de AVC foi significativamente menor (α = 5%) que no centro C. A figura ilustra esse achado.

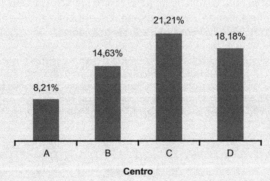

Figura 4.2 Porcentagem de participantes da pesquisa com AVC recorrente segundo o centro em que foram tratados.

4.4 Teste de χ^2 de Mantel-Haenszel

Para saber se existe associação estatística entre duas variáveis, é indicado o teste de χ^2 de Pearson. É possível, porém, que um fator estranho interfira sobre essas variáveis. Por exemplo, Miller et al.[3] discutem a associação entre duas variáveis, mononucleose infecciosa (MI)[4] e história de amigdalectomia (A)[5] entre estudantes com idades entre 18 e 24 anos. Os pesquisadores notaram que os estudantes sem a doença

---
[3]MILLER, R. G.; EFRON, B.; BROWN, B. W.; MOSES, L. E. Biostatistics casebook. New York: John Wiley, 1980.
[4]Doença viral.
[5]Procedimento para remoção das amígdalas.

eram, em geral, os mais velhos e suspeitaram que a idade poderia ser um fator interveniente, isto é, o aumento da idade poderia estar reduzindo o risco da doença. Dividiram, então, os estudantes por idade (18, 19,..., 24 anos), antes de separar os grupos.

Quando existe um fator interveniente, a solução é "ajustar" o efeito desse fator, fazendo uma estratificação. No caso de a idade estar interferindo no estudo, a solução é formar grupos de idades diferentes, organizar cada grupo em uma tabela 2×2 e, depois, combinar essas tabelas em uma só. É isso que faz o teste de χ^2 de Mantel-Haenszel. Veja como foi organizada a tabela no exemplo de Miller et al.

Tabela 4.5 Distribuição dos estudantes de diferentes idades, segundo estar ou não com mononucleose infecciosa e ter feito amidalectomia.

Idade	Amidalectomia	Mononucleose infecciosa	
		Sim	Não
18	Sim		
	Não		
19	Sim		
	Não		
20	Sim		
	Não		
⋮			
24	Sim		
	Não		

Indicação para o teste de χ^2 de Mantel-Haenszel

O teste de χ^2 de Mantel-Haenszel, também conhecido como "teste de χ^2 de Cochran-Mantel-Haenszel", é indicado para testar a independência de duas variáveis nominais, organizadas em tabelas 2×2 agregadas. Em outras palavras, é indicado para testar a independência de duas variáveis nominais quando é preciso controlar uma terceira variável interveniente; ou seja, quando é preciso fazer uma estratificação.

Procedimento para o teste de χ^2 de Mantel-Haenszel

Primeiro passo: estabeleça as hipóteses em teste e o nível de significância.

Hipóteses:
H_0: as variáveis *são independentes*.
H_1: as variáveis *estão associadas*.
Nível de significância: α.

Tabela 4.6 Valores literais em três tabelas 2×2.

Faixa de idade	Grupo	Característica	
		Sim	Não
20 ⊢ 30	Controle	a_1	b_1
	Tratado	c_1	d_1
30 ⊢ 40	Controle	a_2	b_2
	Tratado	c_2	d_2
40 ⊢ 50	Controle	a_3	b_3
	Tratado	c_3	d_3

54 Bioestatística – Tópicos Avançados

Segundo passo: organize tantas tabelas 2×2 quantos sejam os níveis da variável interveniente. Se são k níveis, organize k tabelas ($i = 1, 2,..., k$). Os dados são indicados por $a_i; b_i; c_i; d_i; i = 1, 2,..., k$. Veja a notação literal e simplificada para tabelas 2×2, na Tabela 3.1, no Capítulo 3 deste livro. A tabela a seguir apresenta $k = 3$ tabelas 2×2, relativas aos $k = 3$ estratos da variável interveniente.

Terceiro passo: para aplicar o teste de χ^2 de Mantel-Haenszel, a fórmula é:

$$C^2_{MH} = \frac{\left\{ \sum \left[a_i - \frac{(a_i + b_i)(a_i + c_i)}{n_i} \right] \right\}^2}{\sum \frac{(a_i + b_i)(c_i + d_i)(a_i + c_i)(b_i + d_i)}{n_i^2(n_i - 1)}} \tag{4.3}$$

Quarto passo: sob H_0, a estatística (4.3) tem distribuição aproximada de χ^2, com 1 grau de liberdade. Compare o valor calculado de χ^2 com o valor crítico com 1 grau de liberdade e no nível estabelecido de significância (ver Tabela 2 do Apêndice).

Quinto passo: conclua.

EXEMPLO 4.6

Imagine que um pesquisador acompanha um grande grupo de infartados há 5 anos e tem os dados sobre atividade física e a eventual recorrência de infarto nesse grupo. Para saber se a recorrência de infarto está associada à atividade física regular, o pesquisador organizou os dados em uma tabela 2×2.

Participantes da pesquisa segundo o hábito de atividade física regular e infarto recorrente.

Atividade física regular	Infarto recorrente		Porcentagem de casos com infarto recorrente
	Sim	Não	
Sim	60	380	13,64
Não	90	350	20,45

Entretanto, o pesquisador suspeita que o risco de um segundo infarto depende, também, da gravidade do primeiro, ou seja, que a gravidade do primeiro infarto seria um fator interveniente para a ocorrência do segundo. A validade do teste de χ^2 de Pearson ficaria prejudicada se essa suposição for verdadeira, porque os grupos em comparação podem ter sido constituídos por pessoas que tiveram infartos com gravidades muito diferentes.

Vamos, então, aplicar o teste de χ^2 de Mantel-Haenszel, que permite a estratificação dos dados.

Primeiro passo: estabeleça as hipóteses em teste e o nível de significância.

Hipóteses:

H_0: o risco de um segundo infarto *não depende* de atividade física regular.
H_1: o risco de um segundo infarto *depende* de atividade física regular.
Nível de significância: 5%.

Segundo passo: o pesquisador deve organizar os casos em três grupos pela gravidade do primeiro infarto. Esses três grupos devem ser apresentados em três tabelas 2×2: na primeira estão casos com primeiro infarto leve; na segunda, com primeiro infarto moderado; e na terceira, com primeiro infarto grave. Depois, as três tabelas devem ser agrupadas em uma só. Ver tabela a seguir.

(Continua)

Capítulo 4 Tabelas $r \times s$ — **55**

EXEMPLO 4.6 (*continuação*)

Participantes da pesquisa segundo a gravidade do primeiro infarto, o hábito de atividade física regular e infarto recorrente.

Gravidade do primeiro infarto	Atividade física regular	Infarto recorrente		Total
		Sim	Não	
Leve	Sim	10	70	80
	Não	10	60	70
	Total	20	130	150
Moderado	Sim	20	160	180
	Não	40	130	170
	Total	60	290	350
Grave	Sim	30	150	180
	Não	40	160	200
	Total	70	310	380

Terceiro passo: para aplicar o teste de χ^2 de Mantel-Haenszel, é preciso calcular:

$$e_i = \frac{(a_i + b_i)(a_i + c_i)}{n_i}$$

$$h_i = \frac{(a_i + b_i)(c_i + d_i)(a_i + c_i)(b_i + d_i)}{n^2_i (n_i - 1)}$$

A estatística de teste é:

$$\chi^2_{MH} = \frac{[\sum(a_i - e_i)]^2}{\sum h_i}$$

Cálculos intermediários para obtenção do χ^2 de Mantel-Haenszel.

	Gravidade do primeiro infarto			Total
	Leve	Moderada	Grave	
a_i	10	20	30	
e_i	10,666667	30,857143	33,157895	
$(a_i - e_i)$	−0,666667	−10,857143	−3,157895	−14,6817
h_i	4,343028	12,454009	14,274333	31,0714

$$\chi^2_{MH} = \frac{(-14,6817)^2}{31,0714} = 6,937$$

Quarto passo: como o valor calculado de $\chi^2 = 6,937$ é maior do que o valor crítico $\chi^2 = 3,84$ com 1 grau de liberdade e no nível de significância de 5% (ver Tabela 2 do Apêndice), rejeita-se H_0.

Quinto passo: a conclusão é a de que existe associação estatística entre atividade física regular e recorrência de infarto ($\alpha = 0,05$).

(Continua)

EXEMPLO 4.6 (continuação)

Para determinar a direção da associação, foram calculados os porcentuais de casos de infarto recorrente entre pessoas que têm e pessoas que não têm o hábito de fazer atividade física regularmente. É fácil ver, observando os porcentuais de infarto recorrente na tabela e no gráfico, que atividade física faz diminuir significantemente o risco de infarto recorrente.

Porcentuais de casos de infarto recorrente.

Atividade física regular	Gravidade dos primeiros infartos		
	Leve	Moderada	Grave
Sim	12,5	11,1	16,7
Não	14,3	23,5	20,0

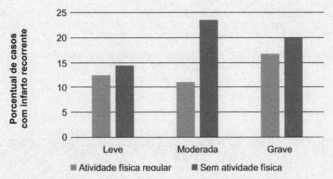

Figura 4.3 Porcentuais de casos de infarto recorrente.

4.5 Teste de χ^2 para tendência
Indicação

O teste de χ^2 para tendência é indicado para comparar proporções quando os participantes da pesquisa são classificados segundo duas variáveis e uma delas é ordinal ou numérica. A ordenação dos dados precisa ser levada em conta, caso contrário, a análise estará errada.[6]

EXEMPLO 4.7

A cárie dentária é uma doença que afeta a todos, indiscriminadamente. A prevenção é extremamente eficaz. No entanto, a incidência de cárie é alta nas periferias das grandes cidades porque falta prevenção. Para mostrar que na periferia de Brasília a proporção de crianças com dentes cariados é alta, uma pesquisadora levantou uma amostra de crianças e as classificou segundo a idade em anos completos e o fato de ter ou não cárie. Na tabela, estão crianças com e sem experiência de cárie, segundo a idade. Também estão apresentadas, na tabela, as *proporções* de crianças sem cárie, em cada idade.

(Continua)

---

[6]ALTMAN, D. O. Practical statistics for medical research. 2. ed. London: Chapman & Hall, 1993. p. 261-265.

EXEMPLO 4.7 (*continuação*)

Crianças com e sem experiência de cárie segundo a idade em anos completos.

Cárie	\multicolumn{6}{c	}{Idade em anos completos}	Total
	7	8	9	10	11	12	
Sim	34	56	72	82	92	280	616
Não	10	14	16	14	12	20	86
Total	44	70	88	96	104	300	702
Proporção	0,227	0,200	0,182	0,146	0,115	0,067	

Fonte: RIBEIRO, L. D. S. V. *Estudo epidemiológico da prevalência de cárie dentária em crianças da cidade satélite de Guará – DF-Brasília*. Dissertação (Mestrado em Odontologia) – Centro de Pesquisas Odontológicas, São Leopoldo Mandic, 2003.

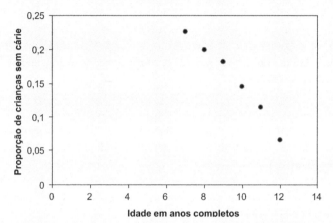

Figura 4.4 Proporção de crianças sem cáries em função da idade. Cidade-satélite de Guará, DF-Brasília, 2003.

É possível, quando os participantes da pesquisa estão classificados segundo duas variáveis, uma delas binária e a outra numérica, aplicar um teste de χ^2 para tendência. Veja o procedimento para o teste usando o os dados do Exemplo 4.7.

Primeiro passo: estabeleça as hipóteses em teste e o nível de significância.

Hipóteses:
   Hipótese da nulidade: a proporção de crianças sem cáries *não depende* da idade.
   Hipótese alternativa: a proporção de crianças sem cáries *é função* da idade.
Nível de significância: 5%.

Segundo passo: calcule o valor de χ^2 usando a fórmula (4.1). Para isso, é preciso calcular as frequências esperadas (*E*) sob a hipótese da nulidade. Os resultados estão na tabela a seguir.

Tabela 4.7 Frequências esperadas sob H_0 de crianças com e sem experiência de cárie segundo a idade em anos completos.

Cárie	\multicolumn{6}{c	}{Idade em anos completos}	Total
	7	8	9	10	11	12	
Sim	38,6097	61,4245	77,2194	84,2393	91,2593	263,2479	616
Não	5,3903	8,5755	10,7806	11,7607	12,7407	36,7521	86
Total	44	70	88	96	104	300	702

Calcule as diferenças entre frequências observadas e frequências esperadas, eleve essas diferenças ao quadrado e divida os resultados pelas frequências esperadas. Some. Essa soma é o valor de qui-quadrado.

Tabela 4.8 Diferenças entre frequências observadas e esperadas, elevadas ao quadrado e divididas pelas respectivas frequências.

Cárie	Idade em anos completos						Total
	7	8	9	10	11	12	
Sim	0,5504	0,4790	0,3528	0,0595	0,0060	1,0660	2,5138
Não	3,9421	3,4313	2,5269	0,4264	0,0431	7,6359	18,0057
Soma							20,5194

O valor crítico de χ^2, com 5 graus de liberdade e no nível de significância de 5%, é 11,07 (ver Tabela 2 do Apêndice). Foi obtido o valor $\chi^2 = 20,52$, com 5 graus de liberdade. Logo, a proporção de crianças sem cárie depende da idade.

Terceiro passo: identifique a *variável numérica* do problema que, nesse exemplo, é a idade. Faça *s* indicar o número de categorias da variável numérica, que, no exemplo, são seis. Logo, $s = 6$.

Quarto passo: atribua um número de ordem (escore) a cada categoria da variável numérica, começando com 1 e aumentando, de unidade em unidade, até *s*. Indique os números de ordem (escores) por x_i. No exemplo, os escores são 1, 2, 3, 4, 5, 6.

Quinto passo: indique o *número de indivíduos com a característica de interesse* (sem cáries) em cada uma das categorias da variável numérica por r_i, em que $i = 1, 2, 3,... s$. Faça $R = \Sigma r_i$. No exemplo, r_i indica o *número de crianças sem cárie* em cada idade. Então:

$$R = \Sigma r_i = 10 + 14 + 16 + 14 + 12 + 20 = 86$$

Indique o *total de indivíduos* em cada categoria da variável numérica por n_i, em que $i = 1, 2, 3,...s$. Seja $N = \Sigma n_i$ o *tamanho da amostra*. No exemplo:

$$N = \Sigma n_i = 44 + 70 + 88 + 96 + 104 + 300 = 702$$

Tabela 4.9 Cálculos intermediários para aplicar o teste de χ^2 para tendência.

Estatísticas	Idade						Total
	7	8	9	10	11	12	
Escore (x)	1	2	3	4	5	6	
Com cárie	34	56	72	82	92	280	616
Sem cárie (r)	10	14	16	14	12	20	$R = 86$
Total (n)	44	70	88	96	104	300	$N = 702$

Sexto passo: calcule a proporção de indivíduos com a característica de interesse em toda a amostra. Indique por *p*.

$$p = \frac{R}{N}$$

No exemplo, a proporção de crianças sem cárie é:

$$p = \frac{R}{N} = \frac{86}{702} = 0,1225$$

Sétimo passo: calcule a estatística.[7]

$$\chi^2_{tend} = \frac{\left[\Sigma\, r_i x_i - p\Sigma n_i x_i\right]^2}{p(1-p)\left[\Sigma n_i x_i^2 - (\Sigma n_i x_i)^2/N\right]} \qquad (4.4)$$

O valor calculado de χ^2_{tend} tem, aproximadamente, distribuição de χ^2 com 1 grau de liberdade. Veja a fórmula (4.4). Verifique os resultados dados na tabela:

Tabela 4.10 Continuação dos cálculos intermediários para aplicar o teste de χ^2 para tendência.

Estatísticas	Idade						Total
	7	8	9	10	11	12	
Escore (x_i)	1	2	3	4	5	6	
Sem cárie (r_i)	10	14	16	14	12	20	$R = \Sigma r_i = \quad 86$
Total (n_i)	44	70	88	96	104	300	$N = \Sigma n_i = \quad 702$
$r_i x_i$	10	28	48	56	60	120	$\Sigma r_i x_i = \quad 322$
$n_i x_i$	44	140	264	384	520	1.800	$\Sigma n_i x_i = \quad 3.152$
$n_i x_i^2$	44	280	792	1.536	2.600	10.800	$\Sigma n_i x_i^2 = 16.052$

$$N = 702; \quad \Sigma r_i x_i = 322; \quad \Sigma r_i x_i^2 = 3.152; \quad \Sigma n_i x_i^2 = 16.052; \quad p = 0,1225$$

$$\chi^2_{tend} = \frac{\left[322 - 0,1225 \times 3.152\right]^2}{0,1225(1 - 0,1225)\left[16.502 - 3.152/702\right]}$$

$$\chi^2_{tend} = \frac{\left[322 - 386,12\right]^2}{0,107 \times 1.899,43}$$

$$\chi^2_{tend} = \frac{4.112,37}{204,14} = 20,14$$

---

[7]Para demonstração da estatística a partir de uma regressão, ver FLEISS, J. Statistical methods for rates and proportions. 2. ed. New York: Wiley, 1981. p. 144.

Bioestatística – Tópicos Avançados

Oitavo passo: compare o valor calculado de $\chi^2_{tend} = 20,14$ com 1 grau de liberdade e no nível de 5% de significância com o valor crítico ($\chi^2 = 3,84$) (ver Tabela 2 do Apêndice). Como o valor calculado é maior que o valor crítico, a conclusão é a de que a proporção de crianças sem cáries diminui linearmente com a idade.

Nono passo: calcule a diferença entre o χ^2 de Pearson, obtido pela fórmula (4.1), com $(s - 1)$ graus de liberdade e o valor de χ^2_{tend}, obtido pela fórmula (4.4), com 1 grau de liberdade. O valor do χ^2 de Pearson é sempre maior do que o do χ^2_{tend}. A diferença, que tem distribuição aproximada de χ^2 com $(s - 1)$ -1 graus de liberdade, testa a hipótese de que a diminuição da proporção de crianças sem cárie é função linear do aumento da idade.

Nesse exemplo, o teste de χ^2 de Pearson com 5 graus de liberdade resultou em 20,52. O teste de χ^2_{tend} resultou em 20,14, com 1 grau de liberdade. A diferença entre esses dois valores, associada a $5 - 1 = 4$ graus de liberdade, é:

$$20,52 - 20,14 = 0,38$$

O valor calculado de χ^2 não é significante no nível de 5%. Conclui-se, então, que, nessa população, nenhum outro fator, além da idade, explica a diminuição da proporção de crianças sem cáries.

RESUMO E OBJETIVO DO CAPÍTULO

Após ter estudado este capítulo, você é capaz de aplicar e interpretar:

- Teste de χ^2 para tabelas de contingência $r \times s$ e a partição dessas tabelas
- Procedimento de Marascuilo
- Teste de χ^2 de Mantel-Haenszel para tabelas 2×2 agregadas
- Teste de χ^2 para tendência.

4.6 EXERCÍCIOS

4.6.1   Durante 2 anos, uma psiquiatra classificou mulheres de 20 a 60 anos admitidas na ala psiquiátrica de um hospital devido à autointoxicação intencional segundo a classe socioeconômica. Também classificou, segundo os mesmos critérios, mulheres admitidas na gastrenterologia do mesmo hospital. A psiquiatra quer investigar se nessas duas unidades a distribuição das pacientes por classe social é diferente. Os dados estão tabelados. Faça o teste.

Distribuição de pacientes de um hospital segundo a unidade e a classe social.

Classe	Unidade hospitalar		Total
	Psiquiatria	Gastrenterologia	
A	17	5	22
B	25	21	46
C	39	34	73
D	42	49	91
E	32	25	57
Total	155	134	289

Fonte: BMJ. The Chi squared tests. Disponível em: https://www.bmj.com/about-bmj/resources-readers/publications/statistics-square-one/8-chi-squared-tests Acesso em: 23 maio 2022.

Capítulo 4 Tabelas $r \times s$ · 61

4.6.2 Imagine que foi feito um estudo transversal com 79 alunos que iniciavam o curso médio. Perguntou-se, a cada um deles, se gostava mais de ciências exatas, biológicas ou humanas. Junto com a preferência do aluno, foi registrado o sexo. Os dados estão na tabela a seguir. Faça o teste de χ^2 e interprete o resultado.

Distribuição dos alunos segundo o sexo e preferência.

Sexo	Ciências		
	Exatas	Biológicas	Humanas
Masculino	20	25	18
Feminino	15	21	21

4.6.3 Para estudar se existe associação entre disfunção craniomandibular e nível de renda em portadores de próteses duplas, um pesquisador levantou os dados apresentados na tabela a seguir. Algumas frequências esperadas podem ter, no entanto, valor menor do que 5. Verifique e, se isso realmente ocorrer, dê uma sugestão de procedimento ao pesquisador.

Distribuição de portadores de próteses duplas segundo o nível de renda, em salários mínimos (SM), e o grau de disfunção craniomandibular.

Nível de renda	Grau da disfunção craniomandibular			
	Nenhuma	Leve	Moderada	Grave
Menos de 5 SM	19	21	10	0
De 5 a 10 SM	21	24	5	0
Mais de 10 SM	25	21	2	2

Fonte: MOLLO J. R., F.A. et al. Influência do nível socioeconômico sobre a prevalência de disfunção craniomandibular em pacientes portadores de dentaduras duplas. Rev Bras Prot Clin Labor, v. 2, n. 8, p. 62-65, [s.d].

4.6.4 Escolha a alternativa correta para completar a frase.

O teste de χ^2 é usado para:

a) Estudar a linearidade das variáveis.

b) Obter a variância.

c) Verificar se as variáveis são binomiais.

d) Testar a hipótese de independência.

e) Calcular a correlação.

4.6.5 Para comparar a eficácia e a tolerabilidade da combinação dos fármacos candesartana cilexetila e hidroclorotiazida com a combinação dos fármacos losartana e hidroclorotiazida na hipertensão, foi feito um ensaio clínico com 271 pacientes e foram obtidos os dados apresentados na tabela a seguir. Por "paciente controlado" entende-se aquele que, na última consulta, tinha pressão arterial diastólica (PAD) menor que 90 mmHg na posição sentado e por "respondedor" aquele que tinha PAD maior que 90 mmHg, mas havia conseguido diminuição maior do que 10 mmHg entre a primeira e a última consulta. Por paciente "não respondedor" entende-se aquele que não conseguiu PAD menor que 90 mmHg, nem diminuição da PAD maior do que 10 mmHg entre a primeira e a última consulta. Faça o teste de χ^2. Em seguida, faça a partição da tabela.

Bioestatística – Tópicos Avançados

Pacientes segundo a resposta à combinação de hidroclorotiazida com um segundo fármaco.

| Segundo fármaco | Paciente | | | |
	Controlado	Respondedor	Não respondedor	Total
Candesartana	85	10	44	**139**
Losartana	65	10	57	**132**
Total	150	20	101	271

Fonte: OHMAN, K. P.; MILON, H.; VALNES, K. Eficácia e tolerabilidade do comprimido da combinação de Candesartana Cilexetila e Hidroclorotiazida na hipertensão essencial insuficientemente controlada – comparação com a combinação de Losartana e Hidroclorotiazida. Blood Pressure, v. 9, p. 214-220, 2000.

4.6.6   A Agência Nacional de Vigilância Sanitária (Anvisa) disponibiliza na internet um questionário básico sobre a percepção de profissionais da saúde a respeito das infecções relacionadas com a assistência à saúde e à higienização das mãos. A primeira questão não demográfica que trata do assunto em questão é: "Você recebeu algum treinamento em higienização das mãos?". Imagine que esse questionário foi entregue a 1.500 profissionais de diferentes tipos, que trabalham em diversas instituições de uma grande metrópole. As respostas, segundo o tipo de profissional, estão na tabela a seguir. Faça o teste de χ^2. Depois, considerando o tipo do profissional, compare a proporção de respostas "Não" usando o procedimento de Marascuilo.

Respostas segundo o tipo de profissional.

| Tipo de profissional | Resposta | |
	Sim	Não
Enfermeiro (E)	264	36
Auxiliar de enfermagem (A)	254	46
Parteira (P)	258	42
Técnico (T)	237	63
Outros (O)	262	38

4.6.7   A tabela a seguir apresenta os dados de uma amostra de 178 usuários de lentes de contato classificados de acordo com o sexo e a idade em que começaram a usar esse tipo de lente. Os dados trazem alguma evidência de que sexo e idade em que se começa a usar lentes de contato são dependentes?

Usuários de lentes de contato classificados de acordo com o sexo e a idade em que começaram a usar esse tipo de lente.

| Faixa de idade | Sexo | | |
	Homens	Mulheres	Total
Menos de 15 anos	2	8	**10**
De 15 a 19 anos	38	93	**131**
20 anos e mais	22	15	**37**
Total	62	116	178

Fonte: BAILEY, N. J. 1968. Contact lenses design – a survey. Amer J Optom and Arch Amer Acad Optom, v. 45, p. 96. Apud DANIEL, W. W. Applied nonparametric statistics. Pacific Grove: Duxbury, 2000.

4.6.8   Para avaliar o conhecimento de estudantes de Medicina e de médicos sobre Ética Médica relacionada com a AIDS, foi aplicado um questionário a 120 estudantes do curso médico e a 50 médicos. Os estudantes foram divididos em dois grupos, 60 do curso básico e 60 do

Capítulo 4 Tabelas $r \times s$ 63

curso clínico, e os médicos também em dois grupos, 20 residentes e 30 pós-residentes. À questão "O médico-cirurgião HIV-positivo pode continuar exercendo sua profissão?", foram obtidas as respostas[8] apresentadas na tabela a seguir. Faça o teste de χ^2.

Respostas à questão: "O médico-cirurgião HIV-positivo pode continuar exercendo sua profissão?"

| | Respondente | | | | |
| | Estudante | | Médico | | |
Resposta	Básico	Clínico	Residente	Pós-residente	Total
Sim	38	49	16	23	126
Não	17	8	2	6	33
Não declarou	5	3	2	1	11
Total	60	60	20	30	170

4.6.9 São apresentados em seguida dados relativos ao tamanho do carcinoma de células renais e o tipo de detecção, se incidental ou por sintomas.

A) Existe associação entre tamanho do tumor e tipo de detecção?

B) À medida que aumenta o tamanho do tumor, aumenta a tendência de detecção?

Carcinoma de células renais segundo o tamanho do tumor, em centímetros, e o tipo de detecção.

| | Tipo de detecção | |
Tamanho do tumor	Incidental	Sintomático
De 0,5 a 4	30	11
De 4 a 7	21	22
De 7 a 10	5	14
Maior que 10	3	9
Total	59	56

Fonte: DALLI'OGLIO, M. F. et al. Características morfológicas dos carcinomas de células renais incidentais. Urologia Clínica. São Paulo: Escola Paulista de Medicina, [s.d.].

4.6.10 Para verificar a associação entre mononucleose infecciosa e amigdalectomia, foram levantados os dados apresentados na tabela a seguir. O teste deve ser ajustado para a idade, uma vez que os participantes que não tinham a doença eram mais velhos. Faça o teste.

Participantes da pesquisa segundo idade, doença e amidalectomia.

| Idade | Mononucleose infecciosa | Amigdalectomia | | Idade | Mononucleose infecciosa | Amigdalectomia | |
		Sim	Não			Sim	Não
18	Sim	6	17	21	Não	48	91
	Não	17	32	22	Sim	5	10
19	Sim	3	39		Não	45	73
	Não	26	70	23	Sim	2	7
20	Sim	12	29		Não	29	37
	Não	34	78	24	Sim	4	5
21	Sim	8	38		Não	36	39

Fonte: MILLER, R. G.; EFRON, B.; BROWN, B. W.; MOSES, L. E. Biostatistics casebook. New York: John Wiley, 1980.

---

[8]De acordo com os autores, o médico pode continuar exercendo sua profissão, mas precisa adotar normas de proteção e segurança.

Medidas de Associação

5

Duas variáveis estão associadas quando o comportamento de uma delas afeta o comportamento da outra. Duas variáveis são independentes quando mudanças no valor de uma das variáveis não tem efeito sobre o valor da outra.[1] Algumas associações entre variáveis qualitativas são muito conhecidas. Por exemplo, as pessoas aceitam, sem muita discussão, que tabagismo está positivamente associado ao câncer de pulmão, que embriaguez ao volante está positivamente associada aos acidentes de trânsito, que suicídios estão negativamente associados à religiosidade (no sentido de que o risco de suicídio é maior em quem tem menos religião). Contudo, é preciso estudar se existe ou não associação entre outras variáveis, como nota obtida no ENEM e desempenho do estudante durante o curso.

O teste de χ^2 e outros, vistos nos Capítulos 3 e 4, medem a significância estatística. Entretanto, para estudar o grau de *associação entre variáveis qualitativas*, é preciso calcular *medidas de associação*, como as que veremos neste capítulo.

5.1 Medidas de associação em tabelas 2 × 2

Para medir o grau de associação entre duas variáveis nominais apresentadas em tabelas 2 × 2, vamos ver duas medidas de associação: o coeficiente fi e o coeficiente gama.

5.1.1 Coeficiente fi

O coeficiente[2] φ (letra grega; lê-se "fi") é indicado para medir o grau de associação em estudos transversais, mas não é tão bom quando o estudo é prospectivo ou retrospectivo. Esse coeficiente é definido pela fórmula:

$$\varphi = \sqrt{\frac{\chi^2}{n}}$$

(5.1)

em que χ^2 é o valor obtido no teste de qui-quadrado não corrigido e n é o tamanho da amostra. O valor do coeficiente φ varia entre 0 e 1, isto é,

$$0 \leq \varphi \leq 1.$$

Alguns *softwares* de estatística apresentam o valor de φ, mas outros calculam φ^2, ou seja, o valor de fi ao quadrado (em inglês, escreve-se *phi-square*). Consulte sempre o manual do *software* para saber quais estatísticas estão sendo calculadas. E cuidado também com a literatura, que pode apresentar tanto fi ao quadrado como fi.

Para calcular o coeficiente φ^2 (lê-se "fi ao quadrado"), alguns autores exibem a fórmula:

---

[1]GIBBONS, J. D. Nonparametric measures of association. London: Sage Publications, 1993. p. 1.

[2]É muito usado por pesquisadores das áreas de psicologia, epidemiologia e sociologia.

$$\varphi^2 = \frac{(ad - bc)^2}{(a + b)(c + d)(a + c)(b + d)} \tag{5.2}$$

em que a, b, c e d são os valores apresentados na Tabela 3.1, no Capítulo 3 deste livro. A fórmula (5.2) é igual à fórmula (5.1) elevada ao quadrado. Usando apenas álgebra, você verifica que:

$$\varphi^2 = \frac{(ad - bc)^2}{(a + b)(c + d)(a + c)(b + d)} = \frac{\chi^2}{n}$$

Como interpretar o resultado do coeficiente φ:

1. Quanto mais próximo de 1 estiver o valor de φ, tanto maior será o grau de associação entre duas variáveis.
2. Quanto mais próximo de 0 (zero) estiver o valor de φ, tanto menor será o grau de associação entre duas variáveis.
3. Quando $\varphi = 1$, a associação entre as duas variáveis *é perfeita*.[3]
4. Quando $\varphi = 0$, a associação entre as duas variáveis *é nula* (ou não existe associação entre as variáveis).
5. Valores de φ menores do que 0,30 (ou até mesmo 0,35) devem ser interpretados, na prática, como *associação trivial*[4] entre duas variáveis.

Você deve estar se perguntando: devo calcular um coeficiente de associação se já apliquei um teste de χ^2 para verificar a significância dos resultados? A resposta é um enfático sim. Existe a possibilidade de o teste estatístico ser significante e a associação entre as variáveis ser fraca. Isso acontece porque o teste de χ^2 – como todo teste, aliás – sofre a influência do *tamanho da amostra*. Quanto maior for a amostra, tanto maior será a probabilidade de encontrar resultados significantes.

Por outro lado, o grau de associação é função *somente das proporções observadas*. Se a amostra for pequena, existe a possibilidade de o teste estatístico ser *não significante, embora haja associação entre* as *variáveis*. Compare os Exemplos 5.1 e 5.2.

EXEMPLO 5.1

Foi feito um estudo transversal[5] para verificar se a anodontia parcial (ausência congênita de um ou mais dentes) está associada ao sexo. É recomendável calcular a distribuição porcentual.

Distribuição de escolares segundo o sexo e a anodontia parcial (porcentagens entre parênteses).

Sexo	Anodontia parcial		Total
	Sim	Não	
Masculino	5 (1%)	270 (54%)	275 (55%)
Feminino	10 (2%)	215 (43%)	225 (45%)
Total	15 (3%)	485 (97%)	500 (100%)

(Continua)

---

[3] Valor de fi igual a 1 só ocorre quando as amostras são de mesmo tamanho.

[4] Ver: FLEISS, J. L. Statistical methods for rates and proportions. 2. ed. New York: Wiley, 1981. p. 60.

[5] Dados fictícios criados com base no trabalho de VEDOVELO, M. Prevalência de agenesias dentárias em escolares de Piracicaba. Dissertação (Mestrado) – Faculdade de Odontologia de Piracicaba da Universidade Estadual de Campinas (FOP-Unicamp). São Paulo. 1972.

EXEMPLO 5.1 (*continuação*)

Para testar a hipótese de que anodontia parcial independe de sexo, aplique o teste de χ^2. Usando a fórmula (3.1), do Capítulo 3 deste livro, tem-se:

$$\chi^2 = \frac{(5 \times 215 - 10 \times 270)^2\, 500}{(5 + 270)\,(10 + 215)\,(5 + 10)\,(270 + 215)} = 2{,}93$$

O valor calculado de χ^2 com 1 grau de liberdade (2,93) é menor do que o valor crítico no nível de 5% de significância (3,84, na Tabela 2 do Apêndice). Não há, portanto, evidência de que a anodontia parcial esteja associada ao sexo. Um programa para computador fornece *p*-valor igual a 0,0868.

O coeficiente de associação φ, calculado pela fórmula (5.1), é:

$$\varphi = \sqrt{\frac{2{,}93}{5{,}00}} = \sqrt{0{,}00587} = 0{,}0766$$

O grau de associação entre sexo e anodontia parcial, medido pelo coeficiente φ, é trivial. Então, devido ao valor não significante do teste de χ^2 e o valor trivial do coeficiente φ, não há razão para considerar que o risco de anodontia parcial esteja associado ao sexo.

Para fazer os cálculos, sempre há a possibilidade de usar um *software* de estatística. Com o programa Statistica, você obterá, para os dados do Exemplo 5.1:

	Column 1	Column 2	Row Totals
Frequencies, row 1	5	270	275
Percent of total	1,000%	54,000%	55,000%
Frequencies, row 2	10	215	225
Percent of total	2,000%	43,000%	45,000%
Column totals	15	54,000%	55,000%
Percent of total	3,000%	97,000%	
Chi-square (df = 1)	2,93	$p = 0{,}0868$	
V-square (df = 1)	2,93	$p = 0{,}0871$	
Yates corrected Chi-square	2,1	$p = 0{,}1473$	
Phi-square	0,00587		

Figura 5.1. *Output* do *software* Statistica para o teste de qui-quadrado e coeficiente de associação.

EXEMPLO 5.2

Considere agora uma amostra de 2 mil escolares, com a mesma distribuição porcentual de dados do Exemplo 5.1.

Distribuição de escolares segundo o sexo e a anodontia parcial (porcentagens entre parênteses).

Sexo	Anodontia parcial		Total
	Sim	Não	
Masculino	20 (1%)	1.080 (54%)	1.100 (55%)

(Continua)

EXEMPLO 5.2 (continuação)				
Sexo	Anodontia parcial		Total
	Sim	Não	
Feminino	40 (2%)	860 (43%)	900 (45%)
Total	60 (3%)	1.940 (97%)	2.000 (100%)

Fonte: VEDOVELO, M. Prevalência de agenesias dentárias em escolares de Piracicaba. Dissertação (Mestrado) – Faculdade de Odontologia de Piracicaba da Universidade Estadual de Campinas (FOP-Unicamp). São Paulo. 1972.

Para testar a hipótese de que a anodontia parcial independe do sexo, aplique o teste de χ^2. Usando a fórmula (3.1), do Capítulo 3 deste livro, tem-se:

$$\chi^2 = \frac{(20 \times 860 - 1.080 \times 40)^2 \, 2.000}{(20 + 1.080)(40 + 860)(20 + 40)(1.080 + 860)} = 11,73$$

O valor calculado de χ^2 com um grau de liberdade (11,73) é maior do que o valor crítico no nível de 5% de significância (3,84, dado na Tabela 2 do Apêndice). Se você usar um programa para computador, obterá p-valor igual a 0,0006. O valor do coeficiente de associação φ obtido pela fórmula (5.1) é:

$$\varphi = \sqrt{\frac{11,73}{2.000}} = \sqrt{0,00587} = 0,0766$$

O teste mostrou associação significante entre anodontia parcial e sexo, mas essa associação é apenas trivial.

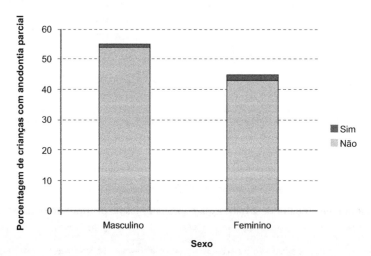

Figura 5.2 Distribuição porcentual de escolares segundo sexo e anodontia parcial.

Os Exemplos 5.1 e 5.2 trazem uma lição importante. O grau de associação entre as duas variáveis desses dois exemplos é o mesmo ($\varphi = 0,0766$), porque neles a distribuição porcentual de portadores de anodontia parcial nos dois sexos é a mesma. O Exemplo 5.1 apresentou resultado não significante ($\chi^2 = 2{,}93$, p-valor $= 0{,}0868$), enquanto o Exemplo 5.2 apresentou resultado significante ($\chi^2 = 11{,}73$, p-valor $= 0{,}0006$). O *tamanho da amostra*, no caso do Exemplo 5.2, é grande ($n = 2000$), o que fez aparecer a significância estatística. Aliás, o tamanho da amostra do Exemplo 5.2 é quatro vezes o tamanho da amostra do Exemplo 5.1 – que não apresentou significância estatística. No entanto, para os dois exemplos, o gráfico da distribuição porcentual da anodontia parcial entre os dois sexos é a mesma, como apresentado na Figura 5.2.

Cuidado, portanto, com a conclusão de estudos transversais que, em geral, são feitos com grandes amostras: a associação pode ser apenas trivial, mesmo com significância estatística. Como o teste de χ^2 e o coeficiente de associação são estatísticas diferentes – o primeiro mede a *significância da associação* e o segundo mede o *grau da associação* –, recomenda-se calcular os dois e, depois, discutir os resultados. Tenha sempre em mente que:

- O teste de χ^2 indica se a associação entre duas variáveis nominais é *significante*
- O coeficiente φ mede o *grau de associação* entre duas variáveis nominais.

Não há, portanto, incoerência nas informações dadas pelos Exemplos 5.1 e 5.2: o grau de associação entre sexo e anodontia parcial é pequeno, mas existe. Grandes amostras mostram facilmente significância estatística, que não aparece quando a amostra é pequena.

5.1.2 Coeficiente gama

O coeficiente gama,[6] que é indicado pela letra grega γ (lê-se "gama"), mede o grau de associação com que *duas variáveis qualitativas* tendem a crescer – ou a decrescer – juntas. É definido por:

$$\gamma = \frac{ad - bc}{ad + bc} \tag{5.3}$$

em que a, b, c e d são os valores definidos na Tabela 3.1, do Capítulo 3 deste livro. O valor do coeficiente gama varia entre -1 e $+1$, inclusive, ou seja:

$$-1 \le \gamma \le +1.$$

O coeficiente gama deve ser interpretado como segue:

- $\gamma = 1$: associação perfeita positiva
- $\gamma = -1$: associação perfeita negativa
- $\gamma = 0$: associação nula
- $0 < \gamma < 1$: associação positiva
- $-1 < \gamma < 0$: associação negativa.

É importante notar que o coeficiente gama varia entre -1 e $+1$, inclusive, isto é, $-1 \le \gamma \le +1$, e o coeficiente fi varia entre 0 e 1, isto é, $0 \le \varphi \le 1$. Então, o coeficiente fi mostra o grau da associação entre duas variáveis nominais, mas o coeficiente gama fornece, também, o sentido da associação. Cuidado, porém, ao desenhar a tabela para calcular o coeficiente gama, porque, invertendo as linhas, o sinal do coeficiente muda (e, evidentemente, a interpretação).

---

[6] O coeficiente γ também é conhecido como coeficiente de Yule.

Bioestatística – Tópicos Avançados

Os Exemplos 5.1 e 5.2 e o Exemplo 5.3, que se segue, foram colocados aqui para mostrar questões relacionadas com o teste de χ^2. É um bom teste, mas as restrições precisam ser observadas. As amostras não podem ser pequenas porque, com elas, não se detectam pequenas associações entre as variáveis. Por outro lado, as amostras muito grandes levam a resultados significantes mesmo quando a associação entre as variáveis é pequena. A proteção de possíveis erros pode ser conseguida não somente com a determinação do tamanho da amostra – que não é tratada neste livro –, mas também com o cálculo e a discussão de medidas de associação.

EXEMPLO 5.3

Para verificar se a doença periodontal (gengivite) está associada ao hábito de fumar, uma dentista perguntou tanto aos pacientes que tinham periodontite como aos que não tinham se eles fumavam. Veja os dados:[7] as variáveis estão "ordenadas" em linha, de 0 (não tem a doença) a 1 (tem a doença); em coluna, de 0 (não fuma) a 1 (fuma).

**Participantes de uma pesquisa classificados segundo
o hábito de fumar e a doença periodontal.**

	Doença periodontal	
Hábito de fumar	Não	Sim
Não	18	6
Sim	14	10

Para testar a hipótese de que a doença periodontal independe do hábito de fumar, foi aplicado o teste de χ^2 usando a fórmula (3.1), do Capítulo 3 deste livro:

$$\chi^2 = \frac{(18 \times 10 - 6 \times 14)^2 \, 48}{(18 + 6)\,(14 + 10)\,(18 + 32)\,(6 + 10)} = 1,50$$

O valor calculado de χ^2 é menor do que o valor crítico com 1 grau de liberdade e no nível de 5% de significância (Tabela 2 do Apêndice). Se você usar um *software* de estatística, obterá p-valor igual a 0,2207. Então, o trabalho não trouxe evidência de que a probabilidade de doença periodontal é maior entre os que têm hábito de fumar.

Para obter o valor do coeficiente gama, aplique a fórmula (5.2). Como $a = 18$, $b = 6$, $c = 14$ e $d = 10$, tem-se:

$$\gamma = \frac{18 \times 10 - 6 \times 14}{18 \times 10 + 6 \times 14} = \frac{96}{264} = 0,36$$

Veja bem: o coeficiente gama aponta pequena associação positiva entre hábito de fumar e doença periodontal, embora o teste de χ^2 seja não significante no nível de 5%. Contudo, uma amostra maior deve revelar resultado significante. Afinal, o teste de χ^2 tem pouco poder[8] quando a amostra é pequena.

---

[7]Dados fictícios com base em NARCISO DA CRUZ, C. M. Estresse e fumo como fatores de risco para doença periodontal. Dissertação (Mestrado) – Universidade Camilo Castelo Branco. 2000.

[8]Probabilidade de um teste de hipótese encontrar um efeito que realmente existe. Então, um teste com baixo poder tem pouca possibilidade de apontar um efeito ou uma diferença que realmente existam.

5.1.3 Risco e risco relativo

O estudo de probabilidades tem enorme aplicação em todas as ciências, mas começou com os jogos de azar. As pessoas queriam entender a "lei" que rege esses jogos para ganhar dinheiro nos cassinos. E os matemáticos acabaram estabelecendo a teoria das probabilidades. Ficamos, então, sabendo que eventos associados às probabilidades têm um padrão de comportamento *previsível a longo prazo*, mas que *não podem antecipar resultados*.

A probabilidade de dano físico ou psicológico para o homem e/ou o meio ambiente é denominada "*risco*". Na área de saúde, são feitos estudos para estimar riscos de danos físicos às pessoas que sofrem acidentes de trânsito, acidentes de trabalho, de danos psicológicos causados por violência doméstica, cataclismas. Também são feitos estudos para estimar riscos de danos por efeitos adversos de medicamentos, imperícia médica, hábitos nocivos, doenças. Para determinar riscos são feitos estudos coortes, tanto prospectivos como retrospectivos.

No estudo coorte prospectivo, um grande número de pessoas provenientes da mesma população é classificado em um de dois grupos: um grupo de expostos a um fator que se supõe de risco e outro grupo de não expostos a esse fator. Os grupos são observados durante um determinado período para verificar se a proporção de um dado desfecho é maior em um dos grupos. No estudo coorte retrospectivo, os registros médicos de um grupo de pessoas semelhantes em muitos aspectos, mas que diferem por determinada característica (p. ex., enfermeiras que fumam e enfermeiras que não fumam) são comparados para verificar se a proporção de um dado desfecho (como câncer de pulmão) é maior em um dos grupos.[9]

EXEMPLO 5.4

Em 1992, foi feito um estudo coorte prospectivo para estudar o risco de quedas de idosos. Durante 28 semanas, foram acompanhadas 354 pessoas com 70 anos ou mais que viviam em casas de repouso em Amsterdã, na Holanda. Durante o período de estudo, ocorreram 251 quedas, sendo que 126 idosos caíram uma vez e 57 caíram duas vezes ou mais. Portanto, o risco de queda ou quedas de um idoso em um período de 28 semanas (praticamente 7 meses), nas condições dos estudados, é:

$$R = \frac{126 + 57}{354} = 0,517 \text{ ou } 51,7\%$$

EXEMPLO 5.5

Em um estudo coorte retrospectivo foram levantados aleatoriamente 30.195 registros hospitalares. Nesses registros, foram identificados 1.133 pacientes com lesões sérias causadas por imprudência, negligência ou imperícia médica durante o tratamento. O risco estimado de lesão séria por erro médico nesse hospital é:

$$R = \frac{1.133}{30.195} = 0,0375 \text{ ou } 3,75\%$$

Risco relativo é a razão entre dois riscos. Procure dividir sempre o maior risco pelo menor para facilitar a interpretação.

---

[9]Ver Capítulo 3 deste livro.

EXEMPLO 5.6

Foi feito um estudo prospectivo com 1.229 gestantes de Campinas (SP), entre 2004 e 2006, para avaliar os fatores de risco geralmente associados a desfechos desfavoráveis na saúde de recém-nascidos, como baixo peso ao nascer ou prematuridade. Veja os dados para um desses fatores – consumo de cigarros durante a gestação – que viabilizam estimar riscos e risco relativo.

Estimativas do risco de baixo peso ao nascer ou prematuridade, segundo o consumo ou não de cigarros durante a gestação.

Consumo de cigarros durante a gestação	Baixo peso ou prematuridade		Total	Risco
	Sim	Não		
Sim	44	121	**165**	0,2667
Não	146	918	**1.064**	0,1372
Total	**190**	**1.039**	**1.229**	

Fonte: AUDI, C. A. F. et al. Associação entre violência doméstica na gestação e peso ao nascer ou prematuridade. J Pediatr (Rio J), v. 84, n. 1, 2008.

O risco de um nascituro ter baixo peso ao nascer ou de prematuridade é maior se a mãe consumiu cigarros durante a gestação. No entanto, em quantas vezes o risco é maior? A resposta é dada pelo risco relativo (*RR*):

$$RR = \frac{0,2667}{0,1372} = 1,94$$

isto é, o risco de nascituro com baixo peso ao nascer ou de prematuridade praticamente dobra se a mãe consumir cigarros durante a gestação.

5.1.4 Razão de chances

Na área da saúde, existe muito interesse em conhecer os fatores de risco, isto é, os fatores que aumentam o risco (a probabilidade) de uma pessoa ter determinada doença. Entretanto, estudos retrospectivos não possibilitam estimar riscos. Como o próprio nome indica, estudos retrospectivos fazem um retrospecto, isto é, um levantamento de dados do passado. Nesses estudos, os casos (pessoas com uma doença, como úlcera gástrica) e os controles (pessoas sem essa doença) são questionados para saber quantos deles foram expostos a um fator que se presume de risco (p. ex., consumo abusivo de comida apimentada por longo tempo). São, então, comparadas as proporções de casos e controles que foram expostos ao fator que se presume de risco. Essas comparações podem ser feitas calculando-se a razão de chances. Mas o que é razão de chances?

Primeiramente, não confunda chance com probabilidade. Embora as duas palavras nos remetam à ideia de uma medida do possível, os conceitos são diferentes.

Probabilidade é a fração do número de tentativas que precisam ser feitas para que se possa esperar determinada ocorrência. Por exemplo, imagine que você costuma jogar moedas para resolver quem paga as contas no bar. Você não paga se sair cara. Quantas vezes espera não pagar? Metade do número de vezes que jogar. A probabilidade é 0,5.

Chance é a razão entre o número de vezes que se espera ocorrer um evento e o número de vezes em que esse evento não ocorrerá. O mesmo exemplo: você costuma jogar moedas para resolver quem paga as contas no bar. Você não paga se sair cara. Suas chances são de 1: 1 (um para um), ou seja, a chance é de, nas vezes em que jogar, ganhar uma vez e perder uma vez.

Capítulo 5 Medidas de Associação

EXEMPLO 5.7

Você joga um dado. Ganha se sair o número 6. Qual é a probabilidade de ganhar? Qual é sua chance nesse jogo?

A probabilidade de ganhar o jogo é:

$$P(6) = \frac{1}{6}$$

Suas chances são:

$$1:5$$

ou seja, você espera ganhar uma vez para cada cinco vezes que perder.

Em outras palavras, nesse jogo você espera ganhar em $^1/_6$ dos lançamentos que fizer. Já a chance diz que você terá "um" ganho para cada "cinco" perdas.

Existe uma fórmula para calcular *chance*: é a razão entre a probabilidade (p) de determinado evento ocorrer e a probabilidade (q) de esse evento não ocorrer. Indica-se chance pela letra w.

$$w = \frac{p}{q} \tag{5.4}$$

Evidentemente, $p + q = 1$. Vamos ver um exemplo famoso.

EXEMPLO 5.8

Lembre-se dos primeiros experimentos de genética, conduzidos pelo monge Gregor Mendel. Ervilhas verdes cruzadas com ervilhas amarelas produzem ervilhas amarelas, que, cruzadas entre si, segregam na proporção de três ervilhas amarelas para cada verde. Então:

A *probabilidade de ocorrer ervilha amarela* quando se cruzam ervilhas amarelas heterozigotas é:

$$P\,(amarela) = \frac{3}{4}$$

A *chance de ocorrer ervilha amarela* quando se cruzam ervilhas amarelas heterozigotas é fácil de entender: para cada grupo de três ervilhas amarelas, espera-se uma verde. Então, a chance é de três amarelas para cada verde. Escreva 3:1, que se lê 3 para 1.

Embora pareça desnecessário, há uma fórmula para calcular chance. Sabendo que a probabilidade de ocorrer ervilha amarela é ¾ e a de ocorrer ervilha verde é ¼, a chance de ocorrer ervilha amarela é:

$$w = \frac{^3/_4}{^1/_4} = \frac{3}{1}$$

que se lê 3 para 1.

Bioestatística – Tópicos Avançados

A razão de chances (em inglês, *odds ratio*) é uma das várias estatísticas que se tornaram muito populares na pesquisa clínica. Para melhor entender razão de chances, convém lembrar que o interesse na pesquisa científica é comparar grupos. Quando a variável é nominal, é comum comparar a chance de "sucesso"[10] em um grupo com a chance de "sucesso" em outro grupo.

Razão de chances (*odds ratio*), indicada pela letra *o* (de *odds*), é definida pela fórmula:

$$o = \frac{w_1}{w_2} \tag{5.5}$$

Portanto, a *razão de chances*[11] resulta da divisão da chance de sucesso em um grupo (indicado por w_1) pela chance de sucesso em outro grupo (indicado por w_2).

EXEMPLO 5.9

Para saber se peso ao nascer está associado à faixa de idade da mãe, foram levantados pesos ao nascer (a variável foi categorizada como baixo peso ou peso normal) dos filhos de dois grupos de mães, 100 adolescentes e 100 adultas, todas primíparas com partos a termo de nascidos vivos.[12] Os dados estão na tabela.

Distribuição de pesos de recém-nascidos, segundo o grupo de idade da mãe.

Grupo de idade da mãe	Peso ao nascer		Total
	Baixo	Normal	
Adolescente	40	60	100
Adulta	10	90	100
Total	50	150	200

A proporção de recém-nascidos com baixo peso ao nascer, filhos de mães adolescentes é:

$$p_1 = \frac{40}{100} = 0{,}40$$

A proporção de recém-nascidos com peso normal ao nascer, filhos de mães adolescentes é:

$$q_1 = \frac{60}{100} = 0{,}60$$

A chance de recém-nascidos filhos de mães adolescentes terem baixo peso ao nascer é:

(Continua)

---

[10]A palavra "sucesso" está entre aspas porque, na Estatística, quando se fala em "sucesso" no contexto de uma distribuição binomial, não se quer referir a um sucesso no sentido comum. Sucesso significa o evento que o pesquisador busca em sua pesquisa. Para um médico pode significar ocorrência de morte, para um engenheiro de produção pode significar peça não conforme, para um educador pode significar reprovação.

[11]Alguns autores consideram que seria mais adequado calcular a diferença entre as chances. No entanto, a razão de chances (divisão de uma chance pela outra) já se popularizou entre pesquisadores da área de saúde.

[12]FLEISS, J. L. Statistical methods for rates and proportions. 2. ed. New York: Wiley, 1981. p. 61-64.

EXEMPLO 5.9 (*continuação*)

$$w_1 = \frac{0,4}{0,6} = \frac{2}{3}$$

Lê-se "2 para 3", ou seja, a chance é nascerem 2 bebês com baixo peso para cada 3 bebês com peso normal, quando *as mães são adolescentes.*

Veja agora a proporção de recém-nascidos com baixo peso ao nascer, filhos de mães adultas:

$$p_2 = \frac{10}{100} = 0,10$$

A proporção de recém-nascidos com peso normal ao nascer, filhos de mães adultas é:

$$q_2 = \frac{90}{100} = 0,90$$

A chance de uma mãe adulta ter um bebê com baixo peso ao nascer é:

$$w_2 = \frac{0,1}{0,9} = \frac{1}{9}$$

Lê-se "1 para 9", ou seja, a chance é nascer 1 bebê com baixo peso para 9 com peso normal, *quando as mães são adultas.*

Para obter a *razão de chances,* aplique a fórmula (5.4). Com as chances já calculadas, obtém-se:

$$o = \frac{\dfrac{2}{3}}{\dfrac{1}{9}} = \frac{18}{3} = 6$$

O que significa razão de chances igual a 6? A chance de uma mãe adolescente ter filho com baixo peso ao nascer é 6 vezes maior do que a chance de uma mãe adulta ter filho com baixo peso ao nascer.

Veja um resumo dos cálculos na tabela.

Razão de chances.

Grupo de idade da mãe	Peso ao nascer		Chance	Razão de chance
	Baixo	Normal		
Adolescente	40	60	$\dfrac{40}{60} = \dfrac{2}{3}$	$o = \dfrac{\frac{2}{3}}{\frac{1}{9}} = \dfrac{18}{3} = 6$
Adulta	10	90	$\dfrac{10}{90} = \dfrac{1}{9}$	
Total	80	120		

A razão de chances é amplamente utilizada na pesquisa clínica, mas não é fácil de entender. Então, veja também a figura desenhada com os dados do Exemplo 5.9.

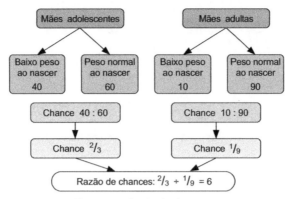

Figura 5.3 Razão de chances.

A razão de chances é uma *medida de associação*. Saiba que:

- Quando as duas variáveis são *independentes*, a razão de chances é igual a 1 (ou muito próximo de 1)
- Quanto maior[13] for a razão de chances, maior será a associação entre as duas variáveis
- Não confunda *chance* com *probabilidade*. E, para que isso fique bem claro, lembre-se da primeira lei de Mendel: ervilhas amarelas heterozigotas cruzadas entre si segregaram na proporção de três amarelas para cada verde. Veja: você tem aí a *chance* de 3 para 1, mas a probabilidade de obter ervilha amarela quando se cruzam ervilhas amarelas heterozigotas é de ¾.

De qualquer modo, é difícil entender o que é, exatamente, razão de chances. Vamos, então, ver outros dois exemplos, agora com dados reais.

EXEMPLO 5.10

Foi levantada a prevalência de degeneração macular relacionada com a idade (DMRI) entre homens e mulheres com mais de 55 anos que estavam sendo atendidos em dois hospitais de referência em Pernambuco. Os dados são apresentados em seguida.

Distribuição de pacientes atendidos em dois hospitais de Pernambuco segundo o sexo e o fato de serem portadores ou não de DMRI.

Sexo	DMRI Sim	DMRI Não	Total
Homens	46	94	140
Mulheres	61	199	260

Fonte: SANTOS, L. P. F.; DINIZ, J. R.; LEÃO, A. C. S.; de SENA, M. F. Degeneração macular relacionada à idade: prevalência e fatores de risco em dois centros oftalmológicos de referência em Pernambuco. Arq Bras Oftalmol, v. 68, n. 2, p. 229-233, 2005.

Dica: nem sempre é fácil construir uma tabela olhando a descrição de um problema. Minha sugestão é rabiscar um desenho (Figura 5.4).

(Continua)

---

[13] A razão de chances pode ter valores altos; ver Exemplo 5.13, em que a razão de chances chega a 14,04.

EXEMPLO 5.10 (*continuação*)

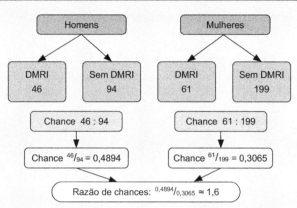

Figura 5.4 Distribuição de pacientes portadores e não portadores de DMRI. Razão de chances para DMRI em função do sexo.

Calcule a proporção de homens com mais de 55 anos com DMRI e a proporção de homens com mais de 55 anos sem essa degeneração:

$$P(H, sim) = \frac{46}{140} = 0,3286$$

$$P(H, não) = \frac{94}{140} = 0,6714$$

A chance de homens com mais de 55 anos terem DMRI é, de acordo com a definição dada pela fórmula (5.3):

$$\omega_H = \frac{0,3286}{0,6714} = 0,4894$$

Calcule a proporção de mulheres com mais de 55 anos com DMRI e a proporção de mulheres com mais de 55 anos sem essa degeneração:

$$P(M, sim) = \frac{61}{360} = 0,2346$$

$$P(M, não) = \frac{199}{360} = 0,7654$$

A chance de mulheres com mais de 55 anos terem DMRI é, de acordo com a definição dada pela fórmula (5.3), 0,3065.

$$\omega_M = \frac{0,2346}{0,7651} = 0,3065$$

(Continua)

EXEMPLO 5.10 (*continuação*)

Agora fica fácil calcular a razão de chances, dada pela fórmula (5.4).

$$o = \frac{0,4894}{0,3065} = 1,5967 \approx 1,6$$

Razão de chances para DMRI e sexo.

| Sexo | Frequência | | | Proporção | | | |
| | DMRI | | | DMRI | | | Razão de |
	Sim	Não	Total	Sim	Não	Chance	chances
Homens	46	94	140	$p_1 = 0,3286$	$q_1 = 0,6714$	$w_1 = 0,4894$	$o = 1,5967$
Mulheres	61	199	260	$p_2 = 0,2346$	$q_2 = 0,7654$	$w_2 = 0,3065$	$\approx 1,6$
Total	46	94	140				

A razão de chances é 1,6. O que isso significa? Para 1,6 homem com mais de 55 anos com DMRI há 1 mulher na mesma condição, ou seja, há 16 homens para cada 10 mulheres na mesma condição (os cálculos foram aproximados).

EXEMPLO 5.11

Foi feito um estudo com 263 adolescentes que necessitaram de consulta psiquiátrica imediata logo após terem apresentado comportamento suicida. Nos 6 meses seguintes, 186 desses 263 adolescentes não mais apresentaram comportamento suicida. Dos 186 adolescentes que não mais apresentaram comportamento suicida, 86 haviam sido diagnosticados com depressão na primeira consulta psiquiátrica. Mantiveram comportamento suicida, no período de acompanhamento de 6 meses, 77 dos 263 adolescentes. Desses 77 adolescentes que ainda apresentavam comportamento suicida, 45 haviam sido diagnosticados com depressão na primeira consulta psiquiátrica. Qual é a razão de chances para comportamento suicida, considerando o diagnóstico de depressão na primeira consulta psiquiátrica?

Distribuição dos adolescentes com comportamento suicida.

| Comportamento suicida | Depressão | | |
	Sim	Não	Total
Sim	45	32	77
Não	86	100	186
Total	131	132	263

Fonte: GREENFIELD, B.; HENRY, M.; WEISS, M.; TSE, S. M.; GUILE, J. M.; DOUGHERTY, G. et al. Previously suicidal adolescents: Predictors of six-month outcome. Journal of the Canadian Association of Child and Adolescent Psychiatry, v. 17, n. 4, p. 197-201, 2008.

Dica: nem sempre é fácil construir uma tabela olhando a descrição de um problema. Minha sugestão é rabiscar um gráfico (Figura 5.5).

(Continua)

> **EXEMPLO 5.11 (*continuação*)**
>
>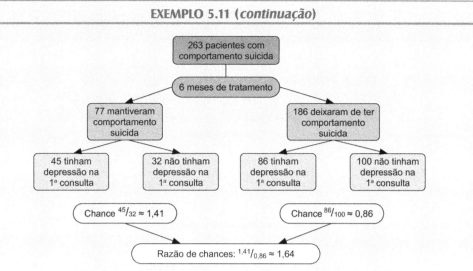
>
> **Figura 5.5** Distribuição dos adolescentes com comportamento suicida.
>
> Vamos calcular as proporções de adolescentes com e sem depressão na linha de base, que revelaram ou não comportamento suicida nos 6 meses de acompanhamento. As chances são calculadas usando a fórmula (5.3). A razão de chances é dada pela fórmula (5.4). Veja os resultados na tabela.
>
> **Chances de comportamento suicida persistente, em função de ter sido diagnosticada depressão na primeira consulta.**
>
> | | Depressão 1ª consulta | | Chance | Razão de chances |
> |---|---|---|---|---|
> | | Sim | Não | | |
> | Sim | 45 | 32 | $w_1 = \dfrac{45}{32} = 1{,}41$ | $o = \dfrac{1{,}41}{0{,}86} = 1{,}64$ |
> | Não | 86 | 100 | $w_2 = \dfrac{86}{100} = 0{,}86$ | |
> | Total | 131 | 132 | | |
>
> A chance de comportamento suicida persistente é 1,64 vezes maior se na primeira consulta psiquiátrica o adolescente tiver sido diagnosticado com depressão.

A *razão de chances* é também conhecida como *razão dos produtos cruzados*. Há uma explicação para essa denominação. Lembre-se da apresentação de uma tabela 2 × 2 usando letras, dada na Tabela 3.1, no Capítulo 3 deste livro. Pode-se mostrar, desenvolvendo algebricamente a fórmula (5.4), que a razão de chances pode ser obtida pela fórmula:

$$o = \frac{a \times d}{b \times c} \qquad (5.6)$$

Então, para *obter a razão de chances*, use a fórmula (5.6), que é bem mais fácil.

EXEMPLO 5.12

Reveja os dados apresentados no Exemplo 5.10, repetidos aqui para facilitar a visualização dos cálculos.

Distribuição de pacientes atendidos em dois hospitais de Pernambuco, segundo o sexo e o fato de serem portadores ou não de DMRI.

Sexo	DMRI		Total
	Sim	Não	
Homens	46	94	140
Mulheres	61	199	260

Fonte: SANTOS, L. P. F.; DINIZ, J. R.; LEÃO, A. C. S.; de SENA, M. F. Degeneração macular relacionada à idade: prevalência e fatores de risco em dois centros oftalmológicos de referência em Pernambuco. Arq Bras Oftalmol, v. 68, n. 2, p. 229-233, 2005.

Aplicando a fórmula (5.6), obtém-se, como anteriormente, a razão de chances:

$$o = \frac{46 \times 199}{61 \times 94} = \frac{9.154}{5.734} = 1,5964 \approx 1,6$$

EXEMPLO 5.13

Reveja o estudo retrospectivo apresentado no Exemplo 3.3, no Capítulo 3 deste livro. Para saber se fumantes têm maior propensão a ter câncer no pulmão, foram entrevistados dois grupos de pessoas que estavam sendo atendidos em hospitais de Londres e cidades vizinhas. Um dos grupos, de 649 pessoas, tinha câncer no pulmão (os casos), e outro grupo, de 649 pessoas comparáveis, não tinha câncer de pulmão (os controles). Perguntou-se a essas pessoas sobre seus hábitos de fumar. Dos casos (com câncer no pulmão), 27 eram fumantes; dos controles (sem câncer no pulmão), 2 eram fumantes. Veja os dados na tabela.

Participantes da pesquisa classificados pelo fato de ter ou não câncer de pulmão e ser ou não fumante.

Grupo	Hábito de fumar		Total	Porcentagem de fumantes
	Sim	Não		
Casos	27	622	649	4,16%
Controles	2	647	649	0,31%
Total	29	1.269	1.298	

Fonte: DOLL, R.; HILL, A. B. Smoking and carcinoma of the lung. Br Med J, v. 2, n. 4682, p. 739-748, 1950.

$$o = \frac{27 \times 647}{2 \times 622} = \frac{17.469}{1.244} = 14,04$$

É praticamente 14 vezes mais provável que quem tem câncer no pulmão seja fumante do que quem não tem a doença.

Quando uma doença é de baixa incidência, a razão de chances tem valor próximo ao do risco relativo. Por isso, a razão de chances (OR) é uma das várias estatísticas que se tornaram muito importantes na pesquisa clínica e na tomada de decisões.

5.2 Medidas de associação nas tabelas $r \times s$

Nas diversas áreas de ciências sociais e em epidemiologia, é bastante comum usar medidas de associação para explicar os achados de uma tabela $r \times s$. Os resultados obtidos não são, no entanto, de fácil interpretação.[14]Além disso, existe um grande número de coeficientes que indica o grau de associação entre duas variáveis.[15] A escolha da medida adequada depende, dentre outras coisas, do nível de medida (nominal, ordinal, numérica) das variáveis. Apresentamos algumas medidas para o grau de associação de duas variáveis nominais. Veja essas medidas como números que *indicam* quando uma tabela mostra maior grau de associação do que outra.[16]

5.2.1 Coeficiente fi

O cálculo do coeficiente fi, que se representa pela letra grega φ (lê-se "fi"), é baseado no valor não corrigido de χ^2, conforme visto na seção 5.1.1 deste capítulo. A divisão do valor de χ^2 por n faz o valor do coeficiente não ser influenciado pelo tamanho da amostra. Por definição:

$$\varphi = \sqrt{\frac{\chi^2}{n}}$$

EXEMPLO 5.14

Reveja o Exemplo 4.4, no Capítulo 4 deste livro. Os dados estão reapresentados na tabela a seguir.

Participantes da pesquisa segundo o centro médico em que foram tratados e o fato de terem ou não tido acidente vascular cerebral (AVC) recorrente.

Recorrência de AVC	Centro				Total
	A	B	C	D	
Sim	16	12	21	12	61
Não	179	70	78	54	381
Total	195	82	99	66	442
Proporção	0,082	0,146	0,212	0,182	0,138

No Capítulo 4 deste livro, foi feito o teste de χ^2. O resultado, $\chi^2 = 10,8163$ com 3 graus de liberdade, é significante no nível de 5%. Calcule o coeficiente fi. Como $n = 442$, obtém-se:

$$\varphi = \sqrt{\frac{10,8163}{442}} = 0,156$$

O teste estatístico mostrou que a associação entre centro médico e acidente vascular cerebral (AVC) recorrente é significante, mas o coeficiente de associação mostrou que a associação é pequena.

---

[14]HILDEBRAND, D. K.; LAING, J. D.; ROSENTHAL, H. Prediction analysis of cross classifications. Nova York: Wiley, 1977. p. 49.

[15]KHAMIS, H. Measures of association: how to choose? JDMS, v. 24, p. 155-162, 2008.

[16]BISHOP, Y. M. M.; FIENBERG, S. E.; HOLLAND, P. W. Discrete multivariate analysis: Theory and practice. Cambridge, Massachussets: The MIT Press, 1977. p. 373.

Alguns autores definem o coeficiente φ^2, e não o coeficiente φ. O primeiro é, evidentemente, o quadrado do segundo. Se você estiver usando um *software* de estatística, verifique se o valor calculado é φ ou φ^2. De qualquer maneira, para os dados do Exemplo 5.13:

$$\varphi = 0,156$$
$$\varphi^2 = 0,0245$$

É melhor calcular o valor de φ, e não de φ^2, porque, assim, obtêm-se resultados comparáveis com os das demais medidas de associação dadas nesta seção.

5.2.2 Coeficiente de contingência de Pearson

O coeficiente de contingência auxilia a decidir se uma variável X está associada a uma variável Y. Entretanto, essa é uma medida duvidosa, que não quantifica a dependência com exatidão, apenas dá ideia da situação. Só use o coeficiente de contingência para tabelas grandes, de preferência 5×5 ou mais.

O coeficiente de contingência de Pearson é indicado por P e definido pela fórmula:

$$P = \sqrt{\frac{\chi^2}{\chi^2 + n}}$$

em que n é o tamanho da amostra. Os coeficientes de associação variam entre 0 e 1, mas o coeficiente de contingência de Pearson não alcança o valor 1 mesmo quando a associação é perfeita. Matematicamente, seria necessário $n = 0$, o que não é possível, uma vez que n é o tamanho da amostra.

EXEMPLO 5.15

Reveja os dados apresentados no Exemplo 5.14. O valor de χ^2 foi calculado e resultou em 10,8163. Como $n = 442$, obtemos:

$$P = \sqrt{\frac{10,8163}{10,8163 + 442}} = 0,1546$$

O valor obtido para o coeficiente de contingência é pequeno (0,1546, está próximo de zero), indicando, novamente, pouca associação entre a ocorrência de novo AVC e o centro em que o paciente foi tratado.

5.2.3 Coeficiente de Cramér

O coeficiente de associação para tabelas $r \times s$ mais conhecido e com melhores propriedades, é o V de Cramér, dado pela fórmula:

$$V = \sqrt{\frac{\dfrac{\chi^2}{n}}{min\{(r - 1)\,(s - 1)\}}}$$

Capítulo 5 Medidas de Associação   83

em que $\min\{(r-1), (s-1)\}$ é o mínimo de $(r-1)$ e $(s-1)$. Em outras palavras, compare r e s e use, no denominador da fórmula, o menor deles. Note que se $s = r = 2$, o coeficiente de Cramér é igual ao coeficiente fi.

EXEMPLO 5.16

Reveja os dados apresentados no Exemplo 5.14. O valor de χ^2 calculado resultou em 10,8163; $n = 442$. São $r = 2$ linhas e $s = 4$ colunas. Então, o mínimo de $(r-1)$ e $(s-1)$ é $(r-1) = (2-1) = 1$. Logo:

$$V = \sqrt{\dfrac{\dfrac{10,8163}{442}}{1}} = 0,1564$$

O valor obtido para o coeficiente de Cramér é pequeno, o que indica pouca associação entre as variáveis em análise. Note que o coeficiente de Cramér tem valor similar ao resultado encontrado pelo coeficiente de contingência de Pearson para o mesmo exemplo.

RESUMO E OBJETIVO DO CAPÍTULO

Após ter estudado este capítulo, você é capaz de calcular e interpretar:

- Medidas de associação para dados apresentados em tabelas 2×2
- Medidas de associação para dados apresentados em tabelas $r \times s$.

5.3 EXERCÍCIOS

5.3.1   Perguntou-se a 43 pessoas se elas acreditavam tanto em horóscopos como em seres extraterrestres. Com os dados apresentados na tabela, calcule o coeficiente de associação φ e interprete o resultado.

Distribuição dos entrevistados segundo aquilo em que acreditam.

Extraterrestre	Horóscopo	
	Sim	Não
Sim	14	10
Não	6	13

Fonte: Encyclopedia of statistical sciences. Phi-coefficient. Disponível em: http://flowjo.typepad.com/the_daily_dongle/files/Phi-coefficient.pdf. Acesso em: 15 jan. 2021.

5.3.2   Com base nos dados que estão na tabela apresentada em seguida, faça o teste de χ^2 e calcule o coeficiente de associação φ. Interprete o resultado.

Bioestatística – Tópicos Avançados

Escolares distribuídos de acordo com o sexo e a presença ou não de hábitos orais nocivos.

Sexo	Hábitos orais nocivos		
	Sim	Não	Total
Masculino	450	582	1.032
Feminino	535	449	984
Total	985	1.031	2.016

Fonte: SILVA FILHO, O. G.; CAVASSAN, A. O.; REGO, M. V. N. N.; SILVA, P. R. B. Hábitos de sucção e má oclusão: epidemiologia na dentadura decídua. R Clin Ortodon. Dental Press, v. 2, n. 5, p. 57-74, 2003.

5.3.3 Por meio de inquérito domiciliar, foram entrevistadas 200 mulheres da localidade de Puerto Leoni, Misiones, Argentina, sobre o exame Papanicolaou. As respostas sobre a escolaridade dessas mulheres e sobre o conhecimento delas a respeito do exame Papanicolaou são apresentadas na tabela dada em seguida. Faça o teste de χ^2 e calcule o coeficiente de associação gama.

Conhecimento das mulheres sobre o Papanicolaou em função da escolaridade.

Escolaridade	Conhecimento	
	Inadequado	Adequado
6 anos ou menos	60	43
7 anos ou mais	39	58

Fonte: GAMARRA, C. J.; PAZ, A.; PIMENTA, E.; GRIEP, R. H. Conhecimentos, atitudes e prática do exame Papanicolaou entre mulheres argentinas. Rev Saúde Pública, v. 39, n. 2, p. 270-276, 2005.

5.3.4 Com base nos dados apresentados na tabela dada em seguida, calcule riscos, risco relativo e faça o teste de χ^2.

Óbito neonatal e diabetes melito.

Diabetes melito	Óbito neonatal	
	Sim	Não
Sim	3	21
Não	21	830

Fonte: CUNHA, A. A.; PORTELA, M. C.; AMED, A. M.; CAMANO, L. Diabetes mellitus tipo 1 (insulino-dependente) e gravidez: conduta obstétrica e resultado perinatal. Go Atual, v. 6, n. 5, p. 24-26, 2001.

5.3.5 Para comparar a eficácia e a tolerabilidade da combinação de candesartana cilexetila e hidroclorotiazida com a combinação de losartana e hidroclorotiazida na hipertensão, foram obtidos os dados apresentados na tabela a seguir. Por "paciente controlado" entende-se aquele que, na última consulta, tinha pressão arterial diastólica (PAD) menor que 90 mmHg na posição sentado e por "respondedor" aquele que tinha PAD maior que 90 mmHg, mas havia conseguido diminuição maior do que 10 mmHg entre a primeira e a última consulta. Por paciente "não respondedor" entende-se aquele que não conseguiu PAD menor que 90 mmHg, nem diminuição da PAD maior do que 10 mmHg entre a primeira e a última consulta. Calcule coeficientes de associação e compare os resultados.

Pacientes segundo a resposta ao tratamento e a combinação defármacos.

Paciente	Combinação de fármacos	
	Candesartana + hidroclorotiazida	Losartana + hidroclorotiazida
Controlado	85	65
Respondedor	10	10
Não respondedores	44	57

Fonte: OHMAN, K. P.; MILON, H.; VALNES, K. Eficácia e tolerabilidade do comprimido da combinação de Candesartana Cilexetila e Hidroclorotiazida na hipertensão essencial insuficientemente controlada – comparação com a combinação de Losartana e Hidroclorotiazida. Blood Press, v. 9, n. 4, p. 214-220, 2000.

5.3.6 Imagine que queremos saber se sexo está ou não associado à preferência de candidato para o segundo turno de uma eleição. Tomamos uma amostra aleatória simples de 25 eleitores e perguntamos sobre sua preferência de candidato, A ou B. Os resultados da pesquisa estão na tabela a seguir. Calcule o coeficiente φ (fi) e interprete-o.

Distribuição dos eleitores segundo sexo e preferência de candidato.

Sexo	Candidato preferido	
	A	B
Masculino	4	9
Feminino	8	4

Fonte: STATOLOGY. Phi coefficient: definition & examples. Disponível em: https://www.statology.org/phi-coefficient/. Acesso em: 9 ago. 2020.

5.3.7 Imagine que uma faculdade tem estágios remunerados para serem distribuídos entre os 148 alunos de graduação que terminaram determinado semestre. Foi organizado um exame no qual foram aprovados 63, não aprovados 47 e não compareceram 38 estudantes. Um professor levantou a suspeita de que o maior número de reprovações havia ocorrido entre alunos que não entregavam os trabalhos pedidos pelos professores durante o curso. Ele dividiu, então, os alunos em quatro grupos: os que não entregaram os trabalhos, os que entregaram menos de 50%, os que entregaram 50% ou mais e os que entregaram todos os trabalhos. O professor organizou os dados na tabela apresentada a seguir. Faça o teste de qui-quadrado e calcule o coeficiente de contingência de Cramér. Conclua.

Estudantes segundo o resultado no exame e o número de trabalhos entregues.

Resultado	Nº de trabalhos entregues			
	Nenhum	< 50%	≥ 50%	Todos
Aprovado	12	13	24	14
Não aprovado	22	11	8	6
Não concorreu	11	14	6	7

Fonte: FREIE UNIVERSITÄT BERLIN. Department of Earth Sciences, Statistics and Geospatial Data Analysis (Softwaregestützte Geodatenanalyse – SOGA). Basics of Statistics, Descriptive Statistics, Measures of Relation. The Contingency Coeficient. Disponível em: https://www.geo.fu-berlin.de/en/v/soga/Basics-of-statistics/Descriptive-Statistics/Measures-of-Relation-Between-Variables/Contingency-Coeficient/index.html. Acesso em: 5 fev. 2021.

86 Bioestatística – Tópicos Avançados

5.3.8 Foi feito um levantamento de sintomas depressivos com estudantes de ambos os sexos com idades entre 10 e 17 anos. A avaliação foi feita por meio do questionário de autoavaliação denominado *Children's Depression Inventory* (CDI). Com base nos dados apresentados em seguida, faça o teste de χ^2 e calcule medidas de associação.

Distribuição dos participantes da pesquisa segundo o sexo e a presença de sintomas depressivos.

Sexo	Sintomas depressivos	
	Sim	Não
Masculino	26	168
Feminino	68	201

Fonte: BAHLS, S. C. Epidemiology of depressive symptoms in adolescents of a public school in Curitiba, Brazil. Rev Bras Psiquiatr, v. 24, n. 2, p. 63-67, 2002.

5.3.9 Foi feito um questionário[17] para saber se o que mais contribui para a felicidade das pessoas depende do estado civil delas: amigos e vida social, trabalho e *hobby* ou condição física e saúde. Responderam ao questionário 80 pessoas solteiras, 120 casadas e 100 viúvas ou divorciadas. Os resultados estão apresentados em seguida. Faça um teste estatístico e calcule uma medida de associação entre estado civil e o que as pessoas acreditam que mais contribui para a felicidade..

O que mais contribui para a felicidade segundo o estado civil das pessoas.

Alternativa	Estado civil		
	Solteiro	Casado	Viúvo ou divorciado
Amigos e vida social	41	49	42
Trabalho e *hobby*	27	50	33
Saúde e condição física	12	21	25
Total	80	120	100

5.3.10 Foi feito um estudo transversal de 976 formulários de registro de dados relativos a casos atendidos pelo SOS Criança e concluídos em 1993. Desses, 587 referiam-se a denúncias de maus-tratos. As denúncias foram classificadas em "confirmadas" e "não confirmadas", segundo o perfil do notificante. Os dados foram apresentados no Exercício 4.6.2, no Capítulo 4 deste livro. Existe associação entre denúncia confirmada e perfil do denunciante?

Perfil do notificante	Denúncia	
	Não confirmada	Confirmada
Familiares	141	50
Amigos e vizinhos	140	22
Anônimo	84	14
Desconhecido	55	6
Profissionais	22	3
A própria criança	20	2
Outros	24	4
Total	486	101

---

[17]FREUND, J. E.; SMITH, R. M. Statistics: a first course. 4. ed. Englewood Cliffs: Prentice Hall, 1970. p. 389.

Testes para Comparação de Dois Grupos

6

Neste capítulo, são apresentados testes não paramétricos para comparar dois grupos, tanto independentes como dependentes. Esses testes são indicados nos casos em que a variável aleatória em análise *não* tem distribuição normal e/ou as amostras são muito pequenas. Contudo, os testes não paramétricos têm exigências: as amostras devem ser aleatórias e a variável em análise deve ser ordinal ou numérica.

É importante lembrar, de começo, que muitos pesquisadores iniciam as análises de dados – quando a variável é numérica – calculando médias e desvios padrão. No entanto, os testes não paramétricos *não* trabalham com os dados coletados, mas com seus *postos*.[1] A inferência é feita com base nos *postos* dos dados – e são, portanto, as médias dos postos que devem ser comparadas. Vamos ver, então, como os postos são obtidos.

6.1 Postos em lugar de dados

Para obter os postos, primeiro colocam-se os n dados observados em ordem crescente. Depois, atribui-se um número de ordem a cada dado observado. Esse número é o *posto* (em inglês, *rank*), indicado por R. O menor posto é 1 e o maior posto é n.

EXEMPLO 6.1

Logo após uma exodontia (cirurgia para extração de dente), oito pessoas deram notas de 0 a 10 à atenção que receberam do cirurgião-dentista. As notas foram: 7,5; 6; 5,5; 8; 9,5; 6,5; 4,5; 9. Para conferir postos, colocam-se as notas em ordem crescente. Em seguida, é atribuído um número de ordem a cada nota. Esse número é o *posto*.

Posto, segundo a nota conferida em uma pesquisa de satisfação.

Nota	Posto
4,5	1
5,5	2
6	3
6,5	4
7,5	5
8	6
9	7
9,5	8

Podem ocorrer dados com o mesmo valor (p. ex., duas notas 8). É o que chamamos "*empate*" (em inglês, *tie*). Valores empatados devem receber o mesmo posto, mas, para fazer isso, você deve:

---

[1] Posto é a tradução para a palavra inglesa *rank*. Daí, o uso da letra R para indicar posto. Alguns estatísticos traduzem *rank* por "ranque" e usam a palavra "ranquear" para dizer conferir postos.

- Escrever os dados em ordem crescente
- Atribuir postos diferentes aos dados, mesmo que empatados
- Calcular a média dos postos atribuídos aos valores empatados
- Atribuir aos valores empatados postos iguais à média calculada.

Se o número de empates for pequeno, a solução apresentada aqui para tratar os empates é satisfatória.[2]

EXEMPLO 6.2

Logo após uma exodontia (cirurgia para extração de dente), oito pessoas deram notas de 0 a 10 à atenção que receberam do cirurgião-dentista: 7,5; 6; 5,5; 8; 9,5; 6; 4,5; 9. Para conferir postos aos dados, colocam-se as notas em ordem crescente e é atribuído um número de ordem a cada nota. As notas em negrito constituem empate. Elas receberam, primeiramente, números de ordem 3 e 4. A média desses números de ordem é 3,5. Esse é o posto dos dois dados, nesse empate.

Posto, segundo a nota conferida em uma pesquisa de satisfação.

Dado	Posto
4,5	1
5,5	2
6	3,5
6	3,5
7,5	5
8	6
9	7
9,5	8

Dica: caso faça cálculos à mão, ou se a amostra for grande e os empates forem muitos, verifique as contas. É fácil: haja ou não empates, você terá sempre:

$$\sum R = n \times \frac{n+1}{2} \tag{6.1}$$

em que $\sum R$ é a soma dos postos e n é o tamanho da amostra.

EXEMPLO 6.3

Para o Exemplo 6.2, a soma dos postos é:

$$\sum R = 1 + 2 + 3,5 + 3,5 + 4 + 5 + 6 + 7 + 8 = 36$$

(Continua)

---

[2]Se mais de um terço dos dados estiver envolvido em tais empates, é preciso buscar outra solução. Ver:
CONOVER, W. J. Practical nonparametric statistics. 3. ed. Nova York: Wiley, 1999.
GIBBONS, J. D. Nonparametric statistics: an introduction. 5. ed. Boca Raton: CRC Press, 2010.
HOLLANDER, M.; WOLFE, D. A.; CHICKEN, E. Nonparametric statistics methods. 3. ed. Nova York: Wiley, 2015.
LEHMANN, E. L.; D'ABRERA, H. J. M. Nonparametrics: statistical methods based on ranks. Springer, 2006.

Capítulo 6 Testes para Comparação de Dois Grupos

EXEMPLO 6.3 (*continuação*)

Como $n = 8$:

$$n \times \frac{n+1}{2} = 8 \times \frac{8+1}{2} = 36$$

A igualdade (6.1) está verificada para o Exemplo 6.2.

6.2 Comparação de dois grupos independentes

6.2.1 Grupos independentes

Dois grupos de dados são independentes se as unidades de um grupo não estão relacionadas com as unidades do outro grupo, nem relacionadas entre si. Cada unidade pertence a um único grupo.

EXEMPLO 6.4

Um pesquisador quer verificar se a dipirona é mais eficaz do que o paracetamol no controle da dor após uma pequena cirurgia. Para isso, precisa convidar os pacientes que se submeterão à cirurgia para participar do ensaio. Os pacientes que aceitarem serão divididos ao acaso em dois grupos, um que receberá dipirona e o outro que receberá paracetamol. A intensidade da dor pode ser registrada por meio de notas, atribuindo valor "zero" para nenhuma dor e valor "5" para dor intensa. Como a intensidade de dor é variável *ordinal, não tem sentido* aplicar um teste paramétrico. Os grupos são *independentes* porque foram obtidos de pessoas diferentes, sem relação entre si. Então, para comparar os dois grupos, aplica-se um *teste não paramétrico para grupos independentes*.

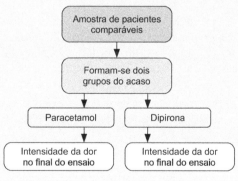

Figura 6.1 Dois grupos independentes.

6.2.2 Teste de Mann-Whitney

Indicação para o teste de Mann-Whitney

O teste de Mann-Whitney, também conhecido como "teste U" de Mann-Whitney e como "teste de Wilcoxon-Mann-Whitney", é aplicado para comparar duas amostras independentes, quando a variável é ordinal ou numérica. Por exemplo, esse teste pode ser aplicado para verificar se existe ou não diferença em termos de idade entre dois grupos de pacientes, tratados e controles.

Pressuposições para o teste de Mann-Whitney

- As amostras, denominadas "Grupo 1" e "Grupo 2", devem ser aleatórias
- As duas amostras devem ser independentes
- A variável deve ser ordinal ou numérica
- As amostras devem ter tamanhos $n_1 \geq 5$ e $n_2 \geq 5$.

Procedimento para o teste de Mann-Whitney

Primeiro passo: escreva as hipóteses em teste e estabeleça o nível de significância.

Hipóteses:

H_0: os postos dos dois grupos têm a *mesma* distribuição.[3]
H_1: os postos dos dois grupos têm distribuições *diferentes*.

Nível de significância: α.

Segundo passo: organize os dados em uma tabela.

Como fazer o teste à mão é complicado, são ilustrados os passos necessários para proceder ao teste usando uma amostra muito pequena – o que não é admissível na prática. O teste não será aplicado a essa amostra, que será usada apenas para mostrar alguns passos do teste.

Imagine dois grupos, A e B, com três observações em cada um: no grupo A, os valores são 1, 3 e 7 e no grupo B, os valores são 10, 8 e 5. Organize os dados em uma tabela.

Tabela 6.1 Dois grupos independentes em comparação.

A	B
1	10
3	8
7	5

Terceiro passo: junte os dois grupos em um só, sem perder a identificação de grupo, mas ordenando os dados. Atribua postos a eles. Se houver empates, atribua aos valores iguais a média de seus postos, como mostrado anteriormente.

Tabela 6.2 Atribuição de postos.

Grupo	Dado	Posto
A	1	1
A	3	2
B	5	3
A	7	4
B	8	5
B	10	6

Quarto passo: some os postos atribuídos aos dados do Grupo A e some os postos atribuídos aos dados do Grupo B.

---

[3]Em termos mais técnicos, o teste de Mann-Whitney é indicado para testar a hipótese de que as amostras provêm de populações em que a probabilidade de uma observação tomada ao acaso de uma população ser maior do que outra observação, tomada ao acaso da outra população, é de 0,5.

Capítulo 6 Testes para Comparação de Dois Grupos

Tabela 6.3 Cálculos intermediários para o teste de Mann-Whitney.

A	Posto	B	Posto
1	1	10	6
3	2	8	5
7	4	5	3
	$\Sigma R_A = 7$		$\Sigma R_B = 14$

Quinto passo: denomine Grupo 1 o grupo com o *menor número* de dados (n_1). O outro grupo será o Grupo 2, com n_2 dados. Se $n_1 = n_2$, denomine Grupo 1 o grupo com a *menor soma* de postos. Faça $n_1 + n_2 = n$. Nesse exemplo, o Grupo A será Grupo 1 e o Grupo B será Grupo 2. Verifique a igualdade:

$$\sum R_1 + \sum R_2 = n \times \frac{n+1}{2} \tag{6.2}$$

No exemplo:

$$7 + 14 = 6 \times \frac{6+1}{2} = 21$$

Sexto passo: calcule a estatística U de Mann-Whitney para os dois grupos, usando as fórmulas (6.3) e (6.4).

$$U_1 = \sum R_1 - \left[\frac{n_1(n_1+1)}{2} \right] \tag{6.3}$$

$$U_2 = \sum R_2 - \left[\frac{n_2(n_2+1)}{2} \right] \tag{6.4}$$

Sétimo passo: se a amostra for de tamanho $n > 30$ e houver poucos empates,[4] calcule:

$$z = \frac{U_1 - \dfrac{n_1 n_2}{2}}{\sqrt{\dfrac{n_1 n_1 (n_1 + n_1 + 1)}{12}}} \tag{6.5}$$

Oitavo passo: compare o valor calculado de z com o valor crítico dado na tabela de distribuição normal padronizada (Tabela 1 do Apêndice), no nível estabelecido de significância.[5] Rejeite a hipótese da nulidade sempre que o valor calculado de z for igual ou maior do que o valor crítico. Os *softwares* de estatística fornecem o p-valor associado ao menor valor da estatística U.

---

[4]Veja como proceder no caso de amostras pequenas nesta mesma seção, mais adiante.

[5]Para estudar distribuição normal, ver: VIEIRA, S. Introdução à Bioestatística. 6. ed. Rio de Janeiro: Guanabara Koogan, 2021. p. 123-140.

92 Bioestatística – Tópicos Avançados

Nono passo: calcule as médias dos *postos* dos dois grupos. Compare e conclua.

Correspondente paramétrico para o teste de Mann Whitney

O correspondente paramétrico para o teste U de Mann-Whitney é o teste t de Student para amostras independentes.[6] Os métodos de cálculo são diferentes, e os resultados também podem levar a conclusões diferentes. O teste t tem maior poder, mas como é paramétrico exige que os erros tenham distribuição normal ou aproximadamente normal. O teste U de Mann-Whitney não exige distribuição normal e é especialmente indicado para pequenas amostras. Por último, mas não menos importante, o teste t de Student compara médias, enquanto o teste U de Mann-Whitney compara distribuições.

EXEMPLO 6.5

Foi conduzido um ensaio clínico para avaliar a eficácia de um novo fármaco antirretroviral para pacientes com HIV.[7] Trinta pacientes foram divididos aleatoriamente em dois grupos de mesmo tamanho: o controle positivo, que recebeu medicamento antirretroviral padrão, e o tratado, que recebeu o novo fármaco antirretroviral. Os dois grupos foram monitorados por 3 meses. O desfecho primário é a carga viral, relatada como número de cópias de HIV por mililitro de sangue.

Primeiro passo:

Hipóteses:

H_0: os postos dos dois grupos têm a *mesma* distribuição. A carga viral no sangue dos dois grupos é a *mesma*.

H_1: os postos dos dois grupos têm distribuições *diferentes*. A carga viral no sangue dos dois grupos é a *diferente*.

Nível de significância: $\alpha = 0,05$.

Segundo passo: os dados devem ser organizados emm tabela.

Carga viral dos pacientes com HIV segundo o grupo.

Grupo			
Controle		Tratado	
Paciente	Carga viral	Paciente	Carga viral
1	7.500	16	400
2	8.000	17	250
3	2.000	18	800
4	550	19	1.400
5	1.250	20	8.000
6	1.000	21	7.400
7	2.250	22	1.020
8	6.800	23	6.000
9	3.400	24	920
10	6.300	25	1.420

(Continua)

---

[6]Para estudar teste *t*, ver: VIEIRA, S. Introdução à Bioestatística. 6. ed. Rio de Janeiro: Guanabara Koogan, 2021. p. 165-186.

[7]Para fazer os cálculos, você pode usar uma calculadora. Ver: NONPARAMETRIC TESTS. Mann Whitney U Test (Wilcoxon Rank Sum Test). Disponível em: http://sphweb.bumc.bu.edu/otlt/mph-modules/bs/bs704_nonparametric/BS704_Nonparametric4.html. Acesso em: 27 fev. 2022.

EXEMPLO 6.5 (*continuação*)

Grupo			
Controle		Tratado	
Paciente	Carga viral	Paciente	Carga viral
11	9.100	26	2.700
12	970	27	4.200
13	1.040	28	5.200
14	670	29	4.100
15	400	30	(1)

Nota (1): dado censurado: valor obtido abaixo do limite mínimo de medição do aparelho.

Terceiro passo: junte os dois grupos em um único, sem perder a identificação de cada grupo, mas ordenando os dados. Atribua postos a eles e atribua aos empates valores iguais à média de seus postos.

Atribuição de postos para o conjunto de dados.

Grupo	Carga viral	Posto	Grupo	Carga viral	Posto
T	0 (1)	1	C	2.000	16
T	250	2	C	2.250	17
T	400	3,5	T	2.700	18
C	400	3,5	C	3.400	19
C	550	5	T	4.100	20
C	670	6	T	4.200	21
T	800	7	T	5.200	22
T	920	8	T	6.000	23
C	970	9	C	6.300	24
C	1.000	10	C	6.800	25
T	1.020	11	T	7.400	26
C	1.040	12	C	7.500	27
C	1.250	13	C	8.000	28,5
T	1.400	14	T	8.000	28,5
C	1.420	15	C	9.100	30

Nota (1): atribuído valor zero ao dado censurado porque, no teste, só o posto será levado em conta.
Esse posto deve ser menor que todos os outros.

Quarto passo: some os postos atribuídos aos dados do grupo controle e some os postos atribuídos aos dados do grupo tratado.

Soma dos postos.

Grupo					
Tratado			Controle		
Grupo	Carga viral	Posto	Grupo	Carga viral	Posto
T	0	1	C	400	3,5
T	250	2	C	550	5
T	400	3,5	C	670	6
T	800	7	C	970	9
T	920	8	C	1.000	10
T	1.020	11	C	1.040	12

(Continua)

EXEMPLO 6.5 (*continuação*)

	Grupo				
	Tratado			Controle	
Grupo	Carga viral	Posto	Grupo	Carga viral	Posto
T	1.400	14	C	1.250	13
T	1.420	15	C	2.000	16
T	2.700	18	C	2.250	17
T	4.100	20	C	3.400	19
T	4.200	21	C	6.300	24
T	5.200	22	C	6.800	25
T	6.000	23	C	7.500	27
T	7.400	26	C	8.000	28,5
T	8.000	28,5	C	9.100	30
		$\Sigma R_1 = 220$			$\Sigma R_2 = 245$

Quinto passo: como $n_1 = n_2 = 15$, o grupo com *menor soma* de postos (no caso, o grupo tratado) é o Grupo 1.

Sexto passo: calcule a estatística U de Mann-Whitney para os dois grupos usando as fórmula (6.3) e:

• Para o Grupo 1

$$U_1 = 220 - \left[\frac{15\,(15+1)}{2} \right] = 100$$

• Para o Grupo 2

$$U_2 = 245 - \left[\frac{15\,(15+1)}{2} \right] = 125$$

Sétimo passo: a amostra tem tamanho $n = 30$. Para usar a estatística z (com distribuição que se aproxima da normal padronizada), a amostra deveria ser maior do que 30 (encontra-se no limite). Como são poucos os empates, vamos aplicar, embora o tamanho da amostra esteja no limite, a fórmula (6.5):

$$z = \frac{100 - \dfrac{15 \times 25}{2}}{\sqrt{\dfrac{15 \times 15 \times (15+15+1)}{12}}} = \frac{-12,5}{\sqrt{581,25}} = -0,518$$

Oitavo passo: o valor calculado de z ($-0,518$) é menor que o valor crítico ($\pm 1,96$) para um teste bilateral no nível de significância de 5% (Tabela 1 do Apêndice). Se o teste for feito em computador, dará p-valor $= 0,604 > 0,05$. Não se rejeita H_0.

Nono passo: apresente as médias dos *postos* dos dois grupos. Para o novo fármaco, a média dos postos é 16,33 e para o medicamento padrão a média dos postos é 14,67, mas não há evidência estatística de diferença entre os dois grupos ($\alpha = 0,05$).

Se usar o *software* SPSS, conforme Figura 6.2, terá:

(Continua)

Capítulo 6 Testes para Comparação de Dois Grupos

EXEMPLO 6.5 (*continuação*)

Postos

	Sexo	N	Posto Médio	Soma de Classificações
Temperatura	1,00	4	3,00	12,00
	2,00	5	6,60	33,00
	Total	9		

Estatísticas de teste[a]

	Temperatura
U de Mann-Whitney	2,000
Wilcoxon W	12,000
Z	−1,960
Significância Sig. (bilateral)	,050
Sig exata [2*(Sig. de 1 extremidade)]	,063[b]

[a]Variável de Agrupamento: Sexo.
[b]Não corrigido para vínculos.

Figura 6.2 *Output* do *software* SPSS para o teste de Mann-Whitney.

Empates – Fique atento aos empates. Considera-se que:

1. Se a amostra for grande, um número moderado de empates não muda muito o resultado, principalmente se os empates ocorrerem no mesmo grupo. Pode haver perda de poder estatístico se ocorrerem empates em grupos distintos.

2. Quando os empates são muitos, é preciso fazer uma correção na fórmula[8] que dá o valor de U. A fórmula com correção não é fornecida neste livro, mas há programas para computador que fazem, automaticamente, a correção.

Amostras pequenas: quando as amostras são pequenas, a distribuição da variável z não se aproxima, satisfatoriamente, da distribuição normal padronizada. Se $n_1 \leq 15$ e $n_2 \leq 15$, não use, para fazer o teste a aproximação normal, ou seja, não calcule o valor de z como indicado na fórmula (6.5) do sétimo passo. Use a Tabela 3 do Apêndice, que dá os valores críticos de ΣR_1 para alguns níveis de significância. Como usar essa tabela:

a. Se a hipótese alternativa (H_1) for a de que a distribuição dos dados no *Grupo 1 é diferente da distribuição dos dados no Grupo* 2, encontre, na Tabela 3 do Apêndice, o par de valores que está na coluna encabeçada com nível de significância $\alpha/2$. Por exemplo, se você adotou o nível de significância de 0,05, busque a coluna correspondente a 0,025. Rejeite a hipótese da nulidade se ΣR_1 for *igual ou menor* do que o *menor número* ou *igual ou maior* do que o *maior número do par*.

b. Se a hipótese alternativa (H_1) for a de que *a soma dos postos do Grupo 1 é menor do que o Grupo* 2, procure, na Tabela 3 do Apêndice, o par de valores que está na coluna correspondente ao nível de significância α. Rejeite a hipótese da nulidade se ΣR_1 for *igual ou menor* do que o *menor número do par*.

---

[8]Ver: CONOVER, W. J. Practical nonparametric statistics. 3. Nova York: Wiley, 1999.
GIBBONS, J. D. Nonparametric statistics: an introduction. 5. ed. Boca Raton: CRC Press, 2010.
HOLLANDER, M.; WOLFE, D. A.; CHICKEN, E. Nonparametric statistics methods. 3. ed. Nova York: Wiley, 2015.
LEHMANN, E. L.; D' ABRERA, H. J. M. Nonparametrics: statistical methods based on ranks. Springer, 2006.

Bioestatística – Tópicos Avançados

c. Se a hipótese alternativa (H_1) for a de que *a soma dos postos do Grupo* 1 *é maior do que o Grupo* 2, procure, na Tabela 3 do Apêndice, o par de valores que está na coluna correspondente ao nível de significância α. Rejeite a hipótese da nulidade se ΣR_1 for *igual ou maior* do que o *maior número do par*.

EXEMPLO 6.6

Para definir a temperatura ambiente nos laboratórios de uma instituição, foram entrevistados nove técnicos de um dos laboratórios: quatro homens e cinco mulheres. Pediu-se às pessoas que apontassem a temperatura mais confortável para o trabalho, mas alguém levantou a hipótese de que homens apreciam temperaturas mais baixas. Os dados foram, então, anotados separadamente para cada sexo. Pressupondo que as respostas sejam de uma amostra representativa da população de técnicos dessa instituição, você diria que a temperatura mais confortável para homens tem a mesma distribuição da temperatura mais confortável para mulheres? Para responder a essa pergunta, é preciso fazer um teste estatístico – e o teste indicado para esse exemplo é o de Mann-Whitney – porque os dois grupos são independentes e a amostra é *muito* pequena.

Temperatura ambiente em graus centígrados, definida como mais confortável segundo o sexo.

Sexo	
Homem	Mulher
20	24
18	26
23	21
19	22
	25

Primeiro passo

Hipóteses:
   Hipótese da nulidade: a temperatura mais confortável para homens e para mulheres tem a mesma distribuição.
   Hipótese alternativa: homens preferem temperaturas mais baixas (teste unilateral).
   Nível de significância: $\alpha = 0,05$.

Segundo passo: atribua postos aos dados. Não há empates.

Temperatura ambiente em graus centígrados, definida como mais confortável segundo o sexo (tabela auxiliar: postos).

Sexo			
Homem		Mulher	
Temperatura	Posto	Temperatura	Posto
20	3	24	7
18	1	26	9
23	6	21	4
19	2	22	5
		25	8

Terceiro passo: denomine o grupo de homens de Grupo 1 e o grupo de mulheres de Grupo 2, porque $n_1 = 4 < n_2 = 5$

(Continua)

Capítulo 6 Testes para Comparação de Dois Grupos

EXEMPLO 6.6 (continuação)

Quarto passo: calcule as somas dos postos do Grupo 1 e do Grupo 2.

$$\Sigma R_1 = 3 + 1 + 6 + 2 = 12$$
$$\Sigma R_2 = 7 + 9 + 4 + + 5 + 8 = 33$$

Verifique os cálculos usando a fórmula (6.1):

$$\Sigma R_1 + \Sigma R_2 = n \times \frac{n+1}{2} = 12 + 33 = 9 \times \frac{9+1}{2} = 45$$

Quinto passo: a amostra é *muito pequena*. A distribuição da estatística U não se aproxima da normal padronizada, embora o resultado com essa aproximação apareça nas saídas de programas de computador. Contudo, o melhor é procurar, na Tabela 3 do Apêndice os valores críticos para ΣR_1. Para um teste unilateral com $\alpha = 0,05$, procure na coluna de 0,05. Lembre-se de que $n_1 = 4$ e $n_2 = 5$. Os valores críticos são 12-28. O valor calculado de ΣR_1 é 12. A diferença entre grupos é, portanto, significante no nível de 5%.

Sexto passo: a média dos postos para o Grupo 1 (homens) é 3,00; a média dos postos para o Grupo 2 (mulheres) é 6,60.

A temperatura ambiente que homens consideram confortável é menor que a temperatura ambiente que mulheres consideram confortável. Essa diferença é significante no nível de 5%.

Observação: a amostra é pequena. O teste *t* não pode ser aplicado.

Se for usado o *software* Statistica,[9] serão obtidos resultados que precisam ser bem examinados (toda saída de computador deve ser estudada antes de se chegar a uma conclusão). O valor de z (não ajustado para empates) é igual ao valor de z ajustado porque não houve empates. O *p*-valor é significante para um teste bilateral. No entanto, a proposta é proceder a um teste unilateral. Então, *p*-valor é 0,031746, significante. O valor calculado de z não tem distribuição que possa ser considerada aproximadamente normal padronizada.

Mann-Whitney U Test									
By variable SEXO									
Group 1: H	Group 2: M								
	Rank Sum	Rank Sum				Z		Valid N	Valid N	2*1sided
	Group H	Group M	U	Z	p-level	adjusted	p-level	Group H	Group M	exact p
TEMPERAT	12	33	2	−1,96	0,05005	−1,9596	0,05005	4	5	0,06349

Figura 6.3 *Output* do *software* Statistica para o teste de Mann-Whitney.

Se for usado o *software* SPSS,[10] serão obtidos os postos médios, o valor U de Mann-Whitney, a significância para um teste bilateral e para um teste unilateral. O *p*-valor é significante (0,05) para um teste bilateral. Contudo, a proposta é proceder a um teste unilateral. Então, *p*-valor é 0,031746; portanto, significante. No entanto, o valor calculado de z não tem distribuição que possa ser considerada aproximadamente normal padronizada.

(Continua)

---

[9]Statsoft, Inc. 2300 East 14th Street, Tulsa, OK 74104, EUA.

[10]*Software* da IBM.

EXEMPLO 6.6 (*continuação*)

Postos

	Sexo	N	Posto Médio	Soma de Classificações
Temperatura	1,00	4	3,00	12,00
	2,00	5	6,60	33,00
	Total	9		

Estatísticas de teste[a]

	Temperatura
U de Mann-Whitney	2,000
Wilcoxon W	12,000
Z	−1,960
Significância Sig. (bilateral)	,050
Sig exata [2*(Sig. de 1 extremidade)]	,063[b]

[a]Variável de Agrupamento: Sexo.
[b]Não corrigido para vínculos.

Figura 6.4 *Output* do *software* SPSS para o teste de Mann-Whitney.

Deve-se usar um *software* de estatística para fazer os cálculos. No entanto, os pesquisadores precisam saber interpretar os resultados. Nas saídas dos programas podem aparecer diversas estatísticas – e é bom saber que nem todas devem ser usadas –, e por isso é preciso fazer opções, mas com conhecimento de causa. Os programas em geral fornecem, no caso do teste de Mann-Whitney, as somas dos postos, as estatísticas de teste com os respectivos *p*-valores usando ou não correção para empates e – como vimos – o *p*-valor obtido da normal padronizada, mesmo para amostras pequenas.

6.2.3 Teste da mediana

Indicação para o teste da mediana

O teste da mediana é aplicado para testar a hipótese de que dois grupos independentes, Grupo 1 e Grupo 2, provieram de populações com a mesma mediana. O teste tem menos poder que o teste de Mann-Whitney, mas é particularmente indicado quando existem dados censurados.

Procedimento para o teste da mediana

Primeiro passo: estabeleça as hipóteses em teste e o nível de significância.

Segundo passo: junte o Grupo 1 e o Grupo 2, com n_1 e n_2 dados respectivamente, em um só conjunto com $n_1 + n_2 = n$ dados. Calcule a *mediana* desse conjunto único de dados.

Terceiro passo: conte o número de dados *iguais ou menores do que a mediana* e o número de dados *maiores do que a mediana* nos dois grupos.

Quarto passo: arranje as contagens em tabela 2×2, como mostra o esquema.

Esquema para dispor as contagens, em relação à mediana.

	Grupo	
Dados	1	2
Menores ou iguais à mediana		
Maiores do que a mediana		

Quinto passo: sob a hipótese de que os dois grupos provêm de populações com a mesma mediana, metade dos dados de cada grupo deve ser igual ou menor do que a mediana e metade deve ser maior do que a mediana. Aplique o teste de χ^2 para testar essa hipótese.

Sexto passo: conclua.

EXEMPLO 6.7

Para saber se desencorajar pessoas que estão se submetendo a um teste de inteligência afeta o desempenho delas, 40 estudantes foram convidados a fazer o teste. Foram, então, divididos ao acaso em dois grupos, o controle e o tratado.[11] Todos os estudantes fizeram a primeira parte de um teste de inteligência. Duas semanas depois, os mesmos estudantes foram chamados para fazer a segunda parte do teste. O grupo controle fez essa parte do teste em condições normais, mas o grupo tratado foi desencorajado a fazer essa segunda parte do teste pelos próprios pesquisadores, que informavam a eles que haviam obtido resultados muito ruins na primeira parte (mesmo isso não sendo verdade). Depois, foi calculada a diferença entre os escores obtidos na primeira e na segunda parte do teste para cada estudante, de cada grupo. Os dados estão na tabela.

Diferenças entre os escores obtidos nas duas partes do teste de inteligência segundo o grupo.

Grupo			
Controle		Tratado	
Estudante	Diferença	Estudante	Diferença
1	−1	21	7
2	8	22	−5
3	3	23	4
4	13	24	−4
5	0	25	−5
6	1	26	−7
7	6	27	−2
8	2	28	0
9	16	29	−6
10	3	30	6
11	14	31	−3
12	1	32	−3
13	4	33	−3
14	1	34	2
15	−3	35	−4
16	9	36	−3
17	3	37	1
18	3	38	−9
19	5	39	−4
20	2	40	0

---

[11]GORDON, D. The effect of discouragement on the revised Stanford-Binet scale. J Genetic Psychol, v. 73, p. 201-207, 1948. Apud LEHMANN, E. L. Nonparametrics: statistical methods based on ranks. San Francisco: Holden Day, 1975. p. 47. O exemplo é antigo, mas é interessante, e é citado por Lehmann, um clássico.

EXEMPLO 6.7 (*continuação*)

Primeiro passo:

Hipóteses:

H_0: os grupos provêm de populações com a *mesma* mediana.

H_1: os grupos provêm de populações com medianas *diferentes*.

Nível de significância: 5% (teste bilateral).

Segundo passo: combine os 20 + 20 = 40 dados em um só conjunto. A mediana é 1.

Terceiro passo: conte, em cada grupo, quantas diferenças entre o primeiro e segundo teste são menores ou iguais à mediana (em negrito na tabela auxiliar) e quantas são maiores. Verifique: no grupo controle, as diferenças são menores ou iguais à mediana para os estudantes 1, 5, 6, 12, 14, e 15; no grupo tratado, as diferenças são menores ou iguais à mediana para os estudantes 22, 24, 25, 26, 27, 28, 29, 31, 32, 33, 35, 36, 37, 38, 39, 40.

Diferenças entre os escores obtidos nas duas partes do teste de inteligência segundo o grupo (tabela auxiliar).

Grupo			
Controle		Tratado	
Estudante	Diferença	Estudante	Diferença
1	−1	21	7
2	8	22	−5
3	3	23	4
4	13	24	−4
5	0	25	−5
6	1	26	−7
7	6	27	−2
8	2	28	0
9	16	29	−6
10	3	30	6
11	14	31	−3
12	1	32	−3
13	4	33	−3
14	1	34	2
15	−3	35	−4
16	9	36	−3
17	3	37	1
18	3	38	−9
19	5	39	−4
20	2	40	0

Quarto passo: organize os resultados em uma tabela 2 × 2.

Distribuição das diferenças entre os escores obtidos nas duas partes do teste de inteligência segundo o grupo e seu valor em relação à mediana.

Dados	Grupo		
	Controle	Tratado	Total
Menores ou iguais à mediana	6	16	22
Maiores do que a mediana	14	4	18
Total	20	20	40

Quinto passo: aplique o teste de χ^2. Obtém-se $\chi^2 = 10,101$, *p*-valor = 0,001482.

(Continua)

EXEMPLO 6.7 (continuação)

Sexto passo: com base nesse ensaio, pode-se concluir que desencorajar pessoas a fazer um teste dizendo a elas que tiveram baixo desempenho em situações anteriores, mesmo isso não sendo verdade, afeta o rendimento delas. Se usar o programa Minitab para fazer os cálculos, conforme Figura 6.5, obtém-se:

Estatísticas Descritivas

Grupo	Mediana	Média geral N <=	Média geral N >	Q3 - Q1	IC de 95% da mediana
1	3	6	14	6,5	(1,23523; 5,76477)
2	-3	16	4	5,5	(-4; 0)
Global	1				

IC de 95,0% para mediana(1) - mediana(2): (2,9)

Teste

Hipótese nula H_0: as medianas da população são todas iguais
Hipótese alternativa H_1: as medianas da população não são todas iguais

GL	Qui-Quadrado	Valor-p
1	10,10	0,001

Figura 6.5 *Output* do *software* Minitab para o teste da mediana.

6.3 Comparação de dois grupos dependentes

6.3.1 Grupos dependentes

Dois grupos de dados são dependentes se cada unidade de um dos grupos corresponde a uma unidade do outro grupo. Para saber se dois grupos são dependentes, procure, na descrição da pesquisa, palavras como dados pareados, dados emparelhados, antes e depois.

EXEMPLO 6.8

Para testar a eficácia de um novo fármaco que, se presume, reduz a pressão arterial, uma indústria farmacêutica recrutou diversos voluntários que tinham pressão arterial alta. Foi, então, medida a pressão arterial de cada pessoa e, em seguida, fornecido o fármaco. Decorrido algum tempo após o fármaco ter sido administrado, a pressão arterial dos voluntários foi, novamente, medida. Os dados são *dependentes* porque foram obtidos na mesma pessoa. Veja o esquema simplificado de um ensaio com dados pareados na Figura 6.6.

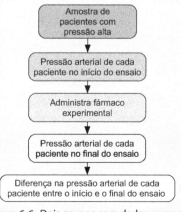

Figura 6.6 Dois grupos com dados pareados.

6.3.2 Teste dos postos assinalados de Wilcoxon

Indicação para o teste dos postos assinalados de Wilcoxon

O teste dos postos assinalados de Wilcoxon compara dados pareados. É especialmente indicado quando as amostras são pequenas. O teste não faz exigências sobre a distribuição dos erros, mas a variável em análise deve ser, de preferência, *contínua,* porque o procedimento do teste exige calcular as diferenças entre os pares de dados.

Diz-se que os dados são pareados se o pesquisador adotar, por exemplo, um dos seguintes procedimentos em seu trabalho:

- Medir a mesma variável nas mesmas unidades, antes e depois de uma intervenção
- Recrutar participantes da pesquisa aos pares, ou parear os participantes por idade, sexo, estágio da doença. Em seguida, administrar o tratamento em teste a um dos participantes de cada par, escolhido ao acaso, e ao outro, o tratamento convencional
- Medir a mesma variável em gêmeos ou outro tipo de par, como mãe e filho.

Procedimento para o teste dos postos assinalados de Wilcoxon

Primeiro passo: escreva as hipóteses em teste e estabeleça o nível de significância.

Segundo passo: organize os dados em uma tabela. Como é difícil fazer o teste à mão, vamos ilustrar apenas os passos iniciais necessários para proceder ao teste usando uma amostra muito pequena – o que não seria admissível na prática. Então, considera-se que, em uma pesquisa de satisfação, cinco indivíduos deram as notas 8, 5, 6, 4 e 9 ao profissional que os atendia antes de uma intervenção. Depois de atendidos, os mesmos cinco indivíduos, organizados na mesma ordem, deram ao mesmo profissional as notas 2, 7, 9, 9 e 1. Organize os dados em uma tabela.

Tabela 6.4 Notas em uma pesquisa de satisfação, antes e depois de uma intervenção.

Indivíduo	Intervenção	
	Antes	Depois
A	8	2
B	5	7
C	6	9
D	4	9
E	9	1

Terceiro passo: calcule a diferença entre cada par de dados. Exclua toda diferença igual a zero.

Tabela 6.5 Diferenças entre as notas conferidas antes e depois da intervenção (tabela auxiliar - teste de Wilcoxon).

Indivíduo	Antes	Depois	Diferença
A	8	2	6
B	5	7	−2
C	6	9	−3
D	4	9	−5
E	9	1	8

Quarto passo: obtenha os *valores absolutos* das diferenças.

Capítulo 6 Testes para Comparação de Dois Grupos

Tabela 6.6 Valores absolutos das diferenças entre as notas (tabela auxiliar – teste de Wilcoxon).

Indivíduo	Antes	Depois	Diferença	Valor absoluto da diferença
A	8	2	6	6
B	5	7	−2	2
C	6	9	−3	3
D	4	9	−5	5
E	9	1	8	8

Quinto passo: confira postos aos *valores absolutos* das diferenças.

Tabela 6.7 Postos dos valores absolutos das diferenças entre as notas (tabela auxiliar – teste de Wilcoxon).

Indivíduo	Antes	Depois	Diferença	Valor absoluto	Posto
A	8	2	6	6	4
B	5	7	−2	2	1
C	6	9	−3	3	2
D	4	9	−5	5	3
E	9	1	8	8	5
Soma					15

Verifique a igualdade definida pela fórmula (6.1):

$$15 = 5 \times \frac{5 + 1}{2}$$

Sexto passo: coloque *sinais nos postos*, obedecendo aos seguintes critérios:

Postos das diferenças que tinham *sinal negativo* ficam com *sinal negativo*
Postos das diferenças que tinham *sinal positivo* ficam com *sinal positivo*.

Os postos passam a se chamar *postos assinalados*.

Tabela 6.8 Postos assinalados das diferenças entre as notas (tabela auxiliar – teste de Wilcoxon).

Indivíduo	Antes	Depois	Diferença	Valor absoluto	Posto	Posto assinalado
A	8	2	6	6	4	4
B	5	7	−2	2	1	−1
C	6	9	−3	3	2	−2
D	4	9	−5	5	3	−3
E	9	1	8	8	5	5

Sétimo passo: some os postos assinalados. Indique a soma por ΣR. Some os quadrados dos postos assinalados. Indique a soma dos quadrados dos postos assinalados por ΣR^2.

Oitavo passo: calcule z, a estatística de teste que tem distribuição aproximadamente normal padronizada sob a hipótese da nulidade, desde que $n \geq 20$.

$$z = \frac{\sum R}{\sqrt{\sum R^2}} \qquad (6.6)$$

Nono passo: faça o teste, que consiste em comparar o valor calculado de z com o valor crítico dado na tabela de distribuição normal padronizada (Tabela 1 do Apêndice) no nível estabelecido de significância. Rejeite a hipótese da nulidade sempre que o valor calculado de z for igual ou maior do que o valor crítico. Se usar um *software* de estatística, você obterá o p-valor.

Décimo passo: conclua.

Correspondente paramétrico para o teste dos postos assinalados de Wilcoxon

O teste t de Student para amostras dependentes[12] é o correspondente paramétrico para o teste dos postos assinalados de Wilcoxon. O teste t tem maior poder, mas exige que os erros tenham distribuição normal ou aproximadamente normal.

EXEMPLO 6.9

Foi feito um estudo para saber se a escuta é dicótica, isto é, se a capacidade de percepção auditiva tem grau diferente em cada um dos ouvidos.[13] Cada participante da pesquisa ouviu uma série de palavras, apresentadas aleatoriamente do lado direito e do lado esquerdo, e relatou o que ouviu. Ouve-se melhor de um lado do que de outro?[14]

Procedimento para o teste dos postos assinalados de Wilcoxon
Primeiro passo

Hipóteses:
H_0: a capacidade de percepção auditiva *é a mesma nos dois ouvidos*.
H_1: a capacidade de percepção auditiva *tem um lado preferencial*.
Nível de significância: 5%.

Segundo passo: organize os dados em uma tabela.

Número de palavras ouvidas corretamente, segundo o lado em que foram ditas, para cada participante de pesquisa.

| Participante | Lado | | Participante | Lado | |
	Direito	Esquerdo		Direito	Esquerdo
1	25	32	11	20	30
2	32	30	12	5	32
3	15	8	13	15	18
4	25	32	14	18	19
5	32	20	15	29	26
6	24	32	16	27	30

(Continua)

---

[12]Para estudar teste t, ver: VIEIRA, S. Introdução à Bioestatística. 6. ed. Rio de Janeiro: Guanabara Koogan, 2021.

[13]Wilcoxon Test Worked Example. Disponível em: http://users.sussex.ac.uk › ~grahamh. Acesso em: 22 fev. 2021.

[14]Para fazer os cálculos você pode, por exemplo, usar uma calculadora na internet. Wilcoxon Signed-Rank Test Calculator. Disponível em: https://www.socscistatistics.com. Acesso em: 7 abr. 2022.

EXEMPLO 6.9 (*continuação*)

Participante	Lado Direito	Lado Esquerdo	Participante	Lado Direito	Lado Esquerdo
7	26	32	17	14	19
8	29	31	18	16	20
9	32	28	19	25	15
10	32	32	20	23	32

Terceiro passo: calcule a diferença entre cada par de dados. Exclua toda diferença igual a zero.

Diferença entre o número de palavras ouvidas corretamente, segundo o lado em que foram ditas, para cada participante de pesquisa (tabela auxiliar – teste de Wilcoxon).

Participante	Lado Direito	Lado Esquerdo	Diferença
1	25	32	–7
2	32	30	2
3	15	8	7
4	25	32	–7
5	32	20	12
6	24	32	–8
7	26	32	–6
8	29	31	–2
9	32	28	4
10	32	32	Excluído
11	20	30	–10
12	5	32	–27
13	15	18	–3
14	18	19	–1
15	19	26	–7
16	27	30	–3
17	14	19	–5
18	16	20	–4
19	25	15	10
20	23	32	–9

Quarto passo: obtenha os *valores absolutos* das diferenças.

Valores absolutos das diferenças entre o número de palavras ouvidas corretamente, segundo o lado em que foram ditas, para cada participante de pesquisa (tabela auxiliar – teste de Wilcoxon).

Participante	Lado Direito	Lado Esquerdo	Diferença	Valor absoluto
1	25	32	–7	7
2	32	30	2	2
3	15	8	7	7
4	25	32	–7	7

(Continua)

EXEMPLO 6.9 (*continuação*)

Participante	Lado Direito	Lado Esquerdo	Diferença	Valor absoluto
5	32	20	12	12
6	24	32	–8	8
7	26	32	–6	6
8	29	31	–2	2
9	32	28	4	4
10	32	32	Excluído	
11	20	30	–10	10
12	5	32	–27	27
13	15	18	–3	3
14	18	19	–1	1
15	19	26	–7	7
16	27	30	–3	3
17	14	19	–5	5
18	16	20	–4	4
19	25	15	10	10
20	23	32	–9	9

Quinto passo: atribua postos aos *valores absolutos* das diferenças. Como são 19 participantes da pesquisa, isto é, $n = 19$ porque um participante foi excluído, os postos vão de 1 a 19. Some os postos.

Postos dos valores absolutos das diferenças entre o número de palavras ouvidas corretamente, segundo o lado em que foram ditas, para cada participante de pesquisa (tabela auxiliar – teste de Wilcoxon).

Participante	Lado Direito	Lado Esquerdo	Diferença	Valor absoluto	Posto
1	25	32	–7	7	11,5
2	32	30	2	2	2,5
3	15	8	7	7	11,5
4	25	32	–7	7	11,5
5	32	20	12	12	18
6	24	32	–8	8	14
7	26	32	–6	6	9
8	29	31	–2	2	2,5
9	32	28	4	4	6,5
10	32	32	Excluído		
11	20	30	–10	10	16,5
12	5	32	–27	27	19
13	15	18	–3	3	4,5
14	18	19	–1	1	1
15	19	26	–7	7	11,5
16	27	30	–3	3	4,5
17	14	19	–5	5	8
18	16	20	–4	4	6,5
19	25	15	10	10	16,5
20	23	32	–9	9	15
					190

(*Continua*)

EXEMPLO 6.9 (*continuação*)

Verifique a igualdade, conforme a fórmula (6.1):

$$\sum R = n \times \frac{n+1}{2}$$

$$190 = 19 \times \frac{19+1}{2}$$

Sexto passo: coloque *sinais nos postos*, obedecendo aos critérios:

Postos das diferenças com *sinal negativo* ficam com *sinal negativo*.
Postos das diferenças com *sinal positivo* ficam com *sinal positivo*.

Os postos passam a se chamar *postos assinalados*.

Postos assinalados para os valores absolutos das diferenças entre o número de palavras ouvidas corretamente, segundo o lado em que foram ditas, para cada participante de pesquisa (tabela auxiliar – teste de Wilcoxon).

Participante	Lado		Diferença	Valor absoluto	Posto	Posto assinalado
	Direito	Esquerdo				
1	25	32	−7	7	11,5	−11,5
2	32	30	2	2	2,5	2,5
3	15	8	7	7	11,5	11,5
4	25	32	−7	7	11,5	−11,5
5	32	20	12	12	18	18
6	24	32	−8	8	14	−14
7	26	32	−6	6	9	−9
8	29	31	−2	2	2,5	−2,5
9	32	28	4	4	6,5	6,5
10	32	32	Excluído			
11	20	30	−10	10	16,5	−16,5
12	5	32	−27	27	19	−19
13	15	18	−3	3	4,5	−4,5
14	18	19	−1	1	1	−1
15	19	26	−7	7	11,5	−11,5
16	27	30	−3	3	4,5	−4,5
17	14	19	−5	5	8	−8
18	16	20	−4	4	6,5	−6,5
19	25	15	10	10	16,5	16,5
20	23	32	−9	9	15	−15

Sétimo passo: some os postos assinalados e some os quadrados dos postos assinalados.

A soma dos postos negativos é −135. A soma dos postos positivos é 55. Logo, $\sum R = -80$. A soma dos quadrados dos postos assinalados é 2.463.

(Continua)

108 Bioestatística – Tópicos Avançados

EXEMPLO 6.9 (*continuação*)

Postos assinalados e quadrado dos postos assinalados para os valores absolutos das diferenças entre o número de palavras ouvidas corretamente (lado esquerdo e direito) para cada participante de pesquisa (tabela auxiliar – teste de Wilcoxon).

Participante	Valor absoluto	Posto	Posto assinalado	Quadrado do posto assinalado
1	7	11,5	–11,5	132,25
2	2	2,5	2,5	6,25
3	7	11,5	11,5	132,25
4	7	11,5	–11,5	132,25
5	12	18	18	324
6	8	14	–14	196
7	6	9	–9	81
8	2	2,5	–2,5	6,25
9	4	6,5	6,5	42,25
10				
11	10	16,5	–16,5	272,25
12	27	19	–19	361
13	3	4,5	–4,5	20,25
14	1	1	–1	1
15	7	11,5	–11,5	132,25
16	3	4,5	–4,5	20,25
17	5	8	–8	64
18	4	6,5	–6,5	42,25
19	10	16,5	16,5	272,25
20	9	15	–15	225
Soma			–80	2.463

Oitavo passo: calcule z, a estatística de teste, aplicando a fórmula (6.6).

$$z = \frac{-80}{\sqrt{2.463}} = -1,61$$

Nono passo: o valor crítico da distribuição normal padronizada (Tabela 1 do Apêndice) no nível de significância de 5% é ±1,96. O valor calculado de $z = -1,61$ é menor que o valor crítico. Não rejeite H_0.

Décimo passo: o experimento não trouxe evidência de que a escuta é dicótica ($\alpha = 0,05$).

Para aplicar o teste t, o correspondente paramétrico para o teste dos postos assinalados de Wilcoxon, não são excluídos pares de dados iguais. O resultado obtido para esse exemplo é $t = -1,71$, com 19 graus de liberdade, p-valor = 0,103.

Se for usado o programa SPSS:

Capítulo 6 Testes para Comparação de Dois Grupos

Postos

		N	Posto Médio	Soma de Classificações
Esquerdo – Direito	Classificações Negativas	5[a]	11,00	55,00
	Classificações Positivas	14[b]	9,64	135,00
	Empates	1[c]		
	Total	20		

[a]Esquerdo < Direito.
[b]Esquerdo > Direito.
[c]Esquerdo = Direito.

Estatísticas de teste[a]

	Esquerdo – Direito
Z	−1,612[b]
Significância Sig. (bilateral)	,107

[a]Teste de Classificação Assinadas por Wilcoxon.
[b]Com base em postos negativos.

Figura 6.7 *Output* do *software* SPSS para o teste de postos assinalados de Wilcoxon.

Zeros e empates: como *zero* não é nem positivo nem negativo, deve ser excluído, mas a amostra se reduz. Um ou outro *empate* não muda o resultado do teste se a amostra for grande. No entanto, se houver muitos empates, a confiabilidade do teste fica reduzida. É preciso usar *não* a fórmula (6.6), mas uma fórmula com correção para empates.[15] Não é mostrada aqui a maneira de fazer essa correção porque aumenta, em muito, a dificuldade de cálculo. No entanto, convém saber que alguns programas para computador fazem a correção e fornecem o resultado do teste, com e sem a correção para empates.

Uma opinião[16] interessante sobre a questão de aparecerem muitos zeros e muitos empates é a de que, se isso está acontecendo, o processo de medição deveria ser melhorado. No exemplo anterior, a variável não é contínua, o que aumenta a possibilidade de empates. O teste de Wilcoxon é mais confiável quando a variável é contínua.

Amostras pequenas: quando as amostras são pequenas, isto é, $n < 20$ e, particularmente, $n < 10$, a distribuição da variável z não se aproxima, satisfatoriamente, da distribuição normal padronizada. Nesses casos:

a. Somam-se os postos com sinal positivo.

b. Somam-se os postos com sinal negativo.

c. Compara-se o valor absoluto das duas somas. A *menor soma de postos em valor absoluto é chamada "W".*

d. Rejeita-se a hipótese da nulidade sempre que o valor calculado de W for maior do que o valor dado na Tabela 4 do Apêndice, no nível estabelecido de significância.

---

[15]LEHMANN, E. L. Nonparametrics: statistical methods based on ranks. San Francisco: Holden Day, 1975. p. 167-168.

[16]GIBBONS, J. D. Nonparametric statistics: an introduction. Newbury Park: Sage Publications, 1993. p. 18.

EXEMPLO 6.10

Oito crianças participaram de um estudo sobre a efetividade de um novo fármaco que se supõe reduzir o comportamento repetitivo de crianças autistas.[17] O tratamento durou 10 semanas. Foi medido o tempo em que cada criança se envolveu em comportamentos repetitivos durante um período de 3 horas. Os dados da tabela foram obtidos antes e depois do tratamento para cada criança, quando iniciava um comportamento repetitivo.

Tempo despendido por crianças autistas em comportamentos repetitivos durante um período de observação de 3 horas, antes e depois do tratamento.

Criança	Tratamento	
	Antes	Depois
1	85	75
2	70	50
3	40	50
4	65	40
5	80	20
6	75	65
7	55	40
8	20	25

Primeiro passo:

Hipóteses:

Hipótese da nulidade: o tratamento *não tem* efeito.

Hipótese alternativa: o tratamento *tem* efeito.

Nível de significância: 5%.

Segundo passo: organize os dados em uma tabela. Calcule as diferenças entre antes e depois de os pacientes terem sido tratados.

Tempo despendido por crianças autistas em comportamentos repetitivos durante um período de observação de 3 horas antes e depois do tratamento (tabela auxiliar – cálculo das diferenças).

Criança	Tratamento		Diferença
	Antes	Depois	
1	85	75	10
2	70	50	20
3	40	50	−10
4	65	40	25
5	80	20	60
6	75	65	10
7	55	40	15
8	20	25	−5

Terceiro passo: obtenha os *valores absolutos* das diferenças.

(Continua)

---

[17]NONPARAMETRIC TESTS. Wilcoxon Signed Rank Test. Disponível em: https://sphweb.bumc.bu.edu/otlt/mph-modules/bs/bs704_nonparametric/BS704_Nonparametric6.html. Acesso em: 7 abr. 2022.

EXEMPLO 6.10 (*continuação*)

Tempo despendido por crianças autistas em comportamentos repetitivos durante um período de observação de 3 horas antes e depois do tratamento (tabela auxiliar – valores absolutos das diferenças).

| Criança | Tratamento | | Diferença | Valor absoluto |
	Antes	Depois		
1	85	75	10	10
2	70	50	20	20
3	40	50	–10	10
4	65	40	25	25
5	80	20	60	60
6	75	65	10	10
7	55	40	15	15
8	20	25	–5	5

Quarto passo: atribua postos aos *valores absolutos* das diferenças. Como são oito os participantes da pesquisa, os postos vão de 1 a 8.

Tempo despendido por crianças autistas em comportamentos repetitivos durante um período de observação de 3 horas segundo o tratamento (tabela auxiliar – postos).

| Criança | Tratamento | | Diferença | Posto |
	Antes	Depois		
1	85	75	10	3
2	70	50	20	6
3	40	50	–10	3
4	65	40	25	7
5	80	20	60	8
6	75	65	10	3
7	55	40	15	5
8	20	25	–5	1
				$\sum R = 36$

Verifique a igualdade definida pela fórmula (6.1).

$$\sum R = n \times \frac{n+1}{2}$$

$$\sum R = 8 \times \frac{8+1}{2} = 36$$

Quinto passo: coloque *sinais nos postos*, que passam a se chamar *postos assinalados*. Em seguida, some os postos com *sinal negativo* e some os postos com *sinal positivo*.

(Continua)

EXEMPLO 6.10 (*continuação*)

Tempo despendido por crianças autistas em comportamentos repetitivos durante um período de observação de 3 horas, antes e depois do tratamento (tabela auxiliar – postos assinalados).

| Criança | Tratamento | | Diferença | Posto | Posto assinalado |
	Antes	Depois			
1	85	75	10	3	3
2	70	50	20	6	6
3	40	50	−10	3	−3
4	65	40	25	7	7
5	80	20	60	8	8
6	75	65	10	3	3
7	55	40	15	5	5
8	20	25	−5	1	−1

Sexto passo: como a amostra é pequena ($n = 8$), não calcule z. O procedimento é o seguinte:

Some os postos com sinal negativo, que no caso é −4.

Some os postos com sinal positivo, que é +32.

Compare os resultados das somas, em valor absoluto. Escolha a menor, que é chamada "W".

Neste exemplo, $W = 4$

Sétimo passo: procure o valor crítico para W na Tabela 4 do Apêndice (lembre-se de que W é a menor soma de postos em valor absoluto). Para $\alpha = 0,05$ e amostras de tamanho $n = 8$, o valor crítico é 4. Como a menor soma obtida desprezando o sinal é $W = 4$, rejeite H_0.

Oitavo passo: com base no ensaio, pode-se concluir que o novo fármaco tem efeito sobre o comportamento repetitivo de crianças autistas.

6.3.3 Teste do sinal

Indicação para o teste do sinal

O teste do sinal é a forma mais fácil de comparar dois grupos dependentes. Mesmo assim, não é recomendado porque tem pouco poder; o teste do sinal usa como informação apenas o sinal das diferenças entre pares de dados.[18] Esse teste exige uma única pressuposição: a distribuição da variável deve ser contínua porque é preciso obter o sinal das diferenças. Além disso, para usar a aproximação normal como mostrado aqui, é preciso ter grandes amostras.[19]

Procedimento para o teste do sinal

Primeiro passo: estabeleça as hipóteses em teste e o nível de significância.

Segundo passo: compare o valor da primeira medida com o valor da segunda medida, feitas no mesmo par de pessoas, animais ou objetos; atribua sinal + (mais) para todo par de observações em que a primeira medida foi maior do que a segunda e sinal − (menos) quando acontecer o contrário. Exclua toda diferença igual a zero.

Terceiro passo: conte o número de sinais + (mais) e o número de sinais − (menos).

---

[18]O teste *t* usa os valores das diferenças, o teste de Wilcoxon usa os postos das diferenças, e o teste do sinal usa os sinais das diferenças.

[19]O teste do sinal usa a aproximação normal da binomial, e a distribuição binomial aproxima-se da distribuição normal quando $n\theta > 5$ e $n(1-\theta) > 5$.

Quarto passo: sob a hipótese de nulidade, medidas feitas no mesmo par são iguais. Então, sob essa hipótese, metade (50%) das diferenças entre pares teria sinal + (mais) e a outra metade (50%) sinal – (menos). Dessa forma, sob a hipótese da nulidade, a proporção de sinais – (menos) é 0,5. Para testar essa hipótese, calcule a estatística:

$$Z = \frac{(|p - 0,5|) - \dfrac{1}{2n}}{\sqrt{\dfrac{0,5\,(1 - 0,5)}{n}}}$$

(6.7)

em que n é o tamanho da amostra descontados os pares de dados com diferença zero, p é a proporção de sinais – (menos).

Quinto passo: para fazer o teste, compare o valor calculado de Z com o valor crítico dado na tabela de distribuição normal padronizada (Tabela 1 do Apêndice), no nível estabelecido de significância. Rejeite a hipótese da nulidade sempre que o valor calculado de Z for igual ou maior do que o valor de Z dado na tabela. Se usar um *software* de estatística, achará o p-valor.

Sexto passo: conclua.

Empates: quando ocorre empate, a diferença fica igual a zero. Se o número de zeros for pequeno, eles podem ser ignorados como foi feito aqui, mas isso reduz o tamanho da amostra. Se o número de zeros for grande, você deve adotar outro procedimento para testar H_0.[20]

EXEMPLO 6.11

Para decidir pela compra de um de dois tomógrafos fabricados por empresas diferentes, o diretor de um instituto separou 20 crânios e fez duas tomadas tomográficas de cada um: a primeira usando o tomógrafo da marca A e a segunda usando o tomógrafo da marca B. Depois, pediu a um radiologista que examinasse as tomografias e conferisse, a cada uma delas, uma nota de 0 (péssima) a 5 (excelente). Os resultados são dados em seguida.

Notas conferidas por um técnico para tomografias obtidas por dois tomógrafos.

| | Tomógrafo | | | Tomógrafo | |
Crânio	A	B	Crânio	A	B
1	5	3	11	4	3
2	5	2	12	0	1
3	5	1	13	5	4
4	4	2	14	4	2
5	4	5	15	5	3
6	5	2	16	5	2
7	2	1	17	5	1
8	4	5	18	4	2
9	4	2	19	4	5
10	5	4	20	2	5

(Continua)

---

[20]Para outras maneiras de proceder, ver: CONOVER, W. J. Practical nonparametric statistics. 3. ed. Nova York: Wiley, 1999.

EXEMPLO 6.11 (*continuação*)

Primeiro passo: a hipótese de nulidade é a de que as tomografias feitas pelos tomógrafos das duas marcas têm a mesma qualidade. Seja $\alpha = 0,05$, em um teste bilateral.

Segundo passo: atribua sinal + (mais) para todo par de observações em que o tomógrafo da marca A recebeu nota mais alta do que o da marca B e sinal − (menos) quando aconteceu o contrário. Exclua toda diferença igual a zero.

Notas conferidas por um técnico para tomografias obtidas
por dois tomógrafos (tabela auxiliar – sinais).

| Crânio | Tomógrafo | | Sinal da diferença |
	A	B	
1	5	3	+
2	5	2	+
3	5	1	+
4	4	2	+
5	4	5	−
6	5	2	+
7	2	1	+
8	4	5	−
9	4	2	+
10	5	4	+
11	4	3	+
12	0	1	−
13	5	4	+
14	4	2	+
15	5	3	+
16	5	2	+
17	5	1	+
18	4	2	+
19	4	5	−
20	2	5	−

Terceiro passo: o tomógrafo da marca A teve melhor avaliação 15 vezes e o da marca B, cinco vezes.

Quarto passo: para aplicar a fórmula (6.7), você precisa obter primeiro a *proporção p* de sinais − (menos) na amostra.

$$p = \frac{5}{20} = 0,25$$

Para obter a estatística Z, calcule:

$$Z = \frac{(|0,25 - 0,5|) - \dfrac{1}{2 \times 20}}{\sqrt{\dfrac{0,5\,(1 - 0,5)}{20}}} = \frac{0,25 - \dfrac{1}{40}}{\sqrt{\dfrac{0,25}{20}}} = 2,012$$

(Continua)

Capítulo 6 Testes para Comparação de Dois Grupos

EXEMPLO 6.10 (*continuação*)

Quinto passo: o valor crítico de z para $\alpha = 0,05$ é 1,96. Como o valor calculado $z = 2,012$ é maior do que o valor crítico, você rejeita H_0.

Sexto passo: existe evidência de que o tomógrafo da marca A produz tomografias de melhor qualidade do que o da marca B ($\alpha = 0,05$).

Caso seja usado o programa Statistica para fazer os cálculos, obtém-se, conforme Figura 6.8:

	Sign Test			
	No. of Non–ties	Percent v < V	Z	p-level
Tomo A & Tomo B	20	25	2,012461	0,044171

Figura 6.8 *Output* do *software* Statistica para o teste do sinal.

RESUMO E OBJETIVO DO CAPÍTULO

Após ter lido este capítulo, você é capaz não só de aplicar os testes apresentados, mas também de saber *por que* foram aplicados. São apresentados testes não paramétricos para:

* *Comparação de amostras independentes*: teste de Mann-Whitney e teste da mediana
* *Comparação de duas amostras dependentes*: teste dos postos assinalados de Wilcoxon e teste do sinal.

6.4. EXERCÍCIOS

6.4.1   Considere o conjunto de dados: 86; 54; 57; 98; 57; 89; 43; 56; 67; 60. Atribua um posto a cada dado e verifique que:

$$\sum R = n \times \frac{n+1}{2}$$

6.4.2   Imagine que um pesquisador quer determinar se duas linhagens de ratos de laboratório diferem na habilidade de correr em labirinto.[21] Para isso, seleciona uma amostra de ratos ingênuos (que nunca foram ensinados a correr em labirinto) de cada linhagem e dá o necessário treinamento. Faz, então, um teste: coloca os ratos para correr em labirinto e conta o número de tentativas de cada um até conseguir correr no labirinto duas vezes. Veja:

Linhagem A: 9; 4; 20; 13.

Linhagem B: 4; 12; 8; 3; 9.

a)   Estabeleça a hipótese da nulidade e a hipótese alternativa.

---

[21] O exercício é de MINIUM, E. W.; CLARKE, R. C.; COLADARCI, T. Elements of statistical reasoning. 2. ed. New York: Wiley, 1999. p. 421.

Bioestatística – Tópicos Avançados

b) Aplique o teste de Mann-Whitney no nível de 5% de significância. Dê o valor de ΣR_1 e os valores críticos de ΣR_1.

c) Conclua.

d) Calcule ΣR_2 e verifique que:

$$\sum R_1 + \sum R_2 = n \times \frac{n+1}{2}$$

6.4.3 Em uma pesquisa para estudar o efeito da inalação prolongada de cádmio sobre os níveis de hemoglobina, 10 cães foram expostos ao óxido de cádmio e 10 cães serviram como controle (não foram expostos ao óxido de cádmio). Os dados obtidos estão na tabela. Faça o teste de Mann-Whitney.

Níveis de hemoglobina, em gramas, de cães segundo o grupo.

Grupo			
Exposto		Controle	
Nº do cão	Hemoglobina	Nº do cão	Hemoglobina
1	14,6	11	15,5
2	15,8	12	17,9
3	16,4	13	15,5
4	14,6	14	16,7
5	14,9	15	17,6
6	14,3	16	16,8
7	14,7	17	16,7
8	17,2	18	16,8
9	16,8	19	17,2
10	16,1	20	18

Fonte: DANIEL, W. W. Applied nonparametric statistics. 2. ed. Pacific Grove: Duxbury, 2000. p. 130.

6.4.4 Para testar o efeito de um novo analgésico nos casos de cefaleia, foi feito um ensaio clínico randomizado duplo-cego placebo-controlado com 17 pacientes. Oito pacientes receberam o novo analgésico (grupo tratado) e nove pacientes receberam placebo (grupo controle). Uma hora depois de ingerir o comprimido, os pacientes registraram a dor em uma escala visual analógica (EVA) que variava de 0 a 10. Os dados estão na tabela. Faça o teste.

Registro de dor, medida em escala analógica, segundo o grupo.

Grupo			
Tratado		Controle	
Nº do paciente	EVA	Nº do paciente	EVA
1	1	9	2
2	1,5	10	3,5
3	2	11	4
4	2	12	5
5	3,5	13	8
6	5,5	14	8,5
7	7	15	9
8	7,5	16	9,5
		17	10

Capítulo 6 Testes para Comparação de Dois Grupos

6.4.5 Dez restaurantes de uma metrópole foram selecionados ao acaso para participar de um experimento conduzido pela Secretaria da Saúde como parte de um esforço para melhorar as condições de higiene nesse tipo de estabelecimento. Os chefes de cozinha foram pagos para assistir a um seminário de 3 dias no qual foram enfatizadas as vantagens de uma cozinha limpa. As cozinhas dos restaurantes foram inspecionadas antes e 6 meses depois de os chefes terem assistido ao seminário. Nas duas ocasiões, foram atribuídas notas às condições de higiene das cozinhas, conforme mostra a tabela. Faça o teste de Wilcoxon.

Notas das cozinhas dos restaurantes na inspeção antes e 6 meses depois de os chefes terem assistido ao seminário.

Chefe de cozinha	Grupo	
	Antes	Depois
1	80	90
2	83	85
3	82	87
4	81	78
5	77	75
6	77	82
7	65	75
8	67	85
9	75	90
10	85	95

Fonte: DANIEL, W. W. Applied nonparametric statistics.
2. ed. Pacific Grove: Duxbury, 2000. p. 173.

6.4.6 Estudando o conformismo social e a autoestima, pesquisadores verificaram, aplicando o teste t de Student a uma amostra de 200 estudantes de pós-graduação, que o escore médio de autoestima no grupo caracterizado como conformista era diferente do escore médio de autoestima do grupo não conformista. Imagine que o estudo foi repetido com outros participantes e os pesquisadores chegaram aos dados apresentados na tabela a seguir. Faça o teste da mediana, porque essa amostra é muito menor do que a citada, de 200 estudantes. Calcule as medianas de cada grupo. Compare.

Escore da autoestima segundo o grupo.

Grupo			
Conformista		Não conformista	
Nº do estudante	Escore	Nº do estudante	Escore
1	48	11	59
2	55	12	58
3	56	13	48
4	49	14	57
5	41	15	59
6	55	16	45
7	44	17	59
8	53	18	68
9	42	19	61
10	50		

Fonte: DANIEL, W. W. Applied nonparametric statistics. 2. ed. Pacific Grove: Duxbury, 2000. p. 131.

Bioestatística – Tópicos Avançados

6.4.7 Para testar o efeito de um ansiolítico, foi feito um ensaio clínico. Os voluntários eram oito pacientes que iriam se submeter à extração de vários dentes. Foram registrados os níveis de ansiedade dos pacientes, antes e depois de medicados, em escala apropriada, como apresentado na tabela. Aplique o teste adequado.

Nível de ansiedade antes e depois de o paciente ter sido medicado.

	Ansiedade	
Nº do paciente	Antes da medicação	Depois da medicação
1	23	14
2	26	14
3	28	29
4	29	25
5	37	31
6	26	18
7	27	30
8	32	30

6.4.8 Foi feito um ensaio para estudar os efeitos adversos de um fármaco indicado para casos de hipertensão. Os pacientes, com o mesmo perfil, recém-diagnosticados e sem tratamento, responderam a diversas questões ao iniciarem o tratamento e na oitava semana após o início. Os dados relativos à fadiga estão apresentados na tabela. Nesse exemplo, 0 significa: ausência do sintoma; 1: o sintoma existe, mas não incomoda; 2: o sintoma incomoda, mas não interfere nas atividades; 3: interfere na maioria das atividades. Faça o teste do sinal.

Fadiga, medida em uma escala de quatro pontos segundo o grupo.

	Grupo	
Nº do paciente	Início	Final
1	1	2
2	2	3
3	0	2
4	3	0
5	1	0
6	3	1
7	3	2
8	3	3
9	2	2
10	2	0
11	3	1
12	0	0
13	2	2
14	2	3
15	2	1
16	3	0
17	2	0
18	3	1
19	3	0
20	2	2

(Continua)

Capítulo 6 Testes para Comparação de Dois Grupos

(continuação)

Nº do paciente	Grupo	
	Início	Final
21	2	3
22	3	1
23	3	0

Fonte: Dados fictícios com base em LUNA, R. L. Eficácia e tolerabilidade da associação bisoprolol/hidroclorotiazida na hipertensão arterial. Arq Bras Cardiol, v. 71, n. 4, 1998.

6.4.9 Nos casos de óbito intrauterino ocorridos no segundo trimestre de gestação, foram comparados os tempos de resolução para gestantes submetidas ao misoprostol. Um grupo de gestantes, escolhidas ao acaso, recebeu misoprostol via oral e o outro, por via vaginal. Os tempos de resolução estão na tabela. Faça o teste de Mann-Whitney.

Tempo de resolução, em horas, do óbito fetal ocorrido no segundo trimestre de gestação: comparação entre as vias oral e vaginal.

	Grupo		
Nº da paciente	Oral	Nº da paciente	Vaginal
1	30	7	24
2	9	8	11
3	22	9	20
4	10	10	22
5	20	11	27
6	16	12	6
		13	10
		14	23

Fonte: MACAU, S. N.; BERTINI, M.; CAMANO, L. Resolução do óbito intrauterino com o uso de misoprostol intravaginal em baixa dose. Rev Bras Ginecol Obstet, v. 5, p. 232-236, 1992.

6.4.10 Uma pesquisa comparou a efetividade da propaganda feita por duas marcas rivais de café, A e B. Pessoas que estavam em um *shopping center* receberam, aleatoriamente, ou a propaganda feita por A ou a propaganda feita por B, por escrito. Depois avaliaram a vontade que sentiram de comprar a marca A ou a marca B, dando notas de 0 a 10 à propaganda que haviam recebido. Os dados estão na tabela. Faça o teste de Mann-Whitney (grupos independentes).[22] A propaganda de uma das marcas se revelou mais efetiva?

Notas conferidas a duas marcas de café por dois grupos de pessoas.

	Marca		
Voluntário	A	Voluntário	B
1	3	7	9
2	4	8	7
3	2	9	5
4	6	10	10
5	2	11	6
6	5	12	8

---

[22]Ver solução detalhada em: MANN-WHITNEY test worked example. Disponível em: http://users.sussex.ac.uk/cerca de grahamh/RM1web/Mann-Whitney%20worked%20example.pdf. Acesso em: 4 nov. 2017.

Testes para Comparar Mais de Dois Grupos

7

Na área da saúde, há uma busca incessante por novas formas de prevenir, diagnosticar ou tratar doenças. Também se procura uma maneira de melhorar a qualidade de vida das pessoas com doenças crônicas ou minorar o sofrimento no final da vida. No decorrer de todas as fases de tais pesquisas, são aplicados conhecimentos de Estatística, seja para determinar o tamanho da amostra, delinear um ensaio ou fazer a análise dos dados coletados.

7.1 Comparação de mais de dois grupos independentes

7.1.1 Teste de Kruskal-Wallis

Indicação para o teste de Kruskal-Wallis

O teste de Kruskal-Wallis, também conhecido como "análise de variância de Kruskal-Wallis", "ANOVA de Kruskal-Wallis" e "ANOVA não paramétrica", é indicado para comparar três ou mais grupos independentes, quando a variável é ordinal ou numérica e/ou a distribuição é desconhecida. Os grupos podem ser pequenos e de diferentes tamanhos. A lógica do teste de Kruskal-Wallis é semelhante à do teste de Mann-Whitney, pois trabalha com *postos*, e não com dados coletados. Portanto, o teste de Kruskal-Wallis compara distribuições – e não médias, como a ANOVA paramétrica.

Pressuposições para o teste de Kruskal-Wallis

- As amostras devem ser aleatórias
- As amostras devem ser independentes
- A variável deve ser ordinal ou numérica.

Procedimento para o teste de Kruskal-Wallis

Primeiro passo: estabeleça as hipóteses em teste e o nível de significância.

Hipóteses:
H_0: os postos dos grupos em comparação têm a *mesma distribuição*.
H_1: os postos de pelo menos um grupo tem *distribuição diferente*.
Nível de significância: $\alpha = 0,05$, para *um teste bilateral*.

Segundo passo: organize os dados em uma tabela.

Terceiro passo: considere que há k grupos em comparação, isto é, Grupo 1, Grupo 2,..., Grupo k. Indique o número de unidades nos respectivos grupos por n_1, n_2,..., n_k. Então, $n_1 + n_2 +..., +n_k = n$

- Junte os n dados dos k grupos em um único conjunto, mas sem perder a identificação dos grupos
- Ordene os dados sem perder a identificação dos grupos e atribua postos a eles. Os postos vão de 1 (o dado de menor valor) até n (o dado de maior valor)
- Se houver empates atribua, aos valores iguais, a média de seus postos.

Quarto passo: calcule as somas dos postos das unidades de cada grupo, isto é, ΣR_1, ΣR_2..., ΣR_k. Se os cálculos estiverem corretos, tem-se que:

Bioestatística – Tópicos Avançados

$$\sum R_1 + \sum R_2 + \ldots + \sum R_R = n \times \frac{n+1}{2} \tag{7.1}$$

Quinto passo: se não houver empates ou se os empates forem poucos, calcule:

$$H = \frac{12}{n\,(n+1)} \left[\frac{(\sum R_1)^2}{n_1} + \frac{(\sum R_2)^2}{n_2} + \ldots + \frac{(\sum R_k)^2}{n_k} \right] - 3\,(n+1) \tag{7.2}$$

em que $\sum R_1$, $\sum R_2$,..., $\sum R_k$ são as somas dos postos das unidades nos grupos 1, 2,..., k, respectivamente.

Sexto passo: se a amostra for grande e houver vários grupos em comparação, sob a hipótese da nulidade a estatística H tem, aproximadamente, distribuição de χ^2 com $(k-1)$ graus de liberdade. Compare, então, o valor calculado de H com o valor crítico de χ^2 no nível estabelecido de significância e com $(k-1)$ graus de liberdade (Tabela 2 do Apêndice). Rejeite a hipótese da nulidade sempre que o valor calculado de H for igual ou maior do que o valor encontrado na tabela. Os *softwares* de estatística fornecem o *p*-valor.

Sétimo passo: para facilitar a comparação, calcule as *medianas* e/ou as *médias dos postos* dos grupos.

Oitavo passo: conclua.

EXEMPLO 7.1

Para avaliar o efeito da expectativa sobre a percepção da qualidade na degustação de bebidas, um pesquisador convidou 24 apreciadores de vinho para uma sessão de degustação e os dividiu aleatoriamente em três grupos de mesmo tamanho.[1] Na data marcada para a degustação, um dos participantes sorteados para o Grupo B e dois sorteados para o Grupo C não compareceram. O tamanho da amostra ficou, portanto, reduzido a 21 participantes. Aqueles que compareceram foram convidados a avaliar a qualidade de determinado vinho em uma escala visual analógica de 0 (péssimo) a 10 (excelente). Cada pessoa participou de uma entrevista individual. Para as pessoas do Grupo A, induziu-se a expectativa de um vinho de ótima qualidade. Para as pessoas do Grupo B, induziu-se a expectativa de um vinho de baixa qualidade, e para as pessoas do Grupo C, não se faziam previsões. O vinho era o mesmo. A nota conferida pelos degustadores, segundo o grupo ao qual foram designados, é a variável que será colocada em análise.

Primeiro passo:

Hipóteses:

H_0: os postos dos grupos em comparação têm a mesma distribuição.

H_1: os postos de pelo menos um grupo tem distribuição diferente.

Nível de significância: $\alpha = 0{,}05$, para um teste bilateral.

Segundo passo: apresente os dados em uma tabela.

(Continua)

---

[1]CONCEPTS and Applications of Inferential Statistics. The Kruskal-Wallis Test for 3 or more independent samples. Disponível em: http://vassarstats.net/textbook/ch14a.html. Acesso em: 8 fev. 2022.

EXEMPLO 7.1 (*continuação*)

Notas conferidas pelos degustadores segundo o grupo ao qual pertenciam.

Grupo					
A		B		C	
Degustador	Nota	Degustador	Nota	Degustador	Nota
1	6,4	9	2,5	16	1,3
2	6,8	10	3,7	17	4,1
3	7,2	11	4,9	18	4,9
4	8,3	12	5,4	19	5,2
5	8,4	13	5,9	20	5,5
6	9,1	14	8,1	21	8,2
7	9,4	15	8,2		
8	9,7				

Terceiro passo: junte os 21 dados em um único conjunto, organizando-os em ordem crescente, mas sem perder a identificação do grupo ao qual cada dado pertence. Atribua um posto a cada dado. O posto 1 deve ser atribuído para o valor mais baixo (que é 1,3) e o posto 21 para o valor mais alto (que é 9,7). Os valores empatados recebem postos correspondentes à média dos postos que lhes seriam atribuídos.

Notas conferidas pelos degustadores e respectivos postos,
segundo o grupo (tabela auxiliar).

Grupo	Nota	Posto
C	1,3	1
B	2,5	2
B	3,7	3
C	4,1	4
B	4,9	5,5
C	4,9	5,5
C	5,2	7
B	5,4	8
C	5,5	9
B	5,9	10
A	6,4	11
A	6,8	12
A	7,2	13
B	8,1	14
B	8,2	15,5
C	8,2	15,5
A	8,3	17
A	8,4	18
A	9,1	19
A	9,4	20
A	9,7	21

Quarto passo: calcule as somas dos postos de cada grupo, isto é, ΣR_1, ΣR_2 e ΣR_3.

(Continua)

EXEMPLO 7.1 (*continuação*)

Notas conferidas pelos degustadores e respectivos postos, segundo o grupo (tabela auxiliar).

Grupo	Nota	Posto	Grupo	Nota	Posto	Grupo	Nota	Posto
A	6,4	11	B	2,5	2	C	1,3	1
A	6,8	12	B	3,7	3	C	4,1	4
A	7,2	13	B	4,9	5,5	C	4,9	5,5
A	8,3	17	B	5,4	8	C	5,2	7
A	8,4	18	B	5,9	10	C	5,5	9
A	9,1	19	B	8,1	14	C	8,2	15,5
A	9,4	20	B	8,2	15,5			
A	9,7	21						
		$\Sigma R_1 = 131$			$\Sigma R_2 = 58$			$\Sigma R_3 = 42$

Para conferir os cálculos, aplique a fórmula (7.1):

$$131 + 58 + 42 = 21 \times \frac{22}{2} = 231$$

Quinto passo: calcule H conforme a fórmula (7.2). Então:

$$H = \frac{12}{21(21 + 1)} \left[\frac{131^2}{8} + \frac{58^2}{7} + \frac{42^2}{6} \right] - 3(21 + 1)$$

$$H = \frac{12}{462} \left[2.145,125 + 480,5714 + 294,000 \right] - 66,000 = 9,836$$

Sexto passo: o valor calculado de χ^2 com *2* graus de liberdade é maior que o valor crítico (5,99) no nível de significância de 5%. Rejeite a hipótese de que os postos dos grupos em comparação têm a mesma distribuição. Um *software* de estatística obterá *p*-valor = 0,0073.

Sétimo passo: para facilitar a comparação, calcule as *médias dos postos* dos grupos:

Média dos postos do Grupo A = 16,375
Média dos postos do Grupo B = 8,286
Média dos postos do Grupo C = 7,000

Oitavo passo: a conclusão é a de que a expectativa da qualidade de um vinho afeta o julgamento do degustador.

Se fizer os cálculos no Minitab, verá o *output* mostrado na Figura 7.1:

(Continua)

Capítulo 7 Testes para Comparar Mais de Dois Grupos **125**

EXEMPLO 7.1 (*continuação*)

Teste de Kruskal-Wallis: Notas *versus* Degustado

Estatísticas Descritivas

Degustador	N	Mediana	Posto médio	Valor-Z
1	8	8,35	16,4	3,11
2	7	5,40	8,3	−1,42
3	6	5,05	7,0	−1,87
Global	21			

Teste

Hipótese nula	H_0: todas as médias são iguais
Hipótese alternativa	H_0: no mínimo uma média é diferente

Método	GL	Valor H	Valor-*p*
Não ajustado para empates	2	9,84	0,007
Ajustado para empates	2	9,85	0,007

Figura 7.1 *Output* do Minitab para os dados do Exemplo 7.1

Amostras pequenas

Se houver *apenas três grupos em comparação e cinco ou menos observações em cada grupo*, a distribuição da estatística H não se aproxima, satisfatoriamente, da distribuição de χ^2. Nesses casos, deve-se recorrer às tabelas que dão os valores críticos de H para alguns níveis de significância (Tabela 5 do Apêndice).

EXEMPLO 7.2

Um estudo verificou se a idade é fator de risco para a gravidade da pneumonia hospitalar em pacientes internados em unidade de terapia intensiva (UTI). Foram obtidas as idades de 15 pacientes, classificados em três grupos segundo a gravidade do quadro clínico da pneumonia: "moderada", "grave", "muito grave". Verifique se a idade do paciente é fator de risco para a gravidade da pneumonia hospitalar em pacientes na UTI.

Primeiro passo: escreva as hipóteses e estabeleça o nível de significância.

Hipóteses:

H_0: os postos dos grupos em comparação têm a *mesma distribuição*.

H_1: os postos de pelo menos um grupo tem *distribuição diferente*.

Nível de significância: $\alpha = 0{,}05$, para um teste bilateral.

Segundo passo: organize os dados em uma tabela.

Idade dos pacientes internados em UTI segundo a gravidade do quadro clínico da pneumonia hospitalar.

Grupo		
Moderada	Grave	Muito grave
54	69	87
26	48	84
43	51	71

(Continua)

EXEMPLO 7.2 (*continuação*)

Grupo		
Moderada	Grave	Muito grave
39	36	83
58	40	67

Terceiro passo: junte os $5 + 5 + 5 = 15$ dados em um único conjunto. Atribua posto 1 ao valor mais baixo (que é 26) e o posto 15 para o valor mais alto (que é 87), sem perder a identificação do grupo ao qual o dado pertence. Não houve empates.

Idade dos pacientes internados em UTI e respectivos postos, segundo a gravidade do quadro clínico da pneumonia hospitalar (tabela auxiliar).

Grupo					
Moderada		Grave		Muito grave	
Idade	Posto	Idade	Posto	Idade	Posto
54	8	69	11	87	15
26	1	48	6	84	14
43	5	51	7	71	12
39	3	36	2	83	13
58	9	40	4	67	10
	$\Sigma R_1 = 26$		$\Sigma R_2 = 30$		$\Sigma R_3 = 64$

Quarto passo: para cada grupo, calcule as somas dos postos, isto é, ΣR_1, ΣR_2 e ΣR_3. Confira os cálculos, aplicando a fórmula (7.1):

$$26 + 30 + 64 = 15 \times \frac{15 + 1}{2} = 120$$

Quinto passo: calcule *H*, conforme a fórmula (7.2):

$$H = \frac{12}{15\,(15 + 1)} \left[\frac{26^2}{5} + \frac{30^2}{5} + \frac{64^2}{5} \right] - 3\,(15 + 1) = 8{,}720$$

Sexto passo: como a amostra é pequena (são três grupos de cinco observações), é recomendado recorrer às tabelas que dão os valores críticos de *H* para alguns níveis de significância (Tabela 5 do Apêndice). Nessa tabela, encontram-se os valores para o nível de significância $\alpha = 0{,}05$ e três grupos de cinco observações (linha em que se lê 5 5 5), o valor crítico 5,780. Como o valor calculado (8,720) é maior do que o valor crítico, rejeite a hipótese de nulidade.

Sétimo passo: para facilitar a comparação das distribuições, calcule as *médias dos postos* dos grupos.

Média dos postos do Grupo com pneumonia de gravidade moderada = 5,2
Média dos postos do Grupo com pneumonia de gravidade grave = 6,0
Média dos postos do Grupo com pneumonia de gravidade muito grave = 12,8

Oitavo passo: a idade é fator de risco para a gravidade da pneumonia hospitalar em pacientes internados em unidade de terapia intensiva (UTI).

(Continua)

Capítulo 7 Testes para Comparar Mais de Dois Grupos

EXEMPLO 7.2 (*continuação*)

Usando o *software* Statistica,[2] são obtidos resultados que precisam ser bem examinados (toda saída de computador deve ser estudada antes de se chegar a uma conclusão). O valor de *H* (não ajustado para empates porque não houve empates) é 8,720, com 2 graus de liberdade. O *p*-valor indica significância para um teste bilateral, conforme Figura 7.2.

Kruskal-Wallis ANOVA by Ranks			
Independent (grouping) variable: idade			
Kruskal-Wallis test: H (2, N = 15) = 8,720001 p = ,0128			
	Code	Valid N	Sum of Rank
Group 1	1	5	26
Group 2	2	5	30
Group 3	3	5	64

Figura 7.2 *Output* do *software* Statistica para o teste bilateral.

Empates

Fique atento aos empates. Se eles ocorreram, a fórmula (7.2) precisa de uma correção. Quanto *menor* for a amostra e quanto *maior* for o número de empates, mais necessária será a correção. Os cálculos são trabalhosos e alguns *softwares* de estatística fazem a correção, outros não. Faça a correção sempre que dispuser de um programa para isso. De qualquer modo, veja como se faz a correção:

$$C = 1 - \frac{e_1 \left(e_1^2 - 1\right) + e_2 \left(e_2^2 - 1\right) + \ldots + e_m \left(e_m^2 - 1\right)}{n \left(n^2 + 1\right)} \tag{7.3}$$

Nessa fórmula, *m* é o número de grupos de empates; e_i ($i = 1, 2, \ldots, m$) é o número de valores empatados no *i*-ésimo grupo. A estatística de teste para o teste de Kruskal-Wallis é:

$$H^\star = \frac{H}{C} \tag{7.4}$$

Na fórmula (7.4), $H^\star$ é a estatística de teste, *H* é a estatística calculada em (7.2) e *C* é a correção calculada em (7.3).

EXEMPLO 7.3

Um ensaio clínico randomizado duplo-cego com pacientes com osteoartrite comparou o efeito do etoricoxibe e do naproxeno sobre a dor. Os pacientes foram randomizados para receber placebo (dois comprimidos ao dia) ou etoricoxibe (60 mg, 1 vez ao dia) ou naproxeno (500 mg, duas vezes ao dia). O estudo durou 12 semanas. Os próprios pacientes avaliaram, à noite, a dor que sentiam. Para isso, usaram uma escala visual analógica (EVA) (0 = nenhuma dor; 100 = dor extrema). A diferença entre os registros de dor, feitos pelos pacientes no início e no final do ensaio (diminuição da dor), são mostrados na tabela.

(Continua)

---

[2]Statsoft, Inc. 2300 East 14th Street, Tulsa, OK 74104, EUA.

EXEMPLO 7.3 (*continuação*)

Primeiro passo: escreva as hipóteses e estabeleça o nível de significância.

Hipóteses:

H_0: os postos dos grupos em comparação têm a *mesma distribuição*.
H_1: os postos de pelo menos um grupo tem *distribuição diferente*.
Nível de significância: $\alpha = 0,05$, para um teste bilateral.

Segundo passo: organize os dados em uma tabela.

Diminuição da dor registrada na EVA considerando início e final do ensaio.

Grupo		
Placebo	Etoricoxibe	Naproxeno
10	20	27
21	28	30
11	30	22
19	25	23
15	25	25
10	26	29
20	30	25

Fonte: Dados fictícios, baseados em LEUNG, A. T. et al. Efficacy and tolerability profile of etoricoxibe in patients with osteoarthritis: a randomized, double-blind, placebo and active-comparator controlled 12-week efficacy trial. Curr Med Res Opin, v. 18, n. 2, p. 49-58, 2002.

Terceiro passo: junte os $7 + 7 + 7 = 21$ dados em um único conjunto. Atribua posto 1 ao valor mais baixo (que é 10) e o posto 21 para o valor mais alto (que é 30), sem perder a identificação do grupo ao qual o dado pertence. Faça a correção para os empates, que são vários.

Quarto passo: para cada grupo, calcule as somas dos postos, isto é, ΣR_1, ΣR_2 e ΣR_3.

Diminuição da dor registrada na EVA, considerando início e final do ensaio e respectivos postos (tabela auxiliar).

Grupo	EVA	Posto	Grupo	EVA	Posto	Grupo	EVA	Posto
Placebo	10	1,5	Placebo	21	8	Etoricoxibe	26	15
Placebo	10	1,5	Naproxeno	22	9	Naproxeno	27	16
Placebo	11	3	Naproxeno	23	10	Etoricoxibe	28	17
Placebo	15	4	Etoricoxibe	25	12,5	Naproxeno	29	18
Placebo	19	5	Etoricoxibe	25	12,5	Etoricoxibe	30	20
Etoricoxibe	20	6,5	Naproxeno	25	12,5	Etoricoxibe	30	20
Placebo	20	6,5	Naproxeno	25	12,5	Naproxeno	30	20
		$\Sigma R_1 = 28$			$\Sigma R_2 = 77$			$\Sigma R_3 = 126$

Confira os cálculos, aplicando a fórmula (7.1):

$$28 + 77 + 126 = 21 \times \frac{21 + 1}{2} = 231$$

Quinto passo: calcule H conforme a fórmula (7.2):

(*Continua*)

Capítulo 7 Testes para Comparar Mais de Dois Grupos

EXEMPLO 7.3 (*continuação*)

$$H = \frac{12}{21(21+1)} \left[\frac{28^2}{7} + \frac{77^2}{7} + \frac{126^2}{7} \right] - 3(21+1) = 17,82$$

Antes de continuar, cabe lembrar que a amostra é pequena e há muitos empates. Convém optar pela correção. Para fazer a correção no caso de empates, você já atribuiu um posto a cada dado, começando com o posto 1 para o valor mais baixo (que é 10) e terminando com o posto 21 para o valor mais alto (que é 30), sem perder a identificação do grupo ao qual cada dado pertence. No caso dos empates, foi atribuída a média dos postos que eles receberiam na sequência. Foram detectados $m = 4$ grupos de empates.

1° grupo de empates: 10; 10. Logo $e_1 = 2$

2° grupo de empates: 20; 20. Logo $e_2 = 2$

3° grupo de empates: 25; 25; 25; 25. Logo $e_3 = 4$

4° grupo de empates: 30; 30; 30. Logo $e_4 = 3$

$$C = 1 - \frac{2(2^2-1) + 2(2^2-1) + 4(4^2-1) + 3(2^2-1)}{21(21^2+1)} = 0,9896$$

Logo

$$H^* = \frac{H}{C} = \frac{17,82}{0,9896} = 18,01$$

Sexto passo: o valor calculado de H^* (17,82) com 2 graus de liberdade é maior que o valor crítico no nível de significância de 5% (5,99). Rejeite a hipótese de que os postos dos três grupos em comparação têm a mesma distribuição. Um *software* de estatística obterá, para o teste de Kruskal-Wallis sem correção para empates, $H = 17,82$, *p*-valor = 0,000 e *com correção para os empates*, $H^* = 18,01$, *p*-valor = 0,000.

Sétimo passo: para facilitar a comparação, calcule as *médias dos postos* dos grupos. Obterá:

Média dos postos do Grupo placebo = 28/7= 4

Média dos postos do Grupo etoricoxibe = 77/7= 11

Média dos postos do Grupo naproxeno = 126/7 = 18

Oitavo passo: conclui-se que os tratamentos medicamentosos têm efeitos significantes sobre a dor de um paciente com osteoartrite.

Médias e medianas

Quando se aplica um teste de Kruskal-Wallis, não devem ser apontadas nem médias nem medianas dos dados, nem devem ser apresentados gráficos com essas estatísticas. *Comparam-se médias e medianas dos postos*. Para deixar isso claro, é apresentado um exemplo bastante engenhoso[3] que compara três grupos com médias e medianas iguais, mas com postos médios diferentes. Logo, os grupos são diferentes.

---

[3]MCDONALD, J. H. Handbook of Biological Statistics. 2. ed. Baltimore: Sparky House Publishing, 2009. p. 165-172.

EXEMPLO 7.4

O resultado do teste de Kruskal-Wallis para os dados apresentados em seguida é significante: $H = 7,355$, p-valor $= 0,0253$. No entanto, os três grupos têm a mesma média (43,5) e a mesma mediana (27,5). Então, apresentar as médias ou as medianas dos três grupos não mostra que as distribuições são diferentes. Os postos médios são diferentes: 34,6; 27,5 e 20,4, respectivamente.

Grupo		
A	B	C
1	10	19
2	11	20
3	12	21
4	13	22
5	14	23
6	15	24
7	16	25
8	17	26
9	18	27
46	37	28
47	58	65
48	59	66
49	60	67
50	61	68
51	62	69
52	63	70
53	64	71
342	193	72

Correspondente paramétrico para o teste de Kruskal-Wallis

O correspondente paramétrico do teste de Kruskal-Wallis é a análise de variância paramétrica (ANOVA) com um critério de classificação, que também compara mais de dois grupos independentes. Contudo, a análise de variância paramétrica (ANOVA), embora tenha mais poder, exige que os erros tenham distribuição normal ou aproximadamente normal e que as variâncias sejam constantes. Ainda, as amostras não podem ser muito pequenas.

7.1.2 Teste da mediana

Indicação para o teste da mediana

O teste da mediana é indicado para testar a hipótese de que três ou mais amostras provieram de populações com a mesma mediana. O teste é particularmente útil quando existem dados censurados. Só deve ser aplicado quando o tamanho da amostra for $n \geq 20$ e houver pelo menos cinco observações em cada grupo.

Pressuposições para o teste da mediana

- As amostras devem ser aleatórias
- As amostras devem ser independentes
- A variável deve ser ordinal ou numérica.

Procedimento para o teste da mediana

Primeiro passo: estabeleça as hipóteses e o nível de significância.

Capítulo 7 Testes para Comparar Mais de Dois Grupos

Hipóteses:

H_0: as medianas das populações das quais as amostras provieram são iguais.

H_1: pelo menos uma das medianas das populações das quais as amostras provieram é diferente.

Nível de significância: α.

Segundo passo: sejam k grupos com $n_1, n_2, \ldots, n_k$ dados. Junte os k grupos em comparação em um único conjunto, sem perder a identificação do grupo ao qual cada dado pertence. Depois, calcule a mediana desse conjunto de dados.

Terceiro passo: conte o número de dados menores ou iguais à mediana e o número de dados maiores que a mediana em todos os grupos. Arranje as contagens em uma tabela $2 \times k$ como mostra o esquema.

Esquema para dispor as contagens para o teste da mediana.

Número de dados	Grupo			
	1	2	...	k
Menores ou iguais à mediana				
Maiores do que a mediana				

Quarto passo: sob a hipótese de que todos os grupos vieram de populações com mediana iguais, metade dos dados de cada grupo deve ser igual ou menor do que a mediana e metade deve ser maior. Aplique o teste de χ^2 para testar essa hipótese.[4]

Quinto passo: conclua.

EXEMPLO 7.5

Para saber se o nível de estresse é maior em fumantes, em não fumantes ou em pessoas que deixaram o hábito, um pesquisador avaliou o nível de estresse em 30 bancários usando uma escala validada. Foram retiradas da amostra todas as pessoas que, na ocasião, estivessem enfrentando situações muito estressantes. Como a variável é ordinal, você pode aplicar o teste da mediana.

Nível de estresse para fumante, não fumante e ex-fumante.

Grupo		
Fumante	Não fumante	Ex-fumante
25	26	30
26	35	32
56	65	50
45	64	34
46	52	35
52	53	64
40	64	71
42	52	74
65	23	56
53	25	38

Primeiro passo: a hipótese em teste é a de que os grupos vieram de populações com a mesma mediana. Seja $\alpha = 0,05$.

(Continua)

---

[4]Ver teste de χ^2 para tabelas $2 \times k$ no Capítulo 4 deste livro.

EXEMPLO 7.5 (*continuação*)

Segundo passo: combine os $10 + 10 + 10 = 30$ dados em um único conjunto. Encontre a mediana de todos os 30 dados, que é 48.

Terceiro passo: conte, em cada grupo, quantos dados são menores ou iguais à mediana e quantos são maiores. Apresente esses dados em uma tabela auxiliar, para facilitar a aplicação do teste.

Tabela auxiliar para proceder ao teste da mediana.

	Grupo		
Número de dados	Fumante	Não fumante	Ex-fumante
Menores ou iguais à mediana	6	4	5
Maiores do que a mediana	4	6	5
Total	10	10	10

Quarto passo: para testar a hipótese de que todos os grupos vieram de populações com a mesma mediana, aplique o teste de χ^2. Nesse exemplo, $\chi^2 = 0,800$. Com 2 graus de liberdade e no nível de significância $\alpha = 0,05$, o valor crítico de χ^2 é 5,99. O valor calculado é menor do que o valor crítico. Não rejeite H_0. Um *software* de estatística dará o *p*-valor, que é $0,6703 > 0,05$.

Quinto passo: a conclusão é a de que não há evidência de que, nas condições dos estudados, o nível de estresse seja diferente entre fumantes, não fumantes e pessoas que deixaram o hábito.

Se utilizar o *software* Statistica para fazer os cálculos, você obtém:

Median Test, Overall Median = 48,00000 (tempconf.sta)				
Independent (grouping) variable: FUMO				
Chi-Square =,8000000, df = 2, p =,6703				
		Group 1	Group 2	Group 3	Total
<= Median:	Observed	6,00000	4,00000	5,00000	15,00000
	Expected	5,00000	5,00000	5,00000	
	obs.-exp.	1,00000	−1,00000	0,00000	
> Median:	Observed	4,00000	6,00000	5,00000	15,00000
	Expected	5,00000	5,00000	5,00000	
	obs.-exp.	−1,00000	1,00000	0,00000	
Total:	Observed	10,00000	10,00000	10,00000	30,00000

Figura 7.3 *Output* do *software* Statistica para o Exemplo 7.5.

7.2 Comparação de mais de dois grupos dependentes

7.2.1 Teste de Friedman

Indicação

O teste de Friedman, também conhecido como "análise de variância de Friedman", "ANOVA de Friedman", "ANOVA não paramétrica com dois critérios", é a alternativa não paramétrica para a análise de variância com dois critérios. É a estatística que deve ser aplicada para saber se determinado fator tem efeito, quando se tem uma amostra com medidas repetidas feitas nas mesmas unidades, e a ANOVA paramétrica não se aplica.

Pressuposições para o teste de Friedman

- As amostras devem ser aleatórias
- São feitas medidas repetidas nas mesmas unidades em condições diferentes ou em diferentes ocasiões
- A variável deve ser ordinal ou numérica
- Deve haver pelo menos cinco unidades no ensaio.

Procedimento para o teste de Friedman

Primeiro passo: estabeleça as hipóteses em teste e o nível de significância.

Hipóteses:

H_0: o comportamento da variável é o *mesmo*, nas diferentes condições.

H_1: o comportamento da variável é *diferente* em pelo menos uma condição (teste bilateral).

Nível de significância: α.

Convém frisar que o teste de Friedman trabalha com *postos*, e não com os dados. Portanto, as médias da variável não devem ser comparadas, nem mesmo por meio de gráficos.

Segundo passo: organize os dados em uma tabela.

Terceiro passo: atribua um posto a cada dado *de uma mesma unidade* e repita o procedimento para todas as unidades. Como exemplo, imagine pacientes diabéticos cuja glicemia foi obtida k vezes, durante determinado tratamento. Os postos seriam atribuídos por paciente. Então, 1 seria atribuído ao dado com menor valor de determinado paciente, 2 para o dado com segundo menor valor desse mesmo paciente e assim por diante, até a k-ésima medida. Esse procedimento seria repetido para todos os pacientes.

Quarto passo: calcule as somas dos postos de cada condição, isto é, $\Sigma R_1, \Sigma R_2, \ldots, \Sigma R_k$. Se as somas dos postos estiverem corretas, então:

$$\Sigma R_1 + \Sigma R_2 + \ldots + \Sigma R_k = \frac{1}{2} nk \, (k+1) \tag{7.7}$$

em que

$$n = \text{número de unidades (p. ex., pacientes, alunos, aparelhos);}$$
$$k \text{ é o número de condições (p. ex., antes, durante e depois do tratamento).}$$

Quinto passo: calcule:

$$\chi^2 = \frac{12}{nk \, (k+1)} \left(\Sigma R_1 + \Sigma R_2 + \ldots + \Sigma R_k^2 \right) - 3n \, (k+1) \tag{7.8}$$

Sexto passo: sob a hipótese da nulidade, a estatística χ_r^2 tem, aproximadamente, distribuição de χ^2 com $(k-1)$ graus de liberdade. Faça o teste, que consiste em comparar o valor calculado de χ_r^2 com o valor crítico de χ^2 com $(k-1)$ graus de liberdade e no nível de significância estabelecido (Tabela 2 do Apêndice).

Sétimo passo: para comparação, calcule as médias dos postos das diferentes condições.

Oitavo passo: conclua.

EXEMPLO 7.6

Para verificar a aprendizagem de seus alunos, um professor de radiologia fez uma perfuração em uma mandíbula usando broca 10. Depois, radiografou a mandíbula usando técnica digital, o que lhe permitiu obter muitas cópias. Pediu, então, a cada um de seus oito alunos que examinasse a radiografia

(Continua)

EXEMPLO 7.6 (*continuação*)

no início, no decorrer e no final do curso. Os alunos não sabiam que examinavam sempre a mesma radiografia e que a resposta correta era "há lesão" (porque havia uma perfuração feita com broca 10 na mandíbula). Nas três ocasiões, cada aluno deveria examinar a radiografia que recebia e dizer:

a) Não há lesão.

b) Provavelmente não há lesão.

c) Provavelmente há lesão.

d) Há lesão.

Para a análise, o professor conferiu notas às respostas de cada aluno de acordo com o critério:

a) Zero: não há lesão.

b) 1: provavelmente não há lesão.

c) 2: provavelmente há lesão.

d) 3: há lesão.

As notas a ser comparadas estão relacionadas entre si, porque são dadas pelo mesmo aluno em três períodos distintos do curso. Aplique, então, o teste de Friedman.

Primeiro passo: a hipótese da nulidade é a de que não há diferença no nível de conhecimento dos alunos no decorrer do curso. A hipótese alternativa é a de que há diferença no nível de conhecimento dos alunos no decorrer do curso. Seja $\alpha = 0,05$.

Segundo passo: organize os dados em uma tabela.

Notas obtidas pelos alunos segundo o grupo (período do curso).

Aluno	Período		
	Início	Durante	Final
A	0	1	3
B	0	1	2
C	0	2	3
D	1	0	3
E	1	2	3
F	0	3	2
G	0	1	3
H	3	0	1

Terceiro passo: atribua, por aluno, um posto a cada valor observado, ou seja, atribua postos por *linha*. Portanto, em cada linha os postos vão de 1 (o dado de menor valor) a 3 (o dado de maior valor). Valores empatados recebem, como posto, a média dos postos que lhes seria conferido.

Notas obtidas pelos alunos segundo o período (tabela auxiliar para proceder ao teste de Friedman).

Aluno	Período					
	Início		Durante		Final	
	Dado	Posto	Dado	Posto	Dado	Posto
A	0	1	1	2	3	3
B	0	1	1	2	2	3
C	0	1	2	2	3	3

(Continua)

Capítulo 7 Testes para Comparar Mais de Dois Grupos

EXEMPLO 7.6 (*continuação*)

Aluno	Período					
	Início		Durante		Final	
	Dado	Posto	Dado	Posto	Dado	Posto
D	1	2	0	1	3	3
E	1	1	2	2	3	3
F	0	1	3	3	2	2
G	0	1	1	2	3	3
H	3	3	0	1	1	2
		$\Sigma R_1 = 11$		$\Sigma R_2 = 15$		$\Sigma R_3 = 22$

Quarto passo: calcule a soma dos postos, isto é, ΣR_1, ΣR_2 e ΣR_3, para cada período.

Verifique os cálculos, aplicando a fórmula (7.7). Como $n = 8$ e $k = 3$, você obterá:

$$11 + 15 + 22 = \frac{1}{2}(8 \times 3 \times 4) = 48$$

Quinto passo: calcule χ_r^2 aplicando a fórmula (7.8):

$$\chi^2 = \frac{12}{8 \times 3 \times (3 + 1)} \left[(11)^2 + (15)^2 + (22)^2\right] - 3 \times 8 \times (3 + 1)$$

$$\chi^2 = \frac{1}{8}\left[121 + 225 + 484\right] - 96 = 7,75$$

Sexto passo: como o valor calculado de χ_r^2 de Friedman (7,75) é maior do que o valor crítico ($\chi^2 = 5,99$) com dois graus de liberdade e no nível de 5% de significância, rejeite H_0.

Sétimo passo: as médias dos postos de cada grupo dão ideia do padrão de diferenças:

Início do curso: média 1,375
Durante o curso: média 1,850
Final do curso: média 2,750.

Oitavo passo: conclui-se que há evidência de que o grau de conhecimento dos alunos mudou durante o curso.

Se usar o *software* Statistica para fazer os cálculos, conforme mostrado na Figura 7.4, você obtém:

Friedman ANOVA and Kendall Coeff. of Concordance (notas.sta)				
ANOVA Chi Sqr. (N = 8, df = 2) = 7,750000 p <,02076				
Coeff. of Concordance =,48438 Aver. rank r =,41071				
	Average Rank	Sum of Ranks	Data Mean	Data Std.Dev.
Antes	1,375000	11,00000	,625000	1,060660
Durante	1,875000	15,00000	1,250000	1,035098
Depois	2,750000	22,00000	2,500000	,755929

Figura 7.4 *Output* do *software* Statistica para o teste de Friedman.

Empates

Atenção. Quando os empates ocorrem em grupos distintos, a perda de poder é maior. Então, *não* calcule a estatística χ_r^2 conforme a fórmula (7.8). É preciso correção.[5] Os cálculos se tornam muito trabalhosos, mas existem *softwares* de estatística que fazem essa correção automaticamente.

Amostras pequenas

Quando as amostras são pequenas, a distribuição da estatística χ_r^2 não se aproxima, satisfatoriamente, da distribuição de χ^2. Se $k = 3$ e n varia entre 2 e 9, ou $k = 4$ e n varia entre 2 e 4, use a Tabela 7 do Apêndice. No entanto, muitos programas para computador utilizam, mesmo nesses casos, a aproximação normal e fornecem o p-valor.

7.3 Comparações múltiplas: teste de Dunn

Se os dados permitem concluir que as populações amostradas ou os tratamentos estudados não são iguais, é lógico buscar saber onde estão as diferenças. É preciso, então, um procedimento para fazer as comparações múltiplas ou, melhor ainda, comparar postos médios, dois a dois. Nesses casos, é muito usado o teste de Dunn, embora existam outras opções.[6]

7.3.1 Amostras independentes

Quando o teste de Kruskal-Wallis indica diferença significante entre as populações comparadas, o certo é continuar a análise, ou seja, comparar as médias dos postos. Nesses casos, aplica-se o teste de Dunn.[7]

Indicação para o teste de Dunn

O teste de Dunn compara postos médios de grupos, dois a dois, e tem melhor aproximação quando as amostras são grandes. *Não* exige que os grupos tenham o mesmo número de observações.

Procedimento

Primeiro passo: estabeleça as hipóteses em teste e o nível de significância.

Hipóteses:
H_0: os postos dos grupos em comparação têm a *mesma distribuição*.[8]
H_1: os postos de pelo menos um grupo tem *distribuição diferente*.
Nível de significância: $\alpha = 0,05$, para um teste bilateral.

Segundo passo: calcule as médias de postos de cada um dos k grupos de idade.

$$\overline{R}_i = \frac{\sum R_i}{n_i}$$

em que $i = 1,2,\ldots, k$ indica o posto médio do i-ésimo grupo.

---

[5]Ver: CONOVER, W. J. Practical nonparametric statistics. 2. ed. New York: Wiley, 1980.

[6]LIU, J.; XU, Y. T-Friedman Test: a new statistical test for multiple comparison with an adjustable conservativeness measure. International Journal of Computational Intelligence Systems, v. 15, n. 29, 2022.

[7]Alguns dizem que o teste de Dunn é o equivalente não paramétrico do teste de Tukey.

[8]Com base em ZAR, J. H. Biostatistical analysis. 4. ed. Upper Saddle River, New Jersey: Prentice Hall, 1999. p. 224-225.

Capítulo 7 Testes para Comparar Mais de Dois Grupos **137**

Terceiro passo: calcule o erro padrão para cada par de médias de postos.

$$SE = \sqrt{\frac{n(n+1)}{12}\left[\frac{1}{n_i} + \frac{1}{n_j}\right]} \qquad (7.5)$$

Quarto passo: calcule as estatísticas de teste para comparar as médias de postos, duas a duas.

$$q = \frac{\bar{R}_i + \bar{R}_j}{SE} \qquad (7.6)$$

em que $i{\neq}j$, i e j indicam o i-ésimo e o j-ésimo grupo, $i = 1, 2,\ldots, k$, $j = 1, 2,\ldots k$. Sempre que o valor calculado de q for maior do que o valor crítico de q (Tabela 6 do Apêndice), no nível estabelecido de significâncias e para k grupos, a diferença entre grupos é significante.[9] Se usar um *software*, procure o p-valor associado a cada diferença de postos médios.

Empates

Atenção aos empates: se eles forem muitos, a fórmula (7.6) precisa de correção. A correção é tanto mais necessária quanto *menor* for a amostra e *maior* for o número de empates. Há *softwares* de estatísticas que fazem a correção automaticamente, mas convém verificar.

Amostras pequenas

O teste de Dunn tem melhor aproximação quando as amostras são grandes. Se houver *apenas três grupos em comparação e cinco ou menos observações em cada grupo*, recomenda-se fazer a correção.[10]

EXEMPLO 7.7

Reveja o Exemplo 7.2, cujo enunciado é repetido aqui. Um estudo verificou se a idade é fator de risco para a gravidade da pneumonia hospitalar em pacientes internados em unidade de terapia intensiva (UTI). Foram obtidas as idades de 15 pacientes, classificados em três grupos segundo a gravidade do quadro clínico da pneumonia: "moderada", "grave", "muito grave". Idade do paciente é fator de risco para a gravidade da pneumonia hospitalar em pacientes na UTI, diz o teste de Kruskal-Wallis. Para comparar os grupos de idade, dois a dois, aplica-se o teste de Dunn.

Primeiro passo:

Hipóteses:
Hipótese da nulidade: os grupos em comparação têm as *mesmas médias de postos*.[11]
Hipótese alternativa: pelo menos um grupo tem *média de postos diferente*.[12]

(Continua)

---

[9]O valor de q é o valor de z da distribuição normal padronizada que tem, à sua direita, a área α/k (k–1). É uma correção baseada na desigualdade de Bonferroni. Ver: DANIEL, W. W. Applied nonparametric statistics. 2. ed. Pacific Grove: Duxbury, 2000. p. 241.

[10]Ver: HOLLANDER, M. E.; WOLFE, D. A. Nonparametric statistics methods. Nova York: Wiley, 1973.

[11]Com base em ZAR, J. H. Biostatistical analysis. 4. ed. Upper Saddle River, New Jersey: Prentice Hall, 1999. p. 224-225.

[12]Idem nota 11.

EXEMPLO 7.7 (*continuação*)

Nível de significância: $\alpha = 0,05$.

Segundo passo: calcule os postos médios dos três grupos:

$$\bar{R}_1 = \frac{26}{5} = 5,2$$

$$\bar{R}_2 = \frac{30}{5} = 6,0$$

$$\bar{R}_3 = \frac{64}{5} = 12,8$$

Terceiro passo: calcule o erro padrão da diferença de cada dois postos médios, conforme a fórmula (7.5). Como neste exemplo todos os grupos têm o mesmo tamanho, o erro padrão da diferença de dois postos médios, para todas as comparações é:

$$SE = \sqrt{\frac{15(15+1)}{12}\left[\frac{1}{5}+\frac{1}{5}\right]} = \sqrt{8} = 2,8284$$

Quarto passo: para comparar postos médios dois a dois, calcule as estatísticas de teste dadas pela fórmula (7.6) e compare com o valor crítico. Veja a tabela-resumo para o teste de Dunn: o posto médio do terceiro grupo é significativamente maior do que os outros dois. Então, pacientes mais velhos internados em UTI têm pneumonia hospitalar mais grave.

Resumo para o teste de Dunn aos dados apresentados no exemplo 7.1.

Comparação	Diferença	Q	q crítico	Conclusão
Moderada *versus* grave	6 − 5,2 = 0,8	0,283	2,394	Não rejeita H_0
Moderada *versus* muito grave	12,8 − 5,2 = 7,6	2,687	2,394	Rejeita H_0
Grave *versus* muito grave	12,8 − 6,0 = 6,8	2,404	2,394	Rejeita H_0

Se usar o programa SigmaStat para fazer os cálculos, você obtém:

All Pairwise Multiple Comparison Procedures (Dunn's Method)

Comparison	Diff of Ranks	Q	P< 0,05
Col 3 vs Col 1	7,600	2,687	Yes
Col 3 vs Col 2	6,800	2,404	Yes
Col 2 vs Col 1	0,800	0,283	No

Note: The multiple comparisons on ranks do not include an adjustment for ties.

Figura 7.5 *Output* do *software* SigmaStat para o teste de Dunn.

7.3.2 Amostras dependentes

Quando o teste de Friedman traz evidência de diferença entre grupos, é lógico buscar um procedimento para fazer as comparações múltiplas, ou seja, comparar os postos médios dois a dois. Nesses casos, é muito usado o teste de Dunn.

Indicação

O teste de Dunn compara postos médios de grupos, dois a dois, e tem melhor aproximação quando as amostras são grandes.

Procedimento para o teste de Dunn

Primeiro passo: estabeleça as hipóteses em teste e o nível de significância.

Hipóteses:
H_0: os grupos em comparação têm as *mesmas* médias de postos.[13]
H_1: a média de postos de pelo menos um grupo em comparação é *diferente*.
Nível de significância: α.

Segundo passo: calcule o desvio padrão s:

$$SE = \sqrt{\frac{nk\,(k+1)}{6}} \tag{7.9}$$

Nessa fórmula, n é o número total de unidades (p. ex., pacientes) em comparação e k é o número de condições.

Terceiro passo: calcule as estatísticas de teste para comparar as somas dos postos, duas a duas.

$$q = \frac{R_i - R_j}{SE} \tag{7.10}$$

em que R_i e R_j indicam as somas dos postos dos i-ésimo e j-ésimo grupos, $i = 1, 2, \ldots, k$, $j = 1, 2, \ldots k$ e $i \neq j$. A diferença entre condições é significante sempre que o valor calculado de q for maior do que o valor crítico de q (Tabela 6 do Apêndice), no nível estabelecido de significância e com k grupos.[14] Se usar um *software* de estatística, procure o p-valor associado a cada diferença de postos médios.

Quarto passo: conclua.

EXEMPLO 7.8

Reveja o Exemplo 7.6. Os alunos examinaram a radiografia no início, no decorrer e no final do curso e deram respostas. O conhecimento deles sobre o assunto mudou durante o curso?

Primeiro passo: a hipótese da nulidade é a de que os grupos em comparação têm o mesmo posto médio.

Seja 5% o nível de significância.

Segundo passo: calcule o desvio padrão dos dados conforme a fórmula (7.9):

$$SE = \sqrt{\frac{nk\,(k+1)}{6}} = \sqrt{\frac{8 \times 3 \times (3+1)}{6}} = 4$$

(Continua)

---

[13]Idem nota 11

[14]O valor de q é o valor de z da distribuição normal padronizada que tem, à sua direita, a área α/k (k-1). É uma correção baseada na desigualdade de Bonferroni. Ver: DANIEL, W. W. Applied nonparametric statistics. Pacific Grove: Duxbury, 1990. p. 241.

EXEMPLO 7.8 (continuação)

Terceiro passo: calcule as estatísticas de teste q conforme a fórmula (7.10). Organize os resultados em uma tabela-resumo para o teste de comparações múltiplas. Compare o valor absoluto das diferenças das somas de postos com o valor crítico, para três períodos e no nível de significância de 5%.

Tabela-resumo para o teste de comparações múltiplas.

Comparação	$|R_i - R_j|$	Valor calculado de q	Valor crítico de q	Conclusão
Início *versus* durante	$|11 - 15| = 4$	1,00	2,394	Não rejeita H_0
Início *versus* final	$|11 - 22| = 11$	2,75	2,394	Rejeita H_0
Durante *versus* final	$|15 - 22| = 7$	1,75	2,394	Não rejeita H_0

Os alunos apresentaram melhor conhecimento sobre o assunto quando terminaram o curso, em comparação com o que sabiam no início.

RESUMO E OBJETIVO DO CAPÍTULO

Após ter lido este capítulo, você é capaz não só de aplicar os testes apresentados, como também saber por que foram aplicados. Foram apresentadas duas situações que admitem o uso de estatística não paramétrica:

- *Comparação de mais de dois grupos independentes*. Foram apresentados o teste de Kruskal-Wallis e o teste da mediana. As comparações múltiplas podem ser feitas pelo teste de Dunn
- *Comparação de mais de dois grupos dependentes*. Foi apresentado o teste de Friedman. As comparações múltiplas podem ser feitas pelo teste de Dunn.

7.4 EXERCÍCIOS

7.4.1 Homens mais altos têm fibras nervosas mais longas. É possível que o comprimento dos nervos sensoriais esteja diretamente relacionado com a vulnerabilidade. Para saber se as estaturas de homens com pé diabético são maiores, foi medida a estatura de homens de três grupos: não diabéticos (grupo controle), diabéticos e diabéticos com alterações no pé ou grupo de pé diabético. Como a amostra é pequena, compare as estaturas dos três grupos usando o teste de Kruskal-Wallis.

Estatura, em metros, de não diabéticos (controle),
de diabéticos e do grupo com pé diabético.

Grupo		
Controle	Diabético	Pé diabético
1,75	1,74	1,77
1,7	1,76	1,89
1,69	1,68	1,84
1,82	1,8	1,81
1,78	1,79	1,73

Fonte: BRESÄTER, L. E.; WELIN, L.; ROMANUS, B. Foot pathology and risk factors for diabetic foot disease in elderly men. Diabetes Res Clin Pract, v. 32, n. 1-2, p. 103-109, 1996.

Capítulo 7 Testes para Comparar Mais de Dois Grupos

7.4.2 Para testar se a música tem efeito sobre o esforço psicológico para realizar uma sessão de exercício físico,[15] um pesquisador recrutou 12 corredores que correram três vezes em uma esteira por 30 minutos. A velocidade da esteira foi a mesma para as três corridas de todos os corredores. Em ordem aleatória, cada indivíduo correu: (a) não ouvindo música; (b) ouvindo música clássica; (c) ouvindo música para dançar. No final de cada corrida, o corredor registrava quão difícil havia sido a sessão de corrida dando uma nota, em uma escala de 1 a 10, sendo 1 "fácil" e "10" extremamente difícil. Faça um teste para ver se há diferenças no esforço percebido com base no tipo de música.

Notas conferidas por corredor para o grau de dificuldade em cada sessão de corrida.

Corredor	Música		
	Nenhuma	Clássica	Para dançar
1	8	8	7
2	7	6	6
3	6	8	6
4	8	9	7
5	5	8	5
6	9	7	7
7	7	7	7
8	8	7	7
9	8	6	8
10	7	6	6
11	7	8	6
12	9	9	6

7.4.3 Foi medido o pH de 12 amostras de cada uma de quatro marcas de refrigerante disponíveis no mercado. Cada amostra foi tomada em 1 litro da bebida. Faça o teste da mediana, com os dados apresentados na tabela.

O pH do refrigerante segundo a marca.

Marca			
A	B	C	D
7,1	6,9	7,8	6,4
7,2	7,0	7,9	6,6
7,4	7,1	8,1	6,7
7,6	7,2	8,3	7,1
7,6	7,3	8,3	7,6
7,7	7,3	8,4	7,8
7,7	7,4	8,4	8,2
7,9	7,6	8,4	8,4
8,1	7,8	8,6	8,6
8,4	8,1	8,9	8,7
8,5	8,3	9,2	8,8
8,8	8,5	9,4	8,9

---

[15]LAERD Statistics. Friedman test in SPSS Statistics. Disponível em: https://statistics.laerd.com/spss-tutorials/friedman-test-using-spss-statistics.php. Acesso em: 25 abr. 2022.

142 Bioestatística – Tópicos Avançados

7.4.4 Em uma pesquisa,[16] 10 críticos de arte classificaram quatro pinturas segundo uma escala que variava entre 0 ("definitivamente, não gosto") e 5 ("definitivamente, gosto muito"). A tabela *t* apresenta os valores atribuídos segundo o crítico de arte para cada pintura. Faça o teste de Friedman.

Valores atribuídos segundo o crítico de arte para cada pintura.

Crítico de arte	Pintura			
	A	B	C	D
1	0	5	1	4
2	3	4	2	5
3	1	4	3	4
4	4	2	2	3
5	2	2	4	3
6	0	3	5	5
7	3	1	3	4
8	5	3	1	5
9	1	5	2	4
10	2	4	0	3

7.4.5 No Exemplo 7.3 é relatado um ensaio clínico randomizado placebo-controlado duplo-cego conduzido com pacientes com osteoartrite para testar o efeito do etoricoxibe sobre a dor e comparar o efeito desse medicamento com o do naproxeno. Faça o teste da mediana.

7.4.6 Os postos apresentados[17] em seguida resultam em um teste de Kruskal-Wallis significante. Aplique o teste de Dunn para determinar entre quais grupos populacionais existe diferença estatística.
Grupo A: 8; 4; 3; 5; 1
Grupo B: 10; 6; 9; 11; 2
Grupo C: 14;13; 7; 12; 15

7.4.7 São dados os níveis de cortisol de três grupos de pacientes cujos partos ocorreram entre 38 e 42 semanas de gestação. O Grupo I foi estudado antes do início da cesárea eletiva, o Grupo II foi estudado durante o trabalho induzido de parto por cesárea e o Grupo III foi estudado durante o trabalho de parto espontâneo. Esses dados trazem evidência suficiente que permita afirmar que existe diferença entre grupos no nível de 1% de significância?

Nível de cortisol de três grupos de pacientes em trabalho de parto.

Grupo		
I	II	III
262	465	343
307	501	772
211	455	207
323	355	1.048

(Continua)

---

[16]BRIGHTSTAT.COM – Statistics made easy. Friedman test. Disponível em: https://secure.brightstat.com/index.php?p=-c&d=1&c=2&i=9. Acesso em: 24 fev. 2022.

[17]ZAR, J. H. Biostatistical analysis. 4. ed. Upper Saddle River, New Jersey: Prentice Hall, 1999. p. 230.

Capítulo 7 Testes para Comparar Mais de Dois Grupos

(continuação)

Grupo		
I	II	III
454	468	838
339	362	687
304		
154		
287		
356		

Fonte: CAWSON, M. J.; ANDERSON, A. B. M.; TURNBULL, A. C.; LAMPE,
L. Cortisol, cortisone, and 11-deoxycortisol levels in human umbilical
and maternal plasma in relation to the onset of labour. J Obstet
Gynaecol Br Commonw, v. 81, n. 10, p. 737-745, 1974.

7.4.8 Foram obtidos os escores de desempenho verbal de crianças quando ingressam na escola, as quais são de diferentes procedências. Faça o teste da mediana. Calcule as medianas de desempenho verbal de crianças de cada procedência.

Escores de desempenho verbal de crianças quando ingressam na escola segundo a comunidade da qual provieram.

Procedência			
Muito isolada	Isolada	Rural	Comunidade
21	33	36	41
22	27	35	43
22	29	33	44
20	29	35	37
25	26	39	36
28	29	37	36
22	26	30	42
23	35	33	32
20	33	35	43
44	34	35	25
27	36	27	25
30	40	42	38
30	45	26	34
22	34	36	42
21	26	30	40
25	34	39	45
21	33	30	37
23	33	37	28
26	32	39	24
23	42	33	40
23	28	40	42
28	34	36	41
37	44	41	45

Fonte: DANIEL, W. W. Applied nonparametric statistics. 2. ed. Pacific Grove: Duxbury, 2000. p. 252-253.

7.4.9 Foram obtidos os valores de amilase sérica de pacientes com pancreatite, para comparar três métodos de determinação dessa enzima. Cada paciente forneceu três leituras, uma por método. Faça o teste de Friedman e as comparações múltiplas.

144 Bioestatística – Tópicos Avançados

Valores de amilase sérica (unidades de enzima por 100 mℓ de soro) de pacientes com pancreatite.

Paciente	Método de determinação		
	A	B	C
1	4.000	3.210	6.210
2	1.600	1.040	2.410
3	1.600	647	2.210
4	1.200	570	2.060
5	840	445	1.400
6	352	156	249
7	224	155	224
8	200	99	208
9	184	70	227

Fonte: HALL, F. F. et al. An improved amylase assay using a new starch derivative. Am J Clin Pathol, v. 53, n. 5, p. 627634, 1979 apud DANIEL, W. W. Applied nonparametric statistics. 2. ed. Pacific Grove: Duxbury, 2000. p. 265.

7.4.10 São dados os valores de bilirrubina em 10 bebês normais, medidos ao longo de 1 semana. Esses dados trazem evidência suficiente que permita afirmar que o nível de bilirrubina decresce entre os 4 e os 10 dias de idade? Faça o teste de Friedman.

Valores de bilirrubina em 10 bebês normais segundo a idade.

Número do bebê	Idade (em dias)		
	4	7	10
1	10,8	5	2,6
2	12,5	11	6
3	13,7	15,6	10,6
4	11,5	3,5	1,6
5	10,2	3	2
6	8	7	3
7	10,8	7	5,6
8	14,9	9,4	7,6
9	16,2	10,2	7,4
10	10,8	4,6	3,5

Fonte: STERN, L.; KHANNA, N. N.; LEVEY, G.; YAFFE, S. J. Effect of phenobarbitol on hyperbilirubinemia and glucuronide formation in newborns. Am J Dis Child, v. 120, n. 1, p. 26-31, 1970 apud DANIEL, W. W. Applied nonparametric statistics. 2. ed. Pacific Grove: Duxbury, 2000.

Testes Diagnósticos

8

Teste diagnóstico é um termo genérico para qualquer teste usado para determinar a natureza ou a gravidade de uma doença ou condição em particular. Por exemplo, um médico precisa saber se um paciente tem ou não determinada doença ou condição. O diagnóstico – seja por exame físico, por exame laboratorial, por imagem, por uma combinação de exames – deve responder à pergunta: o paciente tem ou não tem a doença/condição presumida?

Assim, o resultado de um teste diagnóstico de gravidez pode ser "positivo" ou "negativo". É razoável pensar que, se o resultado do teste for *positivo*, a mulher está *grávida*, mas, se der *negativo*, a mulher *não está grávida*. No entanto, é preciso considerar a possibilidade de o teste ter dado resultado errado.

Um teste diagnóstico perfeito teria o potencial de discriminar casos positivos de casos negativos. Infelizmente, esse teste perfeito não existe na vida real. Os procedimentos de diagnóstico fazem apenas uma distinção parcial entre casos positivos e casos negativos.

Por essa razão, a quantidade de confiança na capacidade de discriminação de um teste diagnóstico, isto é, na capacidade de o teste separar doentes de não doentes, precisa ser pesquisada.[1] Entretanto, esse conhecimento só pode ser adquirido por meio de *grandes levantamentos de dados,* com voluntários de dois grupos: grupo com a doença[2] (os casos) e grupo sem a doença (os controles). Um novo teste precisa ser validado em relação ao padrão-ouro. Padrão-ouro é o melhor teste (único ou uma combinação de testes) conhecido para o diagnóstico de uma doença específica. O padrão-ouro também é conhecido como "método de referência".[3]

Para a validação de um novo teste, é preciso que, sem qualquer identificação, dois grupos de voluntários, os casos e os controles, sejam organizados em um único grupo para que um pesquisador, que desconhece os resultados obtidos pelo método de referência, classifique os voluntários em doentes e não doentes usando o novo teste diagnóstico. É provável que ocorram erros.

Para estimar a *probabilidade de erro de um teste diagnóstico,* é preciso conhecer a terminologia usada na área. O resultado do método de diagnóstico em estudo pode ser:

- *Verdadeiro positivo* (VP): quando *detecta* a doença em quem *tem* a doença
- Falso negativo (FN): quando *não detecta* a doença em quem *tem* a doença
- *Verdadeiro negativo* (VN): quando *não detecta* a doença em quem não *tem* a doença
- Falso positivo (FP): quando *detecta* a doença em quem *não* tem a doença.

Para obter as estatísticas da capacidade de discriminação do novo teste diagnóstico, os dados devem ser apresentados em tabelas de contingência. Colocamos nas linhas os resultados do teste diagnóstico ("positivo" ou "negativo") e nas colunas a classificação dos voluntários segundo o método de referência ("com doença" e "sem doença"). Mesmo que o resultado do teste diagnóstico seja uma variável

---

[1]SHREFFLER, J.; HUECKER, M. R. Diagnostic testing accuracy: sensitivity, specificity, predictive values and likelihood ratios. Disponível em: https://www.ncbi.nlm.nih.gov/books/NBK557491/. Acesso em: 22 fev. 2022.

[2]Não devem ser incluídos apenas os doentes em estado muito grave.

[3]A ANVISA usa o termo "método de referência".

quantitativa, como acontece, por exemplo, com um teste de diabetes que dá a resposta em miligramas por decilitro de sangue, haverá sempre um "ponto de corte" para o qual o laudo do profissional será "positivo" ou "negativo". Vamos obter medidas estatísticas para os erros possíveis (Tabela 8.1 e Figura 8.1).

Resultados de um teste diagnóstico.

	Doença	
Resultado	Sim	Não
Positivo	VP	FP
Negativo	FN	VN

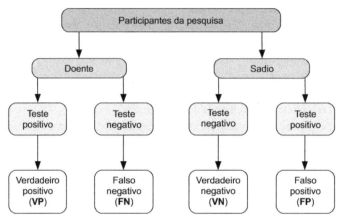

Figura 8.1 Resultados possíveis de um teste diagnóstico.

8.1 Medidas da capacidade de discriminação dos testes diagnósticos

A capacidade de discriminação de qualquer teste ou procedimento diagnóstico dá resposta para a pergunta: quão bem este teste discrimina dois grupos de pessoas, como doentes e não doentes? Essa capacidade de discriminação pode ser quantificada pelas seguintes medidas, mostradas a seguir:

1. Sensibilidade e especificidade.
2. Valores preditivos.
3. Acurácia.
4. Razão de verossimilhanças.

8.1.1 Sensibilidade e especificidade

Sensibilidade (S) *do teste* é a proporção de verdadeiros positivos no total de pessoas com a doença ou condição (os casos). Essa proporção pode ser expressa em porcentagem. A sensibilidade mede, portanto, a probabilidade de o teste diagnóstico dar resultado positivo nas pessoas que têm a doença ou condição. Escreve-se:

$$S = \frac{VP}{VP + FN}$$

Especificidade (*E*) *do teste* é a proporção de verdadeiros negativos no total de pessoas sem a doença ou condição (os controles). Essa proporção pode ser expressa em porcentagem. Então, a especificidade descreve a capacidade do teste em reconhecer pessoas sem a doença ou condição. Escreve-se:

$$E = \frac{VN}{VN + FP}$$

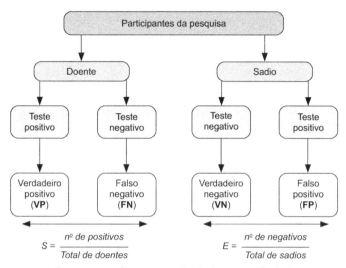

Figura 8.2 Definições: sensibilidade e especificidade

EXEMPLO 8.1

Um teste diagnóstico para detectar determinada doença foi aplicado em 1.000 participantes de pesquisa: 400 tinham a doença e 600 *não* tinham a doença. Os resultados do teste foram positivos em 380 doentes e negativos em 360 participantes sem a doença.

Resultados do teste diagnóstico.

Resultado	Doença Sim	Não	Total
Positivo	VP = 380	FP = 240	620
Negativo	FN = 20	VN = 360	380
Total	400	600	1.000

$$S = \frac{380}{380 + 20} = 0{,}95$$

$$E = \frac{360}{360 + 240} = 0{,}60$$

O teste tem *alta sensibilidade* porque resultou positivo em 95% dos casos (acertou em 95% dos casos), mas tem *baixa especificidade* porque resultou negativo em apenas 60% dos controles (acertou em apenas 60% dos controles).

> ## EXEMPLO 8.2
>
> Um teste diagnóstico foi feito em 1.200 participantes de pesquisa: 500 casos tinham a doença para a qual o teste foi proposto, e 700 controles não tinham a doença. Os resultados do teste foram positivos em 320 casos e negativos em 630 controles.
>
> **Resultados do teste diagnóstico.**
>
> | Resultado | Doença | | Total |
> |---|---|---|---|
> | | Sim | Não | |
> | Positivo | VP = 320 | FP = 70 | 390 |
> | Negativo | FN = 180 | VP = 630 | 810 |
> | Total | 500 | 700 | 1.200 |
>
> $$S = \frac{320}{320 + 180} = \frac{320}{500} = 0,64$$
>
> $$E = \frac{630}{630 + 70} = \frac{630}{700} = 0,90$$
>
> O teste tem *alta especificidade* porque resultou negativo em 90% dos controles (acertou em 90% dos controles), mas tem *baixa sensibilidade* porque resultou positivo em apenas 64% dos casos (acertou em apenas 64% dos casos).

Testes sensíveis dão resultados positivos com facilidade. Dessa forma, é bem possível que uma pessoa que *não* tenha a doença receba a informação de que tem a doença – seria um falso positivo. No Exemplo 8.1, a probabilidade estimada de falsos positivos é:

$$\frac{240}{380 + 240} = 0,387$$

Deve ser feito um teste sensível quando:

- A *doença não puder ser negligenciada*. Então, é melhor que o teste aponte a doença, mesmo considerando a probabilidade de erro (FP)
- For necessário detectar pessoas doentes na população, como acontece nas epidemias.

Testes específicos têm mais facilidade de dar resultados negativos. Portanto, é bem possível que não seja diagnosticada uma pessoa que tem a doença – seria um falso negativo. No Exemplo 8.2, a probabilidade estimada de falsos negativos é:

$$\frac{180}{180 + 630} = 0,222$$

Deve ser feito um teste específico quando:

- O diagnóstico da doença for traumático
- É preciso fechar um diagnóstico. Se o resultado for negativo, a pessoa muito provavelmente não tem a doença.

8.1.2 Valores preditivos

Na prática clínica, o que importa é o diagnóstico correto. Para isso, é preciso um teste com alta probabilidade de dar resultado positivo para o portador da doença/condição e alta probabilidade de dar negativo para quem não tem a doença/condição.

Em outras palavras, o que interessa é saber a probabilidade de o paciente *ter a doença/condição*, uma vez que o teste resultou *positivo*, e a probabilidade de o paciente *não ter a doença/condição*, devido ao teste ter resultado *negativo* (Figura 8.2).

Valor preditivo positivo (VPP): é a proporção de resultados positivos corretos no total de resultados positivos.

$$VPP = \frac{VP}{VP + FP}$$

Valor preditivo negativo (VPN): é a proporção de resultados negativos corretos no total de resultados negativos.

$$VPN = \frac{VN}{FN + VN}$$

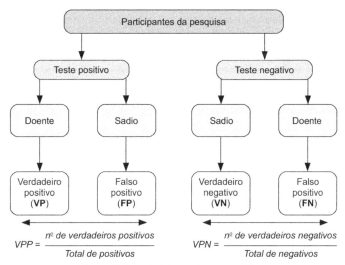

Figura 8.3 Definições: valores preditivos

> ## EXEMPLO 8.3
>
> Reveja o Exemplo 8.1: um teste diagnóstico para detectar determinada doença foi aplicado em 1.000 participantes de pesquisa; 400 tinham a doença e 600 não tinham a doença. Os resultados do teste foram positivos em 380 dos casos e negativos em 360 dos controles. Veja os valores preditivos.
>
> **Resultados do teste diagnóstico.**
>
> | | Doença | | |
> |---|---|---|---|
> | Resultado | Sim | Não | Total |
> | Positivo | 380 | 240 | 620 |
> | Negativo | 20 | 360 | 380 |
> | Total | 400 | 600 | 1.000 |
>
> $$VPP = \frac{380}{380 + 240} = \frac{380}{620} = 0,613$$
>
> $$VPN = \frac{360}{360 + 20} = \frac{360}{380} = 0,947$$

Valores preditivos são muito úteis para os clínicos, mas têm a desvantagem de depender da prevalência da doença. É difícil entender essa afirmativa, e por isso vamos ilustrar com um exemplo.[4] Lembre-se de que *prevalência* é a proporção de pessoas com a doença na população.

Imagine, então, duas populações.[5] Na primeira, a prevalência de determinada doença é 75%, e na segunda, 25%. De cada uma dessas populações foram obtidas amostras aleatórias de 344 pessoas. Vamos calcular a sensibilidade (S) e a especificidade (E), além dos valores preditivos positivos (VPP) e negativos (VPN), para essas duas amostras. Os dados da amostra da primeira população estão na Tabela 8.1.

Tabela 8.1 Resultados de um teste diagnóstico (prevalência da doença é 75%).

	Doença		
Resultado	Sim	Não	Total
Positivo	231	32	263
Negativo	27	54	81
Total	258	86	344

$$S = \frac{231}{231 + 27} = 0,895$$

$$E = \frac{54}{54 + 32} = 0,628$$

---

[4]VIEIRA, S. Teorema de Bayes: The Harvard School Test. 12 setembro. 2015. Disponível em: soniavieira.blogspot.com/2015/09/teorema-de-bayes-iii-harvard-medical.html. Acesso em: 18 nov. 2017.

[5]ALTMAN, D. O. Practical Statistics for Medical Research. 2. ed. London: Chapman & Hall, 1993. p. 410-413.

A Tabela 8.1 apresenta os dados obtidos de uma população em que a prevalência da doença é 75%. Espera-se, portanto, que $0{,}75 \times 344 = 258$ dos indivíduos amostrados tenham a doença. Veja, então, os valores preditivos:

$$VPP = \frac{231}{231 + 32} = 0{,}878$$

$$VPN = \frac{54}{54 + 27} = 0{,}667$$

Os dados da amostra da segunda população estão na Tabela 8.2.

Tabela 8.2 Resultados de um teste diagnóstico (prevalência da doença é 25%).

	Doença		
Resultado	Sim	Não	Total
Positivo	77	96	173
Negativo	9	162	171
Total	86	258	344

$$S = \frac{77}{77 + 9} = 0{,}895$$

$$E = \frac{162}{162 + 96} = 0{,}628$$

A Tabela 8.2 apresenta os dados obtidos de uma população em que a prevalência da doença é 25%. Espera-se, portanto, que na amostra $0{,}25 \times 344 = 86$ indivíduos tenham a doença. Veja os valores preditivos positivos e negativos para as duas tabelas.

$$VPP = \frac{77}{77 + 96} = 0{,}445$$

$$VPN = \frac{162}{162 + 9} = 0{,}947$$

A Tabela 8.3 apresenta um resumo dos cálculos feitos. Veja como os valores preditivos mudam quando se alteram as prevalências.

Tabela 8.3 Análise das medidas dos testes diagnósticos.

	Prevalência	
Medidas	0,75	0,25
Sensibilidade	0,895	0,895
Especificidade	0,628	0,628
Valor preditivo positivo do teste	0,878	0,445
Valor preditivo negativo do teste	0,667	0,947

8.1.3 Acurácia

Acurácia (A) é a probabilidade dos resultados corretos (tanto positivos como negativos) na amostra, ou seja, a probabilidade de o teste classificar corretamente as pessoas.

$$A = \frac{VP + VN}{n}$$

Para os resultados do teste diagnóstico apresentados no Exemplo 8.1, a acurácia é:

$$VPN = \frac{231 + 54}{344} = 0,823$$

Para os resultados do teste diagnóstico apresentados no Exemplo 8.2, a acurácia é:

$$VPP = \frac{77 + 162}{344} = 0,695$$

A acurácia *não* é muito útil para julgar um teste diagnóstico porque não aponta se o teste tem maior probabilidade de detectar verdadeiros positivos ou de detectar verdadeiros negativos.

8.1.4 Razão de verossimilhanças

Razão de verossimilhanças[6] *(RV)* significa razão entre duas probabilidades. É excelente indicador da exatidão de um teste diagnóstico. Por definição, razão de verossimilhanças é a razão entre a probabilidade de um diagnóstico correto e a probabilidade de um diagnóstico incorreto.

Razão de verossimilhanças positiva é a probabilidade de pessoas que têm a doença (os casos) testarem positivo (VP) dividida pela probabilidade de pessoas sem a doença (os controles) testarem positivo (FP).

$$RV^+ = \frac{\dfrac{\text{verdadeiros positivos}}{\text{total de casos}}}{\dfrac{\text{falsos positivos}}{\text{total de controles}}}$$

$$RV^+ = \frac{\dfrac{VP}{VP + FN}}{\dfrac{FP}{VN + FP}}$$

---

[6]Em inglês, *likelihood ratio,* indicado por *LR.*

Desenvolvendo algebricamente a fórmula, você obtém:

$$RV^{+-} = \frac{Sensibilidade}{1 - especificidade}$$

A razão de verossimilhanças positiva (RV^+) é, em geral, maior do que 1, porque é mais provável que ocorra resultado positivo entre casos do que entre controles. Logo, um teste diagnóstico é tanto mais indicativo da doença quanto maior for o valor de RV^+. Testes diagnósticos que apresentam $RV^+ > 10$ contribuem significativamente para o diagnóstico da doença.

EXEMPLO 8.4

Reveja o Exemplo 8.1: um teste diagnóstico para detectar determinada doença foi aplicado em 1.000 participantes de pesquisa; 400 tinham a doença e 600 não tinham a doença. Os resultados do teste foram positivos em 380 dos casos e negativos em 360 dos controles. Vamos calcular a razão de verossimilhanças positiva RV^+.

Resultados do teste diagnóstico.

Resultado	Doença		Total
	Sim	Não	
Positivo	380	240	620
Negativo	20	360	380
Total	400	600	1.000

$$S = \frac{380}{380 + 20} = 0,95$$

$$E = \frac{360}{360 + 240} = 0,60$$

$$RV^+ = \frac{0,95}{1 - 0,60} = \frac{0,95}{0,40} = 2,375 \cong 2,4$$

O que significa $RV^+ = 2,4$? Significa que o resultado do teste é confiável. No entanto, se o teste tivesse RV^+ próximo de 10 ou, melhor ainda, maior do que 10, o resultado positivo do teste seria totalmente convincente. Quanto maior for o valor de RV^+, mais certo é ter a doença quem teve resultado positivo no teste. No entanto, $RV^+ = 2,4$ *não* significa que é 2,4 mais provável que uma pessoa, que teve resultado positivo no teste, tenha a doença.

Razão de verossimilhanças negativa (RV^-) é a probabilidade de resultado negativo em pessoas com a doença (os casos) dividida pela probabilidade de resultado negativo em pessoas que *não* têm a doença (os controles).

$$RV^- = \frac{\dfrac{\text{falsos negativos}}{\text{total de casos}}}{\dfrac{\text{verdadeiros negativos}}{\text{total de controles}}}$$

$$RV^- = \frac{\dfrac{FN}{VP + FN}}{\dfrac{VN}{VN + FP}}$$

Desenvolvendo algebricamente a fórmula, você obtém:

$$RV^- = \frac{1 - sensibilidade}{Especificidade}$$

A razão de verossimilhanças negativa (RV^-) é, em geral, menor que 1 ($RV^- < 1$). Quanto menor for o RV^-, mais certo é *não ter a doença* quem recebe resultado negativo no teste. Bons testes diagnósticos têm $RV^- < 0,1$.

EXEMPLO 8.5

Reveja o Exemplo 8.2. Um teste diagnóstico foi feito em 1.200 participantes de pesquisa; 500 casos (tinham a doença para a qual o teste foi proposto) e 700 controles (não tinham a doença). Os resultados do teste foram positivos em 320 casos e negativos em 630 controles. Vamos calcular a razão de verossimilhanças RV.

Resultados do teste diagnóstico.

Resultado	Doença		Total
	Sim	Não	
Positivo	320	70	390
Negativo	180	630	810
Total	500	700	1.200

$$S = \frac{320}{320 + 180} = 0,64$$

$$E = \frac{630}{70 + 630} = 0,90$$

$$RV^- = \frac{1 - 0,64}{0,90} = \frac{0,36}{0,90} = 0,40$$

Em resumo:

- Quanto maior o RV^+ do teste, mais certo é a pessoa *ter a doença* quando o teste resulta positivo
- Quanto menor o RV^- do teste, mais certo é a pessoa *não ter a doença* quando o teste resulta *negativo*
- Se o $RV^+ = 1$, o teste é inútil. A probabilidade de o teste resultar positivo é o mesmo, para casos e controles.

Importante notar que a razão de verossimilhanças é calculada usando os conceitos de especificidade e sensibilidade. Portanto, nem RV^+ nem RV^- dependem da prevalência da doença/condição. Consequentemente, a razão de prevalência calculada para determinado local pode ser útil em outro, desde que a definição da doença/condição seja a mesma nos dois locais.

8.2 Concordância entre examinadores

Quando diferentes examinadores classificam unidades em categorias mutuamente exclusivas, é razoável esperar que ocorram discordâncias entre eles. Veremos aqui uma medida para o grau de concordância entre dois examinadores que classificaram n itens em duas categorias mutuamente exclusivas.

Os resultados das classificações devem ser apresentados em uma tabela 2×2. A proporção de concordâncias entre examinadores é dada pela soma do número de concordâncias apresentadas na diagonal principal da tabela e dividida pelo total de avaliações, indicada por I_0.

EXEMPLO 8.6

Dois professores classificaram em duas categorias, independentemente, os resultados das provas de 100 alunos que pleiteavam uma bolsa de estudos: aprovados e reprovados. As concordâncias estão nas células da diagonal principal. A soma dos valores nessas células, dividida pelo número de alunos, dá a proporção das concordâncias no total de julgamentos.

Resultados do julgamento de dois professores.

Professor B	Professor A		Total
	Aprovado	Reprovado	
Aprovado	25	15	40
Reprovado	5	55	60
Total	30	70	100

$$I_0 = \frac{25 + 55}{100} = 0,80$$

Na tabela deste exemplo foi obtida a *proporção de concordâncias* entre examinadores. Essa estatística é muito aplicada em trabalhos de pesquisa. No entanto, é lógico esperar que algumas concordâncias ocorram por simples acaso, o que minimiza a importância do resultado obtido. Para medir o grau de concordância entre examinadores, deve-se optar por um *coeficiente de concordância*.

O coeficiente de concordância mais usado é o coeficiente κ (que se lê "capa").[7] Veja o procedimento para o cálculo dessa estatística.

---

[7] O coeficiente *kappa* é muito citado na literatura como *kappa* de Cohen, o autor que o propôs. Em inglês, *Cohen's kappa*.

Os passos para a obtenção de *kappa*, usando os dados do Exemplo 8.6, são:

Primeiro passo: calcule a *proporção observada de concordâncias* entre examinadores. Faça I_0 indicar essa proporção. Tem-se:

$$I_0 = \frac{25 + 55}{100} = 0,80$$

Segundo passo: calcule a *proporção das aprovações e a proporção de reprovações do Professor A.*

$$\frac{30}{100} = 0,30$$

$$\frac{70}{100} = 0,70$$

Terceiro passo: calcule a *proporção das aprovações e a proporção de reprovações do Professor B.*

$$\frac{40}{100} = 0,40$$

$$\frac{60}{100} = 0,60$$

Quarto passo: multiplique a *proporção das aprovações de A pela proporção de aprovações de B.*

$$0,30 \times 0,40 = 0,120$$

Quinto passo: multiplique a *proporção das reprovações de A pela proporção de reprovações de B.*

$$0,70 \times 0,60 = 0,420$$

Sexto passo: calcule a *proporção esperada de concordâncias somando os resultados obtidos nos quarto e quinto passos.* Faça I_E indicar essa proporção.

$$0,120 + 0,420 = 0,540$$

Sétimo passo: calcule o coeficiente de concordância *kappa*, que é dado pela fórmula:

$$\kappa = \frac{I_0 + I_E}{1 - I_E}$$

Para o Exemplo 8.7, é:

$$\kappa = \frac{0,80 + 0,54}{1 - 0,54} = \frac{0,26}{0,46} = 0,565$$

Os *softwares* de estatística calculam o valor de *kappa* e dão o intervalo de confiança. A fórmula para calcular o intervalo de confiança do coeficiente *kappa* é difícil, mas você a encontra em livros de estatística mais avançados.[8]

O importante é interpretar o valor de κ. Se a concordância entre examinadores for perfeita, o coeficiente de concordância terá o valor máximo, que é 1. Se não houver concordância entre os examinadores, o valor de *kappa* será zero ($\kappa = 0$). Pode ocorrer valor negativo de κ, o que significa discordância abaixo da esperada por simples acaso. No entanto, na prática, é preciso interpretar valores entre zero e um ($0 < \kappa < 1$). Siga a recomendação apresentada na Tabela 8.5.[9]

Tabela 8.5 Grau de concordância entre examinadores, segundo o valor de *kappa*.

Valor de κ	Grau de concordância
Menor que 0,21	Pobre
0,21 ⊢ 0,41	Regular
0,41 ⊢ 0,61	Moderada
0,61 ⊢ 0,81	Boa
0,81 ⊢ 1,00	Muito boa

EXEMPLO 8.7

Dois alunos de fisioterapia classificaram radiografias de pacientes que se queixavam de dor no ombro em "com artrose" e "sem artrose". Os dados estão na tabela a seguir. Verifique o grau de concordância entre esses examinadores.

Resultados do julgamento dos dois alunos.

Aluno B	Aluno A		Total
	Artrose	Sem artrose	
Artrose	45	7	52
Sem artrose	12	21	33
Total	57	28	85

Primeiro passo: calcule a *proporção observada de concordâncias* entre os dois alunos. Faça I_0 indicar essa proporção.

$$I_0 = \frac{45 + 21}{85} = 0,77647$$

Segundo passo: calcule a *proporção de diagnósticos de "artrose"* e a *proporção de diagnósticos de "sem artrose", feitas pelo Aluno A.*

(Continua)

---

[8]FLEISS, J. L. Statistical methods for rates and proportions. 2. ed. New York: Wiley, 1981. p. 219-220.

[9]LANDIS, J. R.; KOCH, G. G. The measurement of observer agreement for categorical data. Biometrics, v. 33, n. 1, p. 159-174, 1977. Ver explicação em: ALTMAN, D. O. Practical statistics for medical research. 2. ed. London: Chapman & Hall, 1993. p. 404.

EXEMPLO 8.7 (*continuação*)

$$\frac{57}{85} = 0,67059$$

$$\frac{28}{85} = 0,32941$$

Terceiro passo: calcule a *proporção de diagnósticos de "artrose" e a proporção de diagnósticos de "sem artrose", feitas pelo Aluno B*:

$$\frac{52}{85} = 0,61176$$

$$\frac{33}{85} = 0,38824$$

Quarto passo: multiplique as *proporções das concordâncias de A e B.*

$$0,67059 \times 0,61176 = 0,41024$$

Quinto passo: multiplique a *proporção das discordâncias de A e B.*

$$0,32941 \times 0,38323 = 0,12789$$

Sexto passo: calcule a *proporção esperada de concordâncias*. Faça I_E indicar essa proporção.

$$I_E = 0,41024 + 0,12789 = 0,53813$$

Sétimo passo: calcule o coeficiente de concordância *kappa*, obtido pela fórmula:

$$\kappa = \frac{I_0 + I_E}{1 - I_E}$$

Para o Exemplo 8.7, é:

$$\kappa = \frac{0,77647 + 0,538131}{1 - 0,53813} = \frac{0,23834}{0,46187} = 0,516$$

O grau de concordância entre os alunos é apenas moderada.

O coeficiente de concordância *kappa* é muito usado para medir o grau de concordância entre examinadores ou juízes, mas também pode ser aplicado para examinar o grau de concordância entre testes diagnósticos.

RESUMO E OBJETIVO DO CAPÍTULO

Após ter estudado este capítulo, você é capaz de calcular e interpretar as seguintes estatísticas:

- Sensibilidade e especificidade dos testes diagnósticos
- Valores preditivos dos testes diagnósticos
- Razão de verossimilhanças dos testes diagnósticos
- Coeficiente de concordância.

8.3 EXERCÍCIOS

8.3.1 Pesquisadores analisaram uma alternativa de marcador imunológico específico para o diagnóstico da artrite reumatoide. Foram examinados 450 pacientes com e sem artrite reumatoide. O padrão-ouro nesse estudo foi uma combinação de indicadores (exames laboratoriais e de imagem).[10] Com os dados obtidos pelos pesquisadores, calcule a sensibilidade (S), a especificidade (E) e a acurácia (A) do novo teste.

Resultados do teste diagnóstico.

Resultado do teste	Artrite reumatoide	
	Caso	Controle
Positivo	120	24
Negativo	56	250
Total	176	274

Fonte: MEDEIROS, M. M. C.; FERRAZ, M. B. Estudos sobre diagnósticos. Rev Bras Reumatol, v. 38, n. 4, p. 239-375, 1998.

8.3.2 Com os dados do Exercício 8.3.1, calcule o valor preditivo positivo (VPP) do teste e o valor preditivo negativo (VPN) do teste.

8.3.3 Pesquisadores analisaram a presença isolada do fator reumatoide (FR) no soro de 176 pacientes com artrite reumatoide, diagnosticada por uma combinação de indicadores (o padrão-ouro) e 274 sem a doença. Com os dados apresentados na tabela, calcule a razão de verossimilhanças, positiva e negativa.

Presença do fator reumatoide (FR) no soro de voluntários com e sem artrite reumatoide.

Resultado do exame	Voluntários		
	Casos	Ausente	Total
Positivo	71	4	75
Negativo	105	270	375
Total	176	274	450

Fonte: MEDEIROS, M. M. C.; FERRAZ, M. B. Estudos sobre diagnósticos. Rev Bras Reumatol, v. 38, n. 4, p. 239-375, 1998.

---

[10] O diagnóstico de artrite reumatoide leva em conta os sintomas, o resultado de exames laboratoriais (VHS, proteína C-reativa e fator reumatoide) e por imagem (raios X, ressonância magnética, ultrassonografia articular).

Bioestatística – Tópicos Avançados

8.3.4 Obtenha a sensibilidade, a especificidade, os valores preditivos e a acurácia para o exame físico prostático (EFP) feito para o diagnóstico do adenocarcinoma de próstata (ACP), o qual usou como padrão-ouro o resultado do PSA total (do inglês, *Prostate Specific Antigen*, que significa antígeno prostático específico). Os dados estão na tabela.

Pacientes segundo os achados no exame físico prostático e no PSA.

EFP	PSA Total	
	Positivo	Negativo
Positivo	30	28
Negativo	31	108

Fonte: ANTONOPOULOS, I. M.; POMPEO, A. C. L.; EL HAYEK, O. R.; SARKIS, A. S.; ALFER, W.; ARAP, S. Results of prostate cancer screening in non-symptomatic men. Brazilian Journal of Urology, v. 27, n. 3, p. 227-234, 2001. Disponível em: http://hdl.handle.net/11449/66443. Acesso em: 28 fev. 2022.

8.3.5 Calcule a sensibilidade, a especificidade, os valores preditivos e a acurácia para a dosagem de antígeno prostático específico (PSA) total como teste diagnóstico do adenocarcinoma de próstata (ACP). Os dados estão na tabela a seguir. Nota: PSA total < 4 ng/mℓ indica resultado negativo e PSA total > 4 ng/mℓ indica resultado positivo. O padrão-ouro é a biopsia.

Pacientes segundo o PSA total e a biopsia.

PSA total	Biopsia	
	Positiva	Negativa
Menor do que 4 ng/mℓ	10	48
Igual ou maior do que 4 ng/mℓ	15	124

8.3.6 Um teste[11] tem sensibilidade de 99% e especificidade de 92%. Calcule o valor preditivo, tanto positivo como negativo, em uma população em que a prevalência da doença é de 5%.

8.3.7 Quando a sensibilidade e a especificidade de um exame para diagnóstico são iguais a 1?

8.3.8 Calcule a sensibilidade, a especificidade, os valores preditivos e a razão de verossimilhanças para o resultado do exame de sangue oculto nas fezes como teste diagnóstico do câncer do intestino. Os dados estão na tabela a seguir. O padrão-ouro é a biopsia.

Pacientes segundo o resultado do exame de sangue oculto nas fezes e a biopsia.

Resultado	Câncer no intestino	
	Sim	Não
Positivo	20	180
Negativo	10	1.820

8.3.9 Quando o valor de *kappa* é igual a 1?

---

[11]MOTULSKY, H. Intuitive Biostatistics. New York: Oxford University Press, 1995. p. 139.

8.3.10 Dois professores avaliaram 20 alunos que pretendiam ingressar em um curso de pós-graduação. Os resultados dos exames, aprovado (A) ou reprovado (R), estão na tabela a seguir. Calcule *kappa* e interprete o resultado.

Conceitos atribuídos a 20 alunos por dois professores.

Nº do aluno	Professor	
	Prof. A	Prof. B
1	A	R
2	A	A
3	A	A
4	A	A
5	A	R
6	A	R
7	A	R
8	R	R
9	A	R
10	R	A
11	A	A
12	A	A
13	A	A
14	A	A
15	A	A
16	R	R
17	R	R
18	R	R
19	A	R
20	R	A

Outras Estatísticas

9

Este capítulo cobre alguns assuntos usuais na literatura da área de saúde que não foram tratados nos capítulos anteriores, como comparação de proporções, correlação de Spearman e tau de Kendall, número necessário tratar e análise de sobrevivência. Esses assuntos têm, em comum, a matemática relativamente simples.

9.1 Estudo de proporções

9.1.1 Teste de uma proporção

É possível verificar se uma proporção, calculada com base nos dados de uma amostra, tem um valor especificado. Como exemplo, imagine que um pesquisador tomou uma amostra de tamanho n de uma grande população e nela contou o número X de portadores de uma doença. A *proporção* de portadores dessa doença na amostra é:

$$p = \frac{X}{n}$$

Imagine agora que o pesquisador quer saber, com base nos dados dessa amostra, se a proporção de pessoas com a doença, na população que estuda, tem o valor especificado na literatura. Precisa, então, de um *teste estatístico.*

EXEMPLO 9.1

Um médico[1] examinou 2.964 recém-nascidos em Campinas e achou 73 com anomalias. Para obter a prevalência de recém-nascidos com anomalia nessa amostra, é preciso dividir o número de recém-nascidos que apresentavam anomalia pelo tamanho da amostra. Multiplicando o resultado por 100, obtém-se a prevalência de recém-nascidos com anomalia:

$$p = \frac{73}{2.964} \times 100 = 2,46\%$$

Será que esse valor está de acordo com o que acontece no mundo?

Para saber se uma proporção calculada com base nos dados de uma amostra tem um valor especificado Θ (letra grega; lê-se "teta") da literatura, faça um teste estatístico.

Primeiro passo: estabeleça as hipóteses em teste e o nível de significância α.

---

[1]ARENA, J. F. P. Incidência de malformações em uma população brasileira. Revta. Paul. Med., v. 89, n. 3/4, p. 42-49, 1977.

Hipóteses:

$H_0: p = \Theta$

$H_1: p \neq \Theta$

Nível de significância: α.

Segundo passo: calcule a proporção de pessoas com a característica em estudo na amostra:

$$p = \frac{X}{n}$$

Terceiro passo: calcule a estatística:

$$z = \frac{p - \theta}{\sqrt{\dfrac{\theta \times (1 - \theta)}{n}}} \qquad (9.1)$$

Quarto passo: compare o valor calculado de z com o valor crítico dado na tabela de distribuição normal padronizada (Tabela 1 do Apêndice), no nível estabelecido de significância.[2] Rejeite a hipótese da nulidade sempre que o valor calculado de z for igual ou maior do que o valor crítico. Os *softwares* de estatística fornecem o p-valor.

Quinto passo: conclua.

EXEMPLO 9.2

Reveja o Exemplo 9.1: teste a hipótese de que a prevalência de recém-nascidos com anomalia congênita em Campinas está de acordo com o valor especificado na literatura internacional, isto é, 3%:

Primeiro passo: estabeleça as hipóteses em teste e o nível de significância:

Hipóteses:

H_0: a prevalência de recém-nascidos com anomalia em Campinas é *igual* a 3%, valor especificado na literatura internacional.

H_1: a prevalência de recém-nascidos com anomalia em Campinas é *diferente* de 3%

Nível de significância: $\alpha = 0,05$.

$$p = \frac{73}{2.964} = 0,02464$$

Segundo passo: a estatística de teste é:

$$z = \frac{0,02464 - 0,03}{\sqrt{\dfrac{0,03 \times (1 - 0,03)}{2.964}}} = -1,714$$

(Continua)

---

[2]Para estudar distribuição normal, ver: VIEIRA, S. Introdução à Bioestatística. 6. ed. Rio de Janeiro: Guanabara Koogan, 2021. p. 123-140.

> ### EXEMPLO 9.2 (*continuação*)
>
> *Terceiro passo*: o valor calculado de z (–1,714) é, em valor absoluto, menor que o valor de z no nível de 5% de significância (1,96, para teste bilateral).
>
> *Quarto passo*: a conclusão é a de que não se encontrou evidência de que a prevalência de recém-nascidos com anomalia, na região de Campinas, fosse, na época, diferente dos 3% relatados na literatura.

9.1.1.1 Correção de continuidade

É recomendável calcular a estatística de teste com *correção de continuidade*, principalmente quando a amostra é pequena. Fazendo essa correção, a estatística de teste é:

$$z = \frac{\left(|p - \theta| - \dfrac{1}{2n} \right)}{\sigma(p)} \qquad (9.2)$$

A correção de continuidade reduz o valor de z porque, ao subtrair $1/2n$ da diferença entre a proporção observada e a proporção esperada, reduz o numerador.[3]

9.1.2 Comparação de duas proporções populacionais

Os estudos prospectivos, retrospectivos e os ensaios clínicos são feitos para comparar proporções populacionais ou probabilidades. Nesses casos, pode ser aplicado tanto o teste de χ^2 de Pearson como o teste de comparação de proporções populacionais. No caso de uma tabela 2×2, a fórmula (3.2), apresentada no Capítulo 3 deste livro, é matematicamente igual ao quadrado da fórmula (9.2). As distribuições estatísticas para os dois testes, neste caso, são iguais.[4]

Para proceder ao teste

Primeiro passo: estabeleça as hipóteses em teste e o nível da significância.

Hipóteses:
$H_0: \Theta_1 = \Theta_2$
$H_1: \Theta_1 \neq \Theta_2$
Nível da significância α.

Segundo passo: apresente os dados em uma tabela 2×2. Calcule as proporções.

Terceiro passo: calcule a estatística de teste, que está associada a 1 grau de liberdade.

$$z = \frac{p_2 - p_1}{\sqrt{pq \left(\dfrac{1}{n_1} + \dfrac{1}{n_2} \right)}} \qquad (9.3)$$

---

[3] A correção de continuidade nem sempre é feita, embora recomendada, principalmente quando a amostra é pequena. O uso da correção diminui a probabilidade de encontrar valor significante.

[4] Os valores de χ^2 com um grau de liberdade são iguais aos valores do quadrado de z (da distribuição normal reduzida).

Nessa fórmula:

p_1 é a proporção de unidades *com* a característica A no Grupo 1:

$$p_1 = \frac{a}{a + b}$$

p_2 é a proporção de unidades *com* a característica A no Grupo 2:

$$p_2 = \frac{c}{c + d}$$

p é a proporção de unidades *com* a característica A nos dois grupos:

$$p = \frac{a + c}{n}$$

q é a proporção de unidades *sem* a característica A nos dois grupos:

$$q = \frac{b + d}{n}$$

Verifique:

$$p + q = 1$$

Quarto passo: sob a hipótese da nulidade, a estatística z tem distribuição aproximadamente normal padronizada, desde que $np > 5$ e $nq > 5$. Compare o valor absoluto de z calculado com o valor crítico de z (Tabela 1 do Apêndice) no nível estabelecido de significância. Se usar um *software* de estatística para fazer esses cálculos, obtém-se o p-valor.

Quinto passo: conclua.

EXEMPLO 9.3

Reveja o Exemplo 3.5, no Capítulo 3: para comparar tratamento não operatório com cirurgia conservadora nos casos de lesões esplênicas de menor gravidade, buscaram-se os prontuários de 136 pacientes. O desfecho era "haver" ou "não haver" complicações. Dos 32 não operados, três tiveram complicações e dos 104 submetidos à cirurgia, 25 tiveram complicações.[5] Foram, então, comparadas as proporções de pacientes com complicações nos dois grupos. Para fazer o teste:

(Continua)

---

[5]Fonte: SCARPELINI, S.; ANDRADE, J. I.; STRACIERE, L. D. S.; GRADE, M. H. C.; MACCHETI, A. H.; PASSOS, A. D. C. Estudo comparativo entre o tratamento não operatório e a cirurgia conservadora no trauma esplênico. Rev Col Bras Cir, v. 26, n. 5, p. 281-284, 1999.

Capítulo 9 Outras Estatísticas **167**

EXEMPLO 9.3 (*continuação*)

Primeiro passo: estabeleça a hipótese da nulidade: a probabilidade de pacientes *que têm complicações* quando submetidos a tratamento não operatório é igual à probabilidade de pacientes *que têm complicações* quando submetidos à cirurgia conservadora. Seja $\alpha = 0,05$.

Segundo passo: organize os dados em uma tabela, calcule totais e proporções.

**Participantes da pesquisa segundo o tipo de tratamento
e a ocorrência ou não de complicações.**

| Tratamento | Complicações | | Total | Proporção (com complicações) |
	Sim	Não		
Não operatório	3	29	32	0,093750
Cirúrgico	25	79	104	0,240385
Total	28	108	136	0,205882

Terceiro passo: calcule a estatística de teste.

$$z = \frac{p_2 - p_1}{\sqrt{pq \left(\dfrac{1}{n_1} + \dfrac{1}{n_2} \right)}}$$

$$z = \frac{0,093750 - 0,240382}{\sqrt{0,205882 \times 0,794118 \times \left(\dfrac{1}{32} + \dfrac{1}{104} \right)}} = -1,794$$

Quarto passo: o valor absoluto de *z* calculado (−1,794) é menor do que o valor crítico no nível de 5% de significância (1,96). Não se rejeita a hipótese de nulidade. Se usar um *software* de estatística para fazer esses cálculos, obtém-se *p*-valor = 0,072813.

Quinto passo: a conclusão é a de que não se encontrou evidência de que, nos casos de lesões esplênicas de menor gravidade, tratamento não operatório e cirurgia conservadora tenham probabilidades diferentes de ocorrência de complicações.

9.1.2.1 Correção de continuidade

Muitos estatísticos recomendam calcular o valor de *z com correção de continuidade*. A estatística fica, então, como segue:

$$z = \frac{|p_2 - p_1| - \dfrac{1}{2} \left(\dfrac{1}{n_1} + \dfrac{1}{n_2} \right)}{\sqrt{pq \left(\dfrac{1}{n_1} + \dfrac{1}{n_2} \right)}} \tag{9.4}$$

em que $|p_2 - p_1|$ indica o valor absoluto da diferença.

168 Bioestatística – Tópicos Avançados

Com a correção de continuidade, o valor de z é menor do que o valor de z sem a correção. Logo, a correção de continuidade produz um teste mais *conservador*, isto é, um teste com menor probabilidade de rejeitar a hipótese da nulidade. Se a amostra for pequena, o efeito da correção de continuidade é ainda maior.

9.2 Coeficiente de correlação de Spearman e tau de Kendall

9.2.1 Coeficiente de correlação de Spearman

O Capítulo 5 trata as medidas de associação para duas variáveis nominais. Para medir a força da correlação entre duas variáveis numéricas, calcula-se o coeficiente de correlação de Pearson.[6] Quando os dados são ordinais, recomenda-se calcular o coeficiente de correlação de Spearman, que é a *alternativa não paramétrica* para o coeficiente de correlação de Pearson. Para calcular o coeficiente de correlação de Spearman:

Primeiro passo: estabeleça as hipóteses em teste e o nível de significância.

Hipóteses:

H_0: na população, as variáveis X e Y não estão correlacionadas.

H_1: escolha uma das seguintes hipóteses alternativas:

X e Y têm *correlação* (hipótese bilateral, porque essa correlação tanto pode ser positiva como negativa).

X e Y têm *correlação positiva* (hipótese unilateral, porque a correlação só poderá ser positiva).

X e Y têm *correlação negativa* (hipótese unilateral, porque a correlação só poderá ser negativa).

Nível de significância: α.

Segundo passo: organize os dados em uma tabela.

Terceiro passo: converta os valores observados das duas variáveis em postos.

Quarto passo: calcule a diferença D entre cada par de postos, isto é, calcule a diferença entre o posto de X e o posto de Y para a mesma unidade. Se os cálculos estiverem corretos, a soma das diferenças entre os postos de X e Y deve ser igual a zero ($\Sigma D = 0$).

Quinto passo: calcule o quadrado de cada diferença (D^2) e some, isto é, calcule ΣD^2.

Sexto passo: calcule o coeficiente de correlação de Spearman (r_s) usando a fórmula:

$$(9.5)$$

$$r_s = 1 - \left[\frac{6\sum D^2}{n(n^2 - 1)} \right]$$

Sétimo passo: compare o valor calculado de r_s com o valor crítico dado na Tabela 8 do Apêndice. Essa tabela fornece valores críticos tanto para testes unilaterais como bilaterais, para os níveis de significância $\alpha = 0,05$ e $\alpha = 0,01$. Rejeite a hipótese de que *não* há correlação entre as variáveis sempre que o valor calculado de r_s for maior do que o valor crítico, dado na tabela. Se você usar um *software* de estatística, obtém o p-valor.

Oitavo passo: conclua.

EXEMPLO 9.4

Foram obtidos escores de ansiedade por meio de um questionário (*Spielberger State Trait Anxiety Inventory*) e valores da pressão sistólica, em milímetros de mercúrio, de pacientes antes de exodontias múltiplas (extração de vários dentes na mesma sessão). Como escore de ansiedade

(Continua)

---

[6]Ver: VIEIRA, S. Introdução à Bioestatística. 6. ed. Rio de Janeiro: Guanabara Koogan, 2022. Capítulo 5.

EXEMPLO 9.4 (*continuação*)

é ordinal, é recomendável avaliar a associação entre as variáveis por meio do coeficiente de correlação de Spearman.

Primeiro passo: estabeleça as hipóteses.

Hipóteses:

Hipótese da nulidade: *não há* associação entre ansiedade e pressão sistólica.

Hipótese alternativa: *há* associação entre ansiedade e pressão sistólica (bilateral).

Nível de significância: $\alpha = 0,05$.

Segundo passo: organize os dados em uma tabela.

Escores de ansiedade e pressão sistólica.

Ansiedade	Pressão sistólica
43	139,7
51,2	160,0
41	130,0
48,2	150,0
37,1	120,0
48,8	155,0
37,6	125,0
45,8	150,0
34,8	120,0

Fonte: OLIVEIRA, J. A. G. P.; GUIMARÃES, E. C.; OLIVEIRA, L. S. Avaliação da ansiedade e dos parâmetros cardiovasculares em pacientes hipertensos submetidos ao uso da pré-medicação Diazepam e da solução anestésica Bupivacaína (Neocaína a 0,5% sem epinefrina) em exodontias múltiplas. Estudo duplo-cego. Rev ABO Nac, v. 7, n. 2, p. 96-99, 1999.

Terceiro passo: atribua postos às medidas de ansiedade e às medidas de pressão sistólica. Ocorreram *empates*. Atribua, aos valores iguais, postos iguais à média dos postos que seriam ocupados por eles caso não fossem iguais (não houvesse empate).

Quarto passo: calcule a diferença *D* entre cada par de postos. Por exemplo, a diferença entre os postos conferidos ao quarto paciente é $D = 6,5 - 7 = -0,5$. A soma das diferenças é, obrigatoriamente, igual a zero ($\Sigma D = 0$).

Quinto passo: calcule os quadrados das diferenças e depois some, para obter ΣD^2. Nesse exemplo, a soma dos quadrados de *D* é:

$$\Sigma D^2 = 1$$

Escores de ansiedade e pressão sistólica (tabela auxiliar).

Ansiedade	Pressão sistólica	Posto para *X*	Posto para *Y*	*D*	*D*²
43,0	139,7	5	5	0	0
51,2	160,0	9	9	0	0
41,0	130,0	4	4	0	0
48,2	150,0	7	6,5	−0,5	0,25
37,1	120,0	2	1,5	−0,5	0,25
48,8	155,0	8	8	0	0
37,6	125,0	3	3	0	0
45,8	150,0	6	6,5	0,5	0,25
34,8	120,0	1	1,5	0,5	0,25
				0,0	1,00

(Continua)

EXEMPLO 9.4 (*continuação*)

Sexto passo: usando a fórmula (9.5), calcule o coeficiente de correlação de Spearman:

$$r_s = 1 - \left[\frac{6 \times 1}{9 \times (9^2 - 1)} \right] = 0,99167$$

Sétimo passo: para um teste bilateral com $\alpha = 0,05$ e $n = 9$, a Tabela 11 do Apêndice dá o valor crítico: 0,6833. Como o valor absoluto de r_s calculado com base na amostra é maior do que o valor dado na tabela (0,99617 > 0,6833), rejeita-se a hipótese da nulidade.

Oitavo passo: a conclusão é a de que ansiedade e pressão sistólica de pacientes submetidos à exodontia múltiplas têm alta correlação positiva ($\alpha = 5\%$).

Para testar o coeficiente de correlação de Spearman, *softwares* usam o teste *t*, mas você já sabe como tirar as conclusões. O Statistica, por exemplo, dará os resultados conforme Figura 9.1:

Spearman Rank Order Correlations				
Ansiedade e pressão sistólica	**Valid N**	**Spearman R**	**t (n-2)**	**p-level**
	9	0,991632	20,32237	1,75E-07

Figura 9.1 *Output* do *software* Statistica para o teste de coeficiente de correlação de Spearman.

Quando não ocorrem empates, o coeficiente de correlação de Pearson, calculado com os postos – e não com os dados originais – tem resultado numérico igual ao do coeficiente de correlação de Spearman. Se existirem empates, os resultados serão diferentes, mas, na maioria das vezes, a diferença é desprezível.

9.2.2 Tau de Kendall

O tau de Kendall é uma medida não paramétrica do grau de associação entre dados ordinais. É bastante utilizado pelos pesquisadores da área de psicologia. Os resultados obtidos com o tau de Kendall e os resultados obtidos com o coeficiente de correlação de Spearman são, na maioria das vezes, muito semelhantes, ou seja, ambos conduzem, geralmente, às mesmas conclusões.

O tau de Kendall também avalia associações estatísticas com base nos postos dos dados. Para obter o tau de Kendall, que se indica pela letra grega τ (lê-se "tau") aplica-se a fórmula:

$$\tau = \frac{C - D}{C + D}$$

(9.6)

Nessa fórmula, C indica o número de pares concordantes e D indica o número de pares discordantes. Vamos entender isso por meio de um exemplo.

EXEMPLO 9.5

Dois psicólogos (X e Y) ordenaram 10 candidatos para uma vaga em uma empresa. Os candidatos, designados pelas letras do alfabeto (de A a J), foram organizados do melhor para o pior. Como conferir números de ordem significa estabelecer uma variável ordinal, pode ser obtida a correlação entre os números conferidos pelos dois psicólogos por meio do tau de Kendall.

(Continua)

Capítulo 9 Outras Estatísticas

EXEMPLO 9.5 (*continuação*)

Primeiro passo: estabeleça as hipóteses.

Hipótese da nulidade: *não há* correlação entre as duas avaliações.

Hipótese alternativa: *há* correlação entre as duas avaliações.

Segundo passo: organize os postos dos dados das duas variáveis em uma tabela. A primeira variável deve estar em ordem crescente.

Tabela 9.1 Postos de X e de Y (tabela auxiliar para o cálculo do tau de Kendall).

Candidato	Posto de X	Posto de Y
A	1	1
B	2	2
C	3	4
D	4	3
E	5	6
F	6	5
G	7	8
H	8	7
I	9	10
J	10	9

Terceiro passo: conte o número de pares concordantes, usando a segunda coluna. "Pares concordantes" significa o número de postos de Y, abaixo do posto com o qual se está trabalhando, maiores do que esse posto (p. ex., abaixo do posto 5 estão os postos 8, 7,10, 9, maiores do que 5; portanto, 4 pares concordantes abaixo do posto 5). Outro exemplo: o primeiro posto de Y é "1". Todos os postos abaixo de 1 são maiores do que 1. Então, há 9 pares concordantes abaixo do posto 1.

Tabela 9.2 Procedimento para a contagem do número de pares concordantes (tabela auxiliar).

Candidato	Posto de X	Posto de Y	Pares concordantes
A	1	1	→ 9
B	2	2	
C	3	4	
D	4	3	
E	5	6	
F	6	5	→ 4
G	7	8	
H	8	7	
I	9	10	
J	10	9	

Descendo a coluna e fazendo as contagens, você encontra, na terceira linha, o posto 4. O posto logo abaixo é 3, menor do que 4. Então, não é um par concordante. Abaixo de 4, há 6 pares concordantes. Depois de contar todos os pares concordantes, você pode construir a tabela apresentada a seguir.

Tabela 9.3 Número de pares concordantes (tabela auxiliar).

Candidato	Posto de X	Posto de Y	Pares concordantes (C)
A	1	1	9
B	2	2	8
C	3	4	6

(Continua)

EXEMPLO 9.5 (*continuação*)

Candidato	Posto de X	Posto de Y	Pares concordantes (C)
D	4	3	6
E	5	6	4
F	6	5	4
G	7	8	2
H	8	7	2
I	9	10	0
J	10	9	

Quarto passo: conte o número de *pares discordantes* e os escreva na coluna seguinte. "Pares discordantes" é o número de postos abaixo do posto com o qual você está trabalhando, menores do que ele.

Tabela 9.4 Número de pares concordantes e número de pares discordantes.

Candidato	Posto de X	Posto de Y	Concordante (C)	Discordante (D)
A	1	1	9	0
B	2	2	8	0
C	3	4	6	1
D	4	3	6	0
E	5	6	4	1
F	6	5	4	0
G	7	8	2	1
H	8	7	2	0
I	9	10	0	1
J	10	9		

Quinto passo: faça a soma das duas colunas: a que contém pares concordantes

$$C = 9 + 8 + 6 + 6 + 4 + 4 + 2 + 2 + 0 = 41$$

e a que contém pares discordantes

$$D = 0 + 0 + 1 + 0 + 1 + 0 + 1 + 0 + 1 = 4$$

Sexto passo: coloque as somas na fórmula (9.6) e faça os cálculos.

$$\tau = \frac{C - D}{C + D} = \frac{41 - 4}{41 + 4} = 0,822$$

Sétimo passo: a conclusão é a de que as avaliações feitas pelos psicólogos para os candidatos à vaga na empresa estão altamente correlacionadas (0,822).

9.2.3 Comparação dos resultados obtidos pelos coeficientes de correlação de Pearson, de Spearman e tau de Kendall

Estudos que buscam relacionar variáveis são comuns em várias disciplinas, como biologia, genética, epidemiologia, psicologia, psiquiatria, finanças, *marketing*, gestão de negócios e muitas outras. Contudo, diante de pares de valores de duas variáveis, o pesquisador pode se sentir inseguro para escolher o método que deve usar para verificar se as variáveis estão relacionadas. Há teorias estatísticas sobre isso.[7] Um exemplo é dado a seguir para mostrar que os resultados da aplicação de diferentes fórmulas levam a resultados semelhantes.

EXEMPLO 9.6

Há muito já se mostrou que existe associação do tabagismo com várias doenças e redução da expectativa de vida. Mas como medir essa associação? Imagine que um pesquisador tomou uma amostra representativa de homens fumantes de detemina população, com 50 anos ou mais, e anotou tanto o número de cigarros que cada um consumia por dia como a idade de morte. Os dados estão na tabela.

Número de cigarros fumados por dia e idade de morte de voluntários.

Voluntário	Nº de cigarros	Idade de morte
A	25	60
B	46	53
C	17	86
D	26	77
E	5	78
F	23	77
G	24	65
H	35	72
I	29	58
J	4	91
K	13	66
L	8	84
M	6	73
N	23	78
O	19	75

Fonte: GIGA CALCULATOR. Correlation coefficient calculator. Disponível em: https://www.gigacalculator.com/calculators/correlation-coefficient-calculator.php. Acesso em: 14 mar. 2022.

O coeficiente de correlação de Pearson,[8] para esses dados, é $r = -0,678$, $z = -2,86$ e p-valor $= 0,00212$. O coeficiente de correlação de Spearman é $r = -0,693$, $z = -2,87$ e p-valor $= 0,00204$. O tau de Kendall é $\tau = -0,541$, $z = -2,85$ e p-valor $= 0,00218$.

Quantificamos, por três métodos, a relação entre tabagismo e longevidade e todos indicam uma associação negativa moderada entre as duas variáveis. Quanto maior for o número de cigarros

---

[7] Ver comparação esquemática dos métodos em: GIGA CALCULATOR. Correlation Coefficient Calculator. Disponível em: https://www.gigacalculator.com/calculators/correlation-coefficient-calculator.php. Acesso em 14 mar. 2022.

[8] Ver: VIEIRA, S. Introdução à Bioestatística. 6. ed. Rio de Janeiro: Guanabara Koogan, 2021.

fumados por dia, menor será a longevidade. Os p-valores obtidos são muito pequenos. Isso indica que é altamente improvável que nas variáveis estudadas não haja correlação ou a correlação entre elas seja positiva.

9.3 NNT e NNH

9.3.1 Número necessário tratar (NNT)

Número necessário tratar (NNT, do inglês *number needed to treat*) é o número de pacientes que devem ser tratados para que, ao final do ensaio, o grupo tratado tenha um paciente a mais do que o controle, com o desfecho buscado.

Para calcular o NNT, existe uma fórmula. Seja p_1 a proporção de sucessos no grupo tratado e p_2 a proporção de sucessos no grupo controle, como apresentado na tabela.

Tabela 9.5 Proporções de sucessos e fracassos nos dois grupos, tratado e controle.

Evento	Grupo	
	Tratado	Controle
Sucesso	p_1	p_2
Fracasso	$1 - p_1$	$1 - p_2$
Total	1	1

A fórmula para calcular o NNT é:

$$NNT = \frac{1}{p_1 - p_2} \tag{9.7}$$

EXEMPLO 9.7

Imagine que, para verificar se uma nova intervenção aumenta a probabilidade de sobrevida decorridos 5 anos após o diagnóstico de câncer no pulmão estágio III, foi feito um ensaio clínico randomizado com 450 pacientes: 200 foram designados para o controle positivo e 250 para a nova intervenção. No período de tempo em que decorreu o ensaio, morreram 160 pacientes do grupo controle positivo e 175 pacientes do grupo submetido à nova intervenção, como apresentado na tabela.[9]

Sobrevida e óbitos de pacientes segundo o grupo (proporção entre parênteses).

Evento	Nova intervenção	Controle positivo
Sobrevida	75 (0,30)	40 (0,20)
Óbito	175 (0,70)	160 (0,80)
Total	250 (1,00)	200 (1,00)

$$NNT = \frac{1}{p_t - p_c} = \frac{1}{0,3 - 0,2} = 10$$

(Continua)

---

[9]GRAPHPAD. Number needed to treat (NNT). Disponível em: https://www.graphpad.com/quickcalcs/NNT1/. Acesso em: 20 abr. 2022.

Capítulo 9 Outras Estatísticas

EXEMPLO 9.7 (*continuação*)

NNT = 10: precisam ser tratados 10 pacientes pela nova intervenção para que – dentro de 5 anos – esteja vivo um paciente a mais do que se estivessem no grupo controle positivo.

EXEMPLO 9.8

Como o conceito de NNT (número necessário tratar) não é intuitivo, construiremos um novo exemplo, agora com grupos de mesmo tamanho.

Sobrevida e óbitos de pacientes segundo o grupo.

Evento	Grupo	
	Nova intervenção	Controle positivo
Sobrevida	60	40
Óbito	140	160
Total	200	200

Todos os números na tabela são divisíveis por 20. Organizamos, então, uma nova tabela, com as mesmas proporções apresentadas na tabela anterior, mas dividindo todos os valores por 20.

Sobrevida e óbitos de pacientes segundo o grupo (tabela auxiliar).

Evento	Grupo	
	Tratado	Controle
Sobrevivente	3	2
Óbitos	7	8
Total	10	10

Veja a explicação do NNT = **10**: se forem tratados **10** pacientes, espera-se que sobrevivam 3, 1 a mais do que os 2 que poderiam sobreviver se estivessem no grupo controle. Portanto, 10 pacientes precisam ser tratados para que, no grupo tratado, haja um sobrevivente a mais do que haveria no grupo controle.

NNT = 100 significa que 100 pacientes precisam ser tratados para que se possa esperar o desfecho desejado em um paciente a mais do que se esperaria no controle.

NNT = 10 significa que 10 pacientes precisam ser tratados para que se possa esperar o desfecho desejado em um paciente a mais do que ocorreria no controle.

NNT = 1 significa que um paciente precisa ser tratado para que se tenha o desfecho desejado. Então:

- Quanto menor for o NNT, maior é o benefício da terapia
- NNT = 1 é o ideal porque significa que todo paciente tratado é beneficiado.

EXEMPLO 9.9

Imagine que 12% das pessoas com determinado diagnóstico morrem dentro de 1 ano. Um novo fármaco reduziu a mortalidade para 8%. Como se calcula o NNT?

A probabilidade de sobrevivência sem o novo fármaco (sucesso) é:

(Continua)

EXEMPLO 9.9 (*continuação*)

$$p_c = 1 - 0{,}12 = 0{,}88$$

A probabilidade de sobrevivência usando o novo fármaco (sucesso) é

$$p_t = 1 - 0{,}08 = 0{,}92$$

Portanto, NNT é:

$$NNT = \frac{1}{0{,}92 - 0{,}88} = \frac{1}{0{,}04} = 25$$

Em média, 25 pacientes devem receber a nova intervenção para que se possa esperar a sobrevivência de um paciente a mais do que o número de pacientes que sobreviveriam no grupo controle.

9.3.2 Redução absoluta de risco

A *redução absoluta de risco* (RAR; do inglês *absolute risk reduction*) é uma forma útil de apresentar o resultado da pesquisa, principalmente se o leitor for um tomador de decisão. É fácil de calcular, porque a RAR é inversa ao NNT. A RAR é, muitas vezes, expressa como porcentagem.

$$RAR = \left(\frac{1}{NNT} \right) \times 100$$

EXEMPLO 9.10

Suponha que um ensaio clínico controlado e randomizado conduzido com pessoas com determinada doença mostrou que 88% do grupo de controle teve sequela, em comparação com 80% do grupo que recebeu tratamento. Vamos calcular o *NNT*.

Presença ou não de sequela segundo o grupo.

Sequela	Grupo	
	Tratado	Sem tratamento
Não	20 (0,20)	12 (0,12)
Sim	80 (0,80)	88 (0,88)
Total	(1,00)	100 (1,00)

$$NNT = \frac{1}{0{,}20 - 0{,}12} = \frac{1}{0{,}08} = 12{,}5$$

A *redução absoluta do risco* (RAR) é a forma mais útil de apresentar os resultados da pesquisa para ajudar na tomada de decisão. Neste exemplo:

(Continua)

Capítulo 9 Outras Estatísticas   177

EXEMPLO 9.10 (*continuação*)

$$RAR = \left(\frac{1}{0,08} \right) \times 100 = 12,5\%$$

A redução do risco de sequela por conta do tratamento foi de 12,5%.

9.3.3 Número necessário para causar dano (NNH)

A ANVISA pede que, na descrição dos resultados de um ensaio clínico, seja dada uma estimativa do valor de NNH. Mas o que é NNH?

Número necessário para causar dano (NNH; do inglês *number needed to harm*) é o número de pacientes tratados até que um deles tenha um evento adverso como, por exemplo, complicações terapêuticas.[10]

Se um fármaco, indicado para determinada patologia, tem NNH = 100, em média 100 pacientes deveriam pertencer ao grupo tratado (em lugar do controle) para que um paciente tenha complicações. Para calcular o NNH, existe uma fórmula. Então, seja r_t a proporção de danos ocorridos no grupo tratado e r_c a proporção de danos ocorridos no grupo controle. A fórmula para calcular o número necessário *para causar dano* é:

$$NNH = \frac{1}{r_t - r_c} \tag{9.8}$$

EXEMPLO 9.11

Imagine que, para verificar se uma nova intervenção aumenta o risco de óbito após o diagnóstico de câncer no pulmão estágio III, foi feito um ensaio clínico randomizado com 450 pacientes: 250 foram designados para o grupo controle positivo e 200 para a grupo da nova intervenção. No período de tempo estudado, morreram 120 pacientes do controle e 120 pacientes do grupo submetido à nova intervenção, como mostrado na tabela.

Sobrevida, óbito e proporção de óbitos nos dois grupos.

Evento	Tratado	Controle
Sobrevida	80	130
Óbito	120	120
Total	200	250
Proporção de óbitos	0,60	0,48

$$NNH = \frac{1}{0,60 - 0,48} = 8,3$$

Em média, 8,3 pacientes teriam de receber a nova intervenção (em lugar de ser do grupo controle) para que se pudesse esperar no período de tempo estipulado, o óbito de um paciente a mais do que o que se observaria em um grupo controle.

---

[10]KAURA, A. Evidence-Based Medicine: reading and writing. In: Medical papers. London: Elsevier-Mosby, 2015:7.

A comparação do valor do NNT com o valor do NNH dá ideia do risco-benefício de uma intervenção:

- Quanto *menor* for o NNT, *maior* será o número de pacientes que terão o benefício
- Quanto *maior* for o NNH, *menor* será o número de pacientes que terão efeitos adversos.

NNT e NNH são estimativas por ponto e, como todas as estimativas, têm incerteza. Em estatística, é usual dar ideia do tamanho dessa incerteza por meio de intervalo de confiança. Um intervalo de 95% de confiança para o número necessário para causar dano significa que, se o estudo for repetido 20 vezes, espera-se que o *verdadeiro valor desse número* caia 19 vezes dentro do intervalo calculado. Os intervalos de confiança se tornam mais estreitos à medida que a amostra aumenta. Então, quanto maior for o ensaio, menor será o intervalo de confiança das estimativas. Faça os cálculos em computador.[11]

9.4 Análise de sobrevivência

A análise de sobrevivência é um procedimento estatístico que tem, como variável de estudo, o tempo que decorre entre um ponto fixado para o início de observação (p. ex., uma cirurgia) e a ocorrência de um desfecho (p. ex., morte). O tempo pode ser medido em anos, meses, semanas ou dias.

No entanto, em uma análise de sobrevivência o desfecho não é, necessariamente, o óbito. Para um pesquisador, pode ser qualquer experiência futura de seu interesse. Então, o desfecho pode ser a ocorrência de uma nova crise de asma, um infarto do miocárdio. Às vezes – embora não seja comum –, o desfecho também pode ser positivo. Por exemplo, pode-se estudar o tempo para recuperação de uma doença (a recidiva de um câncer) ou o tempo que uma mulher leva para engravidar. Mesmo nesses casos, falamos em análise de sobrevivência.

Há uma característica específica desse tipo de análise: o pesquisador nem sempre observa o evento de interesse em todos os participantes da pesquisa. Alguns abandonam o estudo, outros perdem o contato com os pesquisadores por motivos diversos e outros não experimentam, no período do estudo, o desfecho que o pesquisador procura (p. ex., se o desfecho que o pesquisador contabiliza é morte, alguns pacientes podem não morrer no espaço de tempo em que decorre a pesquisa). Os dados de todos esses participantes são chamados *censurados*.

Outro aspecto das análises de sobrevivência que merece atenção é o fato de os pacientes poderem começar a participar de um estudo mesmo depois de o estudo já ter se iniciado – desde que o tempo de recrutamento tenha sido estipulado no início do ensaio. Evidentemente, o tempo de observação será menor para essas pessoas e elas podem não vivenciar o desfecho no decorrer do estudo. Apesar disso, essas pessoas não podem ser excluídas da pesquisa porque isso faria diminuir o tamanho da amostra.

EXEMPLO 9.12

Foi conduzido um estudo para análise de sobrevivência por 18 meses, mas mesmo depois de iniciados os trabalhos, pacientes continuaram sendo recrutados por mais 6 meses. Foram, então, estipulados, para cada paciente, pelo menos 12 meses de observação. Isso significa que os pacientes foram observados por períodos que variaram entre 12 e 18 meses. Dos 10 pacientes que entraram no estudo, quatro morreram, dois abandonaram os trabalhos e quatro estavam vivos no final. No caso destes dois últimos eventos, os dados são chamados censurados. Ver tabela a seguir.

(Continua)

---

[11]NUMBER NEEDED TO TREAT: Calculates the NNT to prevent one additional adverse outcome. Disponível em: https://clincalc.com/Stats/NNT.aspx. Acesso em 20 out. 2022.

EXEMPLO 9.12 (*continuação*)

Pacientes recrutados no decorrer da pesquisa.

Nº do paciente	Tempo da entrada na pesquisa (em meses)	Tempo decorrido até a morte ou censura (em meses)	Desfecho	Tempo de sobrevivência (em meses)
1	0	11,8	M	11,8
2	0	12,5*	C	12,5*
3	0,4	18*	C	17,6*
4	1,2	4,4*	C	3,2*
5	1,2	6,6	M	5,4
6	3	8*	C	15,0*
7	3,4	4,9	M	1,5
8	4,7	18*	C	13,3*
9	5	18*	C	13,0*
10	5,8	10,1	M	4,3

Nota: M significa morte e C significa censura. O asterisco indica censura.
Fonte: ALTMAN, D. G. Practical statistics for medical research. 2. ed. Londres, Chapman & Hall, 1993.

A curva de Kaplan-Meier é a forma mais simples de estudar sobrevivência ao longo do tempo. Para desenhar essa curva, é preciso fazer algumas pressuposições:

1. Pacientes com dados censurados teriam as mesmas perspectivas de sobrevivência que têm aqueles que continuaram sendo acompanhados.
2. As probabilidades de sobrevivência são as mesmas, quer os participantes tenham sido recrutados no início ou no decorrer do estudo.
3. Todo evento é registrado no momento em que ocorre. Essa exigência nem sempre é satisfeita. Em algumas condições, o evento só é detectado por exames regulares e tudo o que se sabe é que o evento ocorreu entre dois exames.

Os intervalos de tempo de acompanhamento dos pacientes devem ser, sempre que possível, reduzidos, pois isso melhora, em muito, a análise.

EXEMPLO 9.13

Imagine que 100 pacientes foram recrutados no mesmo dia para um estudo. Todos tinham risco iminente de morte. Foram observados em intervalos de 1 semana, durante 5 semanas. No final da primeira semana, foram contados o número de sobreviventes, o número de óbitos e o número de pacientes que abandonaram o estudo (dados censurados).

Na semana seguinte, já não mais havia 100 pacientes no estudo. Alguns haviam morrido, outros haviam abandonado o estudo (dados censurados). Os pacientes ainda em observação continuavam em risco de morte.

Todos os fins de semana, durante o período que durou o estudo, foram contados o número de dados censurados e o número de óbitos. Tinha-se, assim, o número de pacientes que continuavam, na semana seguinte, em risco de morte.

(Continua)

EXEMPLO 9.13 (*continuação*)

Pacientes em risco de morte e número de sobreviventes em 5 semanas.

Tempo (em semanas)	Nº de pacientes em risco de morte	Nº de dados censurados	Nº de óbitos	Nº de sobreviventes
1	100	3	5	95
2	100 – 3 – 5 = 92	3	10	82
3	82 – 3 – 10 = 79	3	15	64
4	79 – 3 – 15 = 61	3	20	41
5	61 – 3 – 20 = 38	3	25	13

Fonte: KAPLAN-MEIER Survival Probability Estimates. Disponível em: http://vassarstats.net/survival.html. Acesso em: 25 abr. 2022.

Ao dividir o número de sobreviventes pelo número de pacientes em risco de morte, obtém-se a proporção de sobreviventes. Lembre-se de *não* contar, como "pacientes em risco", aqueles que morreram (número de óbitos) e aqueles que abandonaram o estudo (número de dados censurados). Ver Exemplo 9.14.

EXEMPLO 9.14

Vamos calcular as proporções de sobreviventes com os dados do Exemplo 9.13.

Proporção de sobreviventes.

Tempo (em semanas)	Nº de pacientes em risco (1)	Nº de sobreviventes	Proporção de sobreviventes no período
1	100	95	95/100 = 0,9500
2	92	82	82/92 = 0,8913
3	79	64	64/79 = 0,8101
4	61	41	41/61 = 0,6721
5	38	13	13/38 = 0,3421

Nota: (1) ver este cálculo no Exemplo 9.13.

Foi calculada a proporção de sobreviventes em risco de morte em cada período. Agora, é preciso calcular a proporção de pessoas que sobreviveu até determinado tempo. Na primeira semana, sobreviveram 95% dos 100 pacientes que iniciaram o estudo. Na segunda semana, estavam vivos esses 95% (que sobreviveram na primeira semana) *e* os 89,13% que continuaram vivos até a segunda semana. Então, para obter a proporção de pacientes que sobreviveu até a segunda semana, é preciso aplicar a lei da multiplicação de probabilidades. Para isso, multiplique a proporção de pacientes que sobreviveu na primeira semana pela proporção que sobreviveu na segunda semana:

$$0,9500 \times 0,8913 = 0,8467$$

Calcule a proporção de sobreviventes até o final de cada período, sempre usando a lei da multiplicação de probabilidades. Essas proporções, que estão na última coluna da tabela a seguir, são *estimativas de probabilidade condicional*. Com essas estimativas de probabilidades, é construída a curva de sobrevivência de Kaplan-Meier.

Tabela 9.6 Pacientes em risco de morte e proporção de sobreviventes em 5 semanas.

Tempo (em semana)	Nº de pacientes em risco (1)	Nº de sobreviventes	Proporção de sobreviventes	
			No período	Até o tempo dado na 1ª coluna
1	100	95	0,95	95/100
2	92	82	0,8913	(82/92)x(95/100)
3	79	64	0,8101	(64/79)x(82/92)x(95/100)
4	61	41	0,6721	(41/61)x(64/79)x(82/92)x(95/100)
5	38	13	0,3421	(13/38)x(41/61)x(64/79)x(82/92)x(95/100)

Tabela 9.7 Proporção de sobreviventes (resultados dos cálculos indicados na tabela anterior).

Tempo (em semanas)	Nº de pacientes em risco	Nº de dados censurados	Nº de óbitos	Nº de sobreviventes	Proporção de sobreviventes	
					No período	Até o tempo dado na 1ª coluna
1	100	3	5	95	0,9500	0,9500
2	92	3	10	82	0,8913	0,8467
3	79	3	15	64	0,8101	0,686
4	61	3	20	41	0,6721	0,4611
5	38	3	25	13	0,3421	0,1577

As estimativas de probabilidade de sobrevivência são invariavelmente expressas em forma de gráfico. O tempo decorrido desde o início das observações é colocado no eixo X e as estimativas de probabilidade (em geral, dadas em porcentagens) de sobrevivência são colocadas no eixo Y. A curva de sobrevivência é desenhada como uma escada: a proporção de sobreviventes permanece inalterada entre os eventos, mesmo que haja algumas observações censuradas intermediárias. É errado unir os pontos calculados por linhas. Ver Exemplo 9.15.

EXEMPLO 9.15

Com os dados do Exemplo 9.14, foi desenhada a curva de sobrevivência de Kaplan-Meier, conforme Figura 9.2.

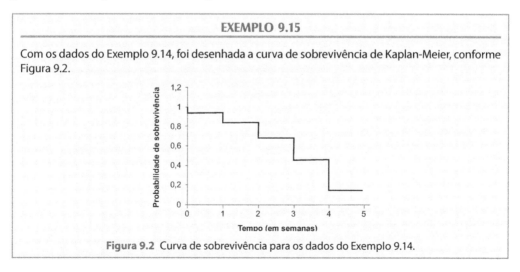

Figura 9.2 Curva de sobrevivência para os dados do Exemplo 9.14.

Procure por distâncias maiores na curva de sobrevivência, que é uma escada. Uma distância vertical maior entre dois pontos significa que, em um momento específico, um grupo teve maior proporção de sobreviventes. Uma distância horizontal maior entre dois pontos significa que levou mais tempo para um grupo ter certa proporção de mortes.

182 Bioestatística – Tópicos Avançados

Podem ser comparadas as curvas de sobrevivência de dois grupos de pacientes, tratados de forma diferente. Por exemplo, é possível comparar o padrão de sobrevivência de pacientes submetidos a uma terapia padrão com pacientes tratados por uma terapia mais recente. Ver Exemplo 9.15.

EXEMPLO 9.16

Sessenta e seis pacientes com AIDS[12] foram divididos ao acaso em dois grupos: um grupo, denominado "controle", recebeu terapia antirretroviral padrão e outro grupo, denominado "tratado", recebeu uma nova terapia para infecção pelo HIV. Os tempos de sobrevivência (em dias) foram os seguintes:

Grupo controle: 6, 12, 21, 27, 32, 39, 43, 43, 46F*, 89, 115F*, 139F *, 181F*, 211F*, 217F*, 261, 263, 270, 295F*, 311, 335F*, 346F*, 365F*. Os números com asterisco são dados censurados.

Grupo tratado: 9, 13, 27, 38, 45F*, 49, 49, 79F*, 93, 118F*, 118F*, 126, 159F*, 211F*, 218, 229F*, 263F*, 298F*, 301, 333, 346F*, 353F*, 362F*.

Usando a Kaplan Meier Survival Analysis Kaplan Meier online and Log Rank Test Calculator,[13] foram obtidos os cálculos e a curva de Kaplan Meier.

Tabela 9.8 Taxa de sobrevivência para o grupo controle.

Tempo (em dias)	Nº de mortos	Censurados	Sujeitos ao risco	Proporção de vivos no período	Taxa de sobrevivência
0	0	0	23	1	1
6	1	0	23	0,9565	0,9565
12	1	0	22	0,9545	0,913
21	1	0	21	0,9524	0,8696
27	1	0	20	0,9500	0,8261
32	1	0	19	0,9474	0,7826
39	1	0	18	0,9444	0,7391
43	2	0	17	0,8824	0,6522
46	0	1	15		0,6522
89	1	0	14	0,9286	0,6056
115	0	1	13		0,6056
139	0	1	12		0,6056
170	1	0	11	0,9091	0,5505
181	0	1	10		0,5505
211	0	1	9		0,5505
217	0	1	8		0,5505
261	1	0	7	0,8571	0,4719
263	1	0	6	0,8333	0,3932
295	0	1	5		0,3932
311	1	0	4	0,7500	0,2949
335	0	1	3		0,2949
346	0	1	2		0,2949
365	0	1	1		0,2949

---

[12]GOEL, M. K.; KHANNA, P.; KISHORE, J, Understanding survival analysis: Kaplan-Meier estimate. Disponível em: https://www.ncbi.nlm.nih.gov/pmc/articles/PMC3059453/. Acesso em: 4 mar. 2022.

[13]STATISTICS Kingdom. Kaplan Meier Survival Analysis. Disponível em: https://www.statskingdom.com/kaplan-meier. html. Acesso em: 7 mar. 2022.

Taxa de sobrevivência para o grupo tratado.

Tempo (em dias)	Nº de mortos	Censurados	Sujeitos ao risco	Proporção de vivos	Taxa de sobrevivência (Kaplan-Meier)
0	0	0	23	1	1
9	1	0	23	0,9565	0,9565
13	1	0	22	0,9545	0,913
27	1	0	21	0,9524	0,8696
38	1	0	20	0,9500	0,8261
45	0	1	19		0,8261
49	2	0	18	0,8889	0,7343
79	0	1	16		0,7343
93	1	0	15	0,9333	0,6853
118	0	2	14		0,6853
126	1	0	12	0,9167	0,6282
159	0	1	11		0,6282
211	0	1	10		0,6282
218	1	0	9	0,8889	0,5584
229	0	1	8		0,5584
263	0	1	7		0,5584
298	0	1	6		0,5584
301	1	0	5	0,8000	0,4467
333	1	0	4	0,7500	0,3351
346	0	1	3		0,3351
353	0	1	2		0,3351
362	0	1	1		0,3351

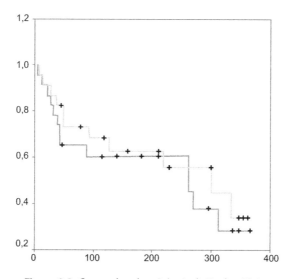

Figura 9.3 Curvas de sobrevivência de Kaplan-Meier.

184 Bioestatística – Tópicos Avançados

RESUMO E OBJETIVO DO CAPÍTULO

Após ter lido este capítulo, você é capaz de:

- Testar a hipótese de que a probabilidade de determinado evento tem um valor especificado
- Testar a hipótese de que a probabilidade de determinado evento é a mesma, em duas populações
- Calcular e testar o coeficiente de correlação de Spearman
- Calcular o tau de Kendall
- Calcular NNT, RAR e NNH
- Interpretar a curva de sobrevivência de Kaplan-Meier.

9.5 EXERCÍCIOS

9.5.1 A proporção de recém-nascidos com defeito ou doença séria é 3%. Imagine que um médico suspeita que essa proporção tenha aumentado. Foram examinados, então, 1.000 recém-nascidos e encontrados 34 com defeito ou doença séria. Você acredita que a suspeita do médico é procedente?

9.5.2 Acredita-se que 92% dos adultos brasileiros possuem um telefone celular. Um fabricante de telefones celulares acredita que esse número é menor. Um questionário com 200 adultos revelou que 174 tinham telefones celulares. Escreva as hipóteses. Teste. Identifique os erros Tipo I e Tipo II.

9.5.3 O Estudo do Coração de Helsinque (Helsinki Heart Study)[14] mostrou redução na incidência de eventos cardíacos em homens de meia-idade com nível alto de colesterol, mas sem diagnóstico de doença coronariana. Dos 2.051 participantes que, durante 5 anos, receberam um fármaco para reduzir o nível de colesterol, 56 registraram evento cardíaco. Dos 2.030 participantes que receberam placebo durante 5 anos, 84 registraram evento cardíaco.
   a) Qual é a proporção de participantes que registraram evento cardíaco no grupo tratado?
   b) Qual é a proporção de participantes que registraram evento cardíaco no grupo placebo?
   c) Existe evidência suficiente do benefício do fármaco?
   d) No relatório final do estudo, afirmou-se que o uso do fármaco reduziu a incidência de eventos cardíacos em 34%. Como isso foi calculado?

9.5.4 Reveja o ensaio apresentado na primeira seção do Capítulo 2 deste livro. Lister distribuiu 75 pacientes que iriam ser submetidos a uma cirurgia de amputação de membros em dois grupos: o grupo controle, que foi submetido à cirurgia em salas nas condições usuais do hospital na época,[15] e o grupo tratado, que foi submetido à cirurgia em salas onde a assepsia havia sido feita com ácido fênico. Lister suspeitava que a assepsia das salas cirúrgicas devesse aumentar a taxa de sobrevivência nos pós-operatórios. Outros cirurgiões tinham, porém, outra percepção: consideravam que a assepsia das salas cirúrgicas não teria qualquer efeito sobre as taxas de sobrevivência nos pós-operatórios. Os resultados do ensaio de Lister estão apresentados na tabela. Faça um teste estatístico e escreva uma conclusão.

---

[14]MARSHALL, K. G. Canadian Medical Association Journal. May, 15, 1996 apud ALIAGA, M.; GUNDERSON, B. Interactive Statistics. 2. ed. New Jersey: Prentice Hall, 2003. P. 679.

[15]Meados do século XIX.

Ensaio de Lister.

Assepsia na sala cirúrgica	Sobrevivência Sim	Sobrevivência Não	Total	Taxa de sobrevivência
Sim	34	6	40	85,0%
Não	19	16	35	54,3%
Total	53	22	75	

Fonte: WINSLOW, C. The conquest of epidemic disease. Princeton: Princeton University Press, 1943. p. 303 apud ALIAGA, M.; GUNDERSON, B. Interactive Statistics. 2. ed. New Jersey: Prentice Hall, 2003. p. 673.

9.5.5 Imagine que você obteve as médias de oito alunos de uma faculdade, em aulas teóricas (X) e em aulas práticas (Y). Os dados estão na tabela. Calcule o coeficiente de correlação de Spearman.

Médias de oito alunos de uma faculdade em aulas teóricas (X) e em aulas práticas (Y).

Aluno	X	Y
1	30	60
2	55	55
3	65	45
4	80	90
5	85	50
6	45	85
7	50	80
8	60	95

9.5.6 São dadas[16] as notas de três juízes aos trabalhos de 10 artistas. Calcule o coeficiente de correlação de Spearman para cada par de juízes e decida: a) quais são os dois juízes que têm opiniões mais parecidas?, b) quais são os dois juízes que têm opiniões mais diferentes?

Juiz A: 5; 8; 4; 2; 3; 1; 10; 7; 9; 6.
Juiz B: 3; 10; 1; 4; 2; 5; 6; 7; 8; 9.
Juiz C: 8; 5; 6; 4; 10; 2; 3; 1; 7; 9.

9.5.7 Indique a afirmativa que mais bem descreve o diagrama (a), o diagrama (b), o diagrama (c), apresentados na figura a seguir.

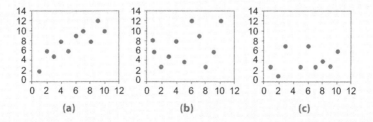

a) Forte correlação positiva.
b) Forte correlação negativa.
c) Correlação nula ou próxima de nula.

---

[16]FREUND, J. E.; SMITH, R. M. Statistics: a first course. 4. ed. Englewood Cliffs: Prentice Hall, 1970. p. 48.

Bioestatística – Tópicos Avançados

    d) Correlação positiva fraca.

    e) Correlação negativa fraca.

    f) Correlação perfeita positiva.

    g) Correlação perfeita negativa.

9.5.8 Um ensaio randomizado placebo-controlado foi conduzido com participantes com hipertensão leve. Entre 100 alocados para tratamento ativo, houve 1 acidente vascular cerebral (AVC). Entre 100 alocados ao placebo, houve 2 acidentes vasculares cerebrais. Qual é o número necessário tratar (NNT) para evitar um acidente vascular cerebral sob as condições deste teste?

9.5.9 Considere um ensaio clínico controlado e randomizado com 120 pacientes que têm depressão.[17] Esses pacientes foram divididos ao acaso em dois grupos: um grupo (tratado) recebeu um antidepressivo experimental (58 pacientes) e o outro grupo (controle) recebeu placebo (62 pacientes). Após 8 semanas, 32 dos 58 pacientes tratados com o antidepressivo atingiram a taxa de resposta buscada como desfecho. Dos 62 pacientes do grupo controle, 26 atingiram a taxa de resposta definida como desfecho. Obtenha a NNT.

---

[17]ANDRADE, C. The numbers needed to treat and harm (NNT, NNH) statistics: what they tell us and what they do not. The Journal of Clinical Psychiatry. Disponível em: https://www.psychiatrist.com/jcp/assessment/research-methods-statistics/numbers-needed-treat-harm-nnt-nnh-statistics-tell/. Acesso em: 3 mar. 2022.

Apêndice

Tabela 1 Distribuição normal reduzida P(0 < Z < z).

	Último dígito									
	0	1	2	3	4	5	6	7	8	9
0,0	0,0000	0,0040	0,0080	0,0120	0,0160	0,0199	0,0239	0,0279	0,0319	0,0359
0,1	0,0398	0,0438	0,0478	0,0517	0,0557	0,0596	0,0636	0,0675	0,0714	0,0753
0,2	0,0793	0,0832	0,0871	0,0910	0,0948	0,0987	0,1026	0,1064	0,1103	0,1141
0,3	0,1179	0,1217	0,1255	0,1293	0,1331	0,1368	0,1406	0,1443	0,1480	0,1517
0,4	0,1554	0,1591	0,1628	0,1664	0,1700	0,1736	0,1772	0,1808	0,1844	0,1879
0,5	0,1915	0,1950	0,1985	0,2019	0,2054	0,2088	0,2123	0,2157	0,2190	0,2224
0,6	0,2257	0,2291	0,2324	0,2357	0,2389	0,2422	0,2454	0,2486	0,2517	0,2549
0,7	0,2580	0,2611	0,2642	0,2673	0,2703	0,2734	0,2764	0,2794	0,2823	0,2852
0,8	0,2881	0,2910	0,2939	0,2967	0,2995	0,3023	0,3051	0,3078	0,3106	0,3133
0,9	0,3159	0,3186	0,3212	0,3238	0,3264	0,3289	0,3315	0,3340	0,3365	0,3389
1,0	0,3413	0,3438	0,3461	0,3485	0,3508	0,3531	0,3554	0,3577	0,3599	0,3621
1,1	0,3643	0,3665	0,3686	0,3708	0,3729	0,3749	0,3770	0,3790	0,3810	0,3830
1,2	0,3849	0,3869	0,3888	0,3907	0,3925	0,3944	0,3962	0,3980	0,3997	0,4015
1,3	0,4032	0,4049	0,4066	0,4082	0,4099	0,4115	0,4131	0,4147	0,4162	0,4177
1,4	0,4192	0,4207	0,4222	0,4236	0,4251	0,4265	0,4279	0,4292	0,4306	0,4319
1,5	0,4332	0,4345	0,4357	0,4370	0,4382	0,4394	0,4406	0,4418	0,4429	0,4441
1,6	0,4452	0,4463	0,4474	0,4484	0,4495	0,4505	0,4515	0,4525	0,4535	0,4545
1,7	0,4554	0,4564	0,4573	0,4582	0,4591	0,4599	0,4608	0,4616	0,4625	0,4633
1,8	0,4641	0,4649	0,4658	0,4664	0,4671	0,4678	0,4686	0,4693	0,4699	0,4706
1,9	0,4713	0,4719	0,4726	0,4732	0,4738	0,4744	0,4750	0,4756	0,4761	0,4767
2,0	0,4772	0,4778	0,4783	0,4788	0,4793	0,4798	0,4803	0,4808	0,4812	0,4817
2,1	0,4821	0,4826	0,4830	0,4834	0,4838	0,4842	0,4846	0,4850	0,4854	0,4857
2,2	0,4861	0,4864	0,4868	0,4871	0,4875	0,4878	0,4881	0,4884	0,4887	0,4890
2,3	0,4893	0,4896	0,4898	0,4901	0,4904	0,4906	0,4909	0,4911	0,4913	0,4916
2,4	0,4918	0,4920	0,4922	0,4925	0,4927	0,4929	0,4931	0,4932	0,4934	0,4936
2,5	0,4938	0,4940	0,4941	0,4943	0,4945	0,4946	0,4948	0,4949	0,4951	0,4952
2,6	0,4953	0,4955	0,4956	0,4957	0,4959	0,4960	0,4961	0,4962	0,4963	0,4964
2,7	0,4965	0,4966	0,4967	0,4968	0,4969	0,4970	0,4971	0,4972	0,4973	0,4974
2,8	0,4974	0,4975	0,4976	0,4977	0,4977	0,4978	0,4979	0,4979	0,4980	0,4981
2,9	0,4981	0,4982	0,4982	0,4983	0,4984	0,4984	0,4985	0,4985	0,4986	0,4986
3,0	0,4987	0,4987	0,4987	0,4988	0,4988	0,4989	0,4989	0,4989	0,4990	0,4990

Fonte: FREUND, J.E.; SMITH, R.N. Statistic: A First Course. Englewood Cliffs, Prentice Hall. p. 507, 1986.

Tabela 2 Valores de χ^2, segundo os graus de liberdade e o valor de α.

Graus de liberdade	Valor de α		
	10%	5%	1%
1	2,71	3,84	6,64
2	4,60	5,99	9,21
3	6,25	7,82	11,34
4	7,78	9,49	13,28
5	9,24	11,07	15,09
6	10,64	12,59	16,81
7	12,02	14,07	18,48
8	13,36	15,51	20,09
9	14,68	16,92	21,67
10	15,99	18,31	23,21
11	17,28	19,68	24,72
12	18,55	21,03	26,22
13	19,81	22,36	27,69
14	21,06	23,68	29,14
15	22,31	25,00	30,58
16	23,54	26,30	32,00
17	24,77	27,59	33,41
18	25,99	28,87	34,80
19	27,20	30,14	36,19
20	28,41	31,41	37,57
21	29,62	32,67	38,93
22	30,81	33,92	40,29
23	32,01	35,17	41,64
24	33,20	36,42	42,98
25	34,38	37,65	44,31
26	35,56	38,88	45,64
27	36,74	40,11	46,96
28	37,92	41,34	48,28
29	39,09	42,56	49,59
30	40,26	43,77	50,89

Fonte: SNEDECOR, G.W.; COCHRAN, W.G. Statistical Methods. Ames, The Jowa State University Press. p. 550-1, 1972.

Tabela 3 Valores críticos para ΣR_1 no teste de Mann-Whitney.

Atenção: no cabeçalho estão os valores de α para um teste unilateral. Se o teste for bilateral, leia os valores que têm, no cabeçalho, o valor $\alpha/2$. Por exemplo, se $\alpha = 0,05$, procure o valor na coluna de $\alpha = 0,025$.

n_2	$n_1 = 3$			n_2	$n_1 = 4$			
	0,005	0,025	0,05		0,005	0,01	0,025	0,05
3			6-15	4			10-26	11-25
4			6-18	5		10-30	11-29	12-28
5		6-21	7-20	6	10-34	11-33	12-32	13-31
6		7-23	8-22	7	10-38	11-37	13-35	14-34
7		7-26	8-25	8	11-41	12-40	14-48	15-37
8		8-28	9-27	9	11-45	13-43	14-42	16-40
9	6-33	8-31	10-29	10	12-48	13-47	15-45	17-43
10	6-36	9-33	10-32	11	12-52	14-50	16-48	18-46

n_2	$n_1 = 3$			n_2	$n_1 = 4$			
11	6-39	9-36	11-34	12	13-55	15-53	17-51	19-49
12	7-41	10-38	11-37	13	13-59	15-57	18-54	20-52
13	7-44	10-41	12-39	14	14-62	16-60	19-57	21-55
14	7-47	11-43	13-41	15	15-65	17-63	20-60	22-58
15	8-49	11-46	13-44					

n_2	$n_1 = 5$				n_2	$n_1 = 6$			
	0,005	0,01	0,025	0,05		0,005	0,01	0,025	0,05
5	15-40	16-39	17-38	19-36	6	23-55	24-54	26-52	28-50
6	16-44	17-43	18-42	20-40	7	24-60	25-59	27-57	29-55
7	16-49	18-47	20-45	21-44	8	25-65	27-63	29-61	31-59
8	17-53	19-51	21-49	23-47	9	26-70	28-68	31-65	33-63
9	18-57	20-55	22-53	24-51	10	27-75	29-73	32-70	35-67
10	19-61	21-59	23-57	26-54	11	28-80	30-78	34-74	37-71
11	20-65	22-63	24-61	27-58	12	30-84	32-82	35-79	38-76
12	21-69	23-67	26-64	28-62	13	31-89	33-87	37-83	40-80
13	22-73	24-71	27-68	30-65	14	32-94	34-92	38-88	42-84
14	22-78	25-75	28-72	31-69	15	33-99	36-96	40-92	44-88
15	23-82	26-79	29-76	33-72					

(Continua)

Tabela 3 Valores críticos para ΣR_1 no teste de Mann-Whitney (*continuação*).

n_2	$n_1 = 7$ 0,005	0,01	0,025	0,05	n_2	$n_1 = 8$ 0,005	0,01	0,025	0,05
7	32- 73	34- 71	36- 69	39- 66	8	43- 93	45- 91	49- 87	51- 85
8	34- 78	35- 77	38- 74	41- 71	9	45- 99	47- 97	51- 93	54- 90
9	35- 84	37- 82	40- 79	43- 76	10	47-105	49-103	53- 99	56- 96
10	37- 89	39- 87	42- 84	45- 81	11	49-111	51-109	55-105	59-101
11	38- 95	40- 93	44- 89	47- 86	12	51-117	53-115	58-110	62-106
12	40-100	42- 98	46- 94	49- 91	13	53-123	56-120	60-116	64-112
13	41-106	44-103	48- 99	52- 95	14	54-130	58-126	62-122	67-117
14	43-111	45-109	50-104	54-100	15	56-136	60-132	65-127	69-123
15	44-117	47-114	52-109	56-105					

n_2	$n_1 = 9$ 0,005	0,01	0,025	0,05	n_2	$n_1 = 10$ 0,005	0,01	0,025	0,05
9	56-115	59-112	62-109	66-105	10	71-139	74-136	78-132	82-128
10	58-122	61-119	65-115	69-111	11	73-147	77-143	81-139	86-134
11	61-128	63-126	68-121	72-117	12	76-154	79-151	84-146	89-141
12	63-135	66-132	71-127	75-123	13	79-161	82-158	88-152	92-148
13	65-142	68-139	73-134	78-129	14	81-169	85-165	91-159	96-154
14	67-149	71-145	76-140	81-135	15	84-176	88-172	94-166	99-161
15	69-156	73-152	79-146	84-141					

n_2	$n_1 = 11$ 0,005	0,01	0,025	0,05	n_2	$n_1 = 12$ 0,005	0,01	0,025	0,05
11	87-166	91 -162	96 -157	100-153	12	105-195	109-191	115-185	120-180
12	90-174	94 -170	99 -165	104-160	13	109-203	113-199	119-193	125-187
13	93-182	97 -178	103-172	108-167	14	112-212	116-208	123-201	129-195
14	96-190	100-186	106-180	112-174	15	115-221	120-216	127-209	133-203
15	99-198	103-194	110-187	116-181					

n_2	$n_1 = 13$ 0,005	0,01	0,025	0,05	n_2	$n_1 = 14$ 0,005	0,01	0,025	0,05
13	125-226	130-221	136-215	142-209	14	147-259	152-254	160-246	166-240
14	129-235	134-230	141-223	147-217	15	151-269	156-264	164-256	171-249
15	133-244	138-239	145-232	152-225					

n_2	$n_1 = 15$ 0,005	0,01	0,025	0,05
15	171-294	176-289	184-281	192-273

Fonte: MINIUM, E.W.; CLARKE, R.C.; GOLADARCI, T. Elements of Statistical Reasoning. New York: Wiley, 1999. p. 474-475.

Tabela 4 Valores críticos para T no teste de Wilcoxon.

N	Nível de significância para teste unilateral		
	0,025	0,01	0,005
	Nível de significância para teste bilateral		
	0,05	0,02	0,01
6	0	–	–
7	2	0	–
8	4	2	0
9	6	3	2
10	8	5	3
11	11	7	5
12	14	10	7
13	17	13	10
14	21	16	13
15	25	20	16
16	30	24	20
17	35	28	23
18	40	33	28
19	46	38	32
20	52	43	38
21	59	49	43
22	66	56	49
23	73	62	55
24	81	69	61
25	89	77	68

Fonte: SIEGEL, S. Nonparametric Statistics. New York: McGraw-Hill, 1959. p. 280-281.

Tabela 5 Valores críticos para H no teste de Kruskal-Wallis.

Tamanho da amostra					Tamanho da amostra				
n_1	n_2	n_3	H	p	n_1	n_2	n_3	H	p
2	1	1	2,7000	0,500	4	3	2	6,4444	0,008
2	2	1	3,6000	0,200				6,3000	0,011
								5,4444	0,046
2	2	2	4,5714	0,067				5,4000	0,051
			3,7143	0,200				4,5111	0,098
3	1	1	3,2000	0,300				4,4444	0,102
					4	3	3	6,7455	0,010
								6,7091	0,013
3	2	1	4,2857	0,100				5,7909	0,046
			3,8571	0,133				5,7273	0,050
			5,3572	0,029				4,7091	0,092
			4,7143	0,048				4,7000	0,101
			4,5000	0,067					
			4,4643	0,105	4	4	1	6,6667	0,010
								6,1667	0,022
3	3	1	5,1429	0,043				4,9667	0,048
			4,5714	0,100				4,8667	0,054
			4,0000	0,129				4,1667	0,082
3	3	2	6,2500	0,011				4,0667	0,102
			5,3611	0,032	4	4	2	7,0364	0,006
			5,1389	0,061				6,8727	0,011
			4,5556	0,100				5,4545	0,046
			4,2500	0,121				5,2364	0,052
								4,5545	0,098
3	3	3	7,2000	0,004				4,4455	0,103
			6,4889	0,011					
			5,6889	0,029	4	4	3	7,1439	0,010
			5,6000	0,050				7,1364	0,011
			5,0667	0,086				5,5985	0,049
			4,6222	0,100				5,5758	0,051
								4,5455	0,099
								4,4773	0,102
4	1	1	3,5714	0,200					
4	2	1	4,8214	0,057	4	4	4	7,6538	0,008
			4,5000	0,076				7,5385	0,011
			4,0179	0,114				5,6923	0,049
4	2	2	6,0000	0,014				5,6538	0,054
			5,3333	0,033				4,6539	0,097
			5,1250	0,052				4,5001	0,104
			4,4583	0,100	5	1	1	3,8571	0,143
			4,1667	0,105	5	2	1	5,2500	0,036
4	3	1	5,8333	0,021				5,0000	0,048
			5,2083	0,050				4,4500	0,071
			5,0000	0,057				4,2000	0,095
			4,0556	0,093				4,0500	0,119
			3,8889	0,129					

(Continua)

Tabela 5 Valores críticos para *H* no teste de Kruskal-Wallis (*continuação*).

n_1	n_2	n_3	H	p	n_1	n_2	n_3	H	p
5	2	2	6,5333	0,0008				4,5487	0,099
			6,1333	0,013				4,5231	0,103
			5,1600	0,034					
			5,0400	0,056	5	4	4	7,7604	0,009
			4,3733	0,090				7,7440	0,011
			4,2933	0,122				5,6571	0,049
								5,6176	0,050
5	3	1	6,4000	0,012				4,6187	0,100
			4,9600	0,048				4,5527	0,102
			4,8711	0,052					
			4,0178	0,095	5	5	1	7,3091	0,009
			3,8400	0,123				6,8364	0,011
								5,1273	0,046
5	3	2	6,9091	0,009				4,9091	0,053
			6,8218	0,010				4,1091	0,086
			5,2509	0,049				4,0364	0,105
			5,1055	0,052					
			4,6509	0,091	5	5	2	7,3385	0,010
			4,4945	0,101				7,2692	0,010
								5,3385	0,047
5	3	3	7,0788	0,009				5,2462	0,051
			6,9818	0,011				4,6231	0,097
			5,6485	0,049				4,5077	0,100
			5,5152	0,051					
			4,5333	0,097	5	5	3	7,5780	0,010
			4,4121	0,109				7,5429	0,10
								5,7055	0,046
5	4	1	6,9545	0,008				5,6264	0,051
			6,8400	0,011				4,5451	0,100
			4,9855	0,044				4,5363	0,102
			4,8600	0,056					
			3,9873	0,098	5	5	4	7,8229	0,010
			3,9600	0,102				7,7914	0,010
								5,6657	0,049
5	4	2	7,2045	0,009				5,6429	0,050
			7,1182	0,010				4,5229	0,099
			5,2727	0,049				4,5200	0,101
			5,2682	0,050					
			4,5409	0,098					
			4,5182	0,101	5	5	5	8,0000	0,009
								7,9800	0,010
5	4	3	7,4449	0,010				5,7800	0,049
			7,3949	0,011				5,6600	0,051
			5,6564	0,049				4,5600	0,100
			5,6308	0,050				4,5000	0,102

Fonte: SIEGEL, S. Nonparametric statistics. New York: McGraw-Hill, 1959. p. 282-283.

Tabela 6 Valores críticos de q para os testes não paramétricos de comparações múltiplas.

K	α:	0,50	0,20	0,10	0,05	0,02	0,01	0,005	0,002	0,001
2		0,674	1,282	1,645	1,960	2,327	2,576	2,807	3,091	3,291
3		1,383	1,834	2,128	2,394	2,713	2,936	3,144	3,403	3,588
4		1,732	2,128	2,394	2,639	2,936	3,144	3,342	3,588	3,765
5		1,960	2,327	2,576	2,807	3,091	3,291	3,481	3,719	3,891
6		2,128	2,475	2,713	2,936	3,209	3,403	3,588	3,820	3,988
7		2,261	2,593	2,823	3,038	3,304	3,494	3,675	3,902	4,067
8		2,369	2,690	2,914	3,124	3,384	3,570	3,748	3,972	4,134
9		2,461	2,773	2,992	3,197	3,453	3,635	3,810	4,031	4,191
10		2,540	2,845	3,059	3,261	3,512	3,692	3,865	4,083	4,241
11		2,609	2,098	3,119	3,317	3,565	3,743	3,914	4,129	4,286
12		2,671	2,965	3,172	3,368	3,613	3,789	3,957	4,171	4,326
13		2,726	3,016	3,220	3,414	3,656	3,830	3,997	4,209	4,363
14		2,777	3,062	3,264	3,456	3,695	3,868	4,034	4,244	4,397
15		2,823	3,105	3,304	3,494	3,731	3,902	4,067	4,276	4,428
16		2,866	3,144	3,342	3,529	3,765	3,935	4,098	4,305	4,456
17		2,905	3,181	3,376	3,562	3,796	3,965	4,127	4,333	4,483
18		2,942	3,215	3,409	3,593	3,825	3,993	4,154	4,359	4,508
19		2,976	3,246	3,439	3,622	3,852	4,019	4,179	4,383	4,532
20		3,008	3,276	3,467	3,649	3,878	4,044	4,203	4,406	4,554
21		3,038	3,304	3,494	3,675	3,902	4,067	4,226	4,428	4,575
22		3,067	3,331	3,519	3,699	3,925	4,089	4,247	4,448	4,595
23		3,094	3,356	3,543	3,722	3,947	4,110	4,268	4,468	4,614
24		3,120	3,380	3,566	3,744	3,968	4,130	4,287	4,486	4,632
25		3,144	3,403	3,588	3,765	3,988	4,149	4,305	4,504	4,649

Fonte: ZAR, J.H. Biostatistical Analysis. New Jersey: Upper Saddle River, App. 107, 1999.

Nota: $P(q) \leq \alpha \dfrac{1}{K(K-1)}$

Tabela 7 Valores críticos para χ^2_r no teste de Friedman.

$n = 2$		$n = 3$		$n = 4$		$n = 5$	
χ^2_r	p-valor	χ^2_r	p-valor	χ^2_r	p-valor	χ^2_r	p-valor
0	1,000	0,000	1,000	0,0	1,000	0,0	1,000
1	0,833	0,667	0,944	0,5	0,931	0,4	0,954
3	0,500	2,000	0,528	1,5	0,653	1,2	0,691
4	0,167	2,667	0,361	2,0	0,431	1,6	0,522
		4,667	0,194	3,5	0,273	2,8	0,367
		6,000	0,028	4,5	0,125	3,6	0,182
				6,0	0,069	4,8	0,124
				6,5	0,042	5,2	0,093
				8,0	0,0046	6,4	0,039
						7,6	0,024
						8,4	0,0085
						10,0	0,00077

$k = 3$

$n = 6$		$n = 7$		$n = 8$		$n = 9$	
χ^2_r	p-valor	χ^2_r	p-valor	χ^2_r	p-valor	χ^2_r	p-valor
0,00	1,000	0,000	1,000	0,00	1,000	0,000	1,000
0,33	0,956	0,286	0,964	0,25	0,967	0,222	0,971
1,00	0,740	0,857	0,768	0,75	0,794	0,667	0,814
1,33	0,570	1,143	0,620	1,00	0,654	0,889	0,865
2,33	0,430	2,000	0,486	1,75	0,531	1,556	0,569
3,00	0,252	2,571	0,305	2,25	0,355	2,000	0,398
4,00	0,184	3,429	0,237	3,00	0,285	2,667	0,328
4,33	0,142	3,714	0,192	3,25	0,236	2,889	0,278
5,33	0,072	4,571	0,112	4,00	0,149	3,556	0,187
6,33	0,052	5,429	0,085	4,75	0,120	4,222	0,154
7,00	0,029	6,000	0,052	5,25	0,079	4,667	0,107
8,33	0,012	7,143	0,027	6,25	0,047	5,556	0,069
9,00	0,0081	7,714	0,021	6,75	0,038	6,000	0,057
9,33	0,0055	8,000	0,016	7,00	0,030	6,222	0,048
10,33	0,0017	8,857	0,0084	7,75	0,018	6,889	0,031
12,00	0,00013	10,286	0,0036	9,00	0,0099	8,000	0,019
		10,571	0,0027	9,25	0,0080	8,222	0,016
		11,143	0,0012	9,75	0,0048	8,667	0,010

(*Continua*)

Tabela 7 Valores críticos para χ_r^2 no teste de Friedman (*continuação*).

$n = 6$		$n = 7$		$n = 8$		$n = 9$	
χ_r^2	p-valor	χ_r^2	p-valor	χ_r^2	p-valor	χ_r^2	p-valor
		12,286	0,00032	10,75	0,0024	9,556	0,0060
		14,000	0,000021	12,00	0,0011	10,667	0,0035
				12,25	0,00086	10,889	0,0029
				13,00	0,00026	11,556	0,0013
				14,25	0,000061	12,667	0,00066
				16,00	0,0000036	13,556	0,00035
						14,000	0,00020
						14,222	0,000097
						14,889	0,000054
						16,222	0,000011
						18,000	0,0000006

$k = 4$							
χ_r^2	p-valor	χ_r^2	p-valor	χ_r^2	p-valor	χ_r^2	p-valor
0,0	1,000	0,2	1,000	0,0	1,000	5,7	0,141
0,6	0,958	0,6	0,958	0,3	0,992	6,0	0,105
1,2	0,834	1,0	0,910	0,6	0,928	6,3	0,094
1,8	0,792	1,8	0,727	0,9	0,900	6,6	0,077
2,4	0,625	2,2	0,608	1,2	0,800	6,9	0,068
3,0	0,542	2,6	0,524	1,5	0,754	7,2	0,054
3,6	0,458	3,4	0,446	1,8	0,677	7,5	0,052
4,2	0,375	3,8	0,342	2,1	0,649	7,8	0,036
4,8	0,208	4,2	0,300	2,4	0,524	8,1	0,033
5,4	0,167	5,0	0,207	2,7	0,508	8,4	0,019
6,0	0,042	5,4	0,175	3,0	0,432	8,7	0,014
		5,8	0,148	3,3	0,389	9,3	0,012
		6,6	0,075	3,6	0,355	9,6	0,0069
		7,0	0,054	3,9	0,324	9,9	0,0062
		7,4	0,033	4,5	0,242	10,2	0,0027
		8,2	0,017	4,8	0,200	10,8	0,0016
		9,0	0,0017	5,1	0,190	11,1	0,00094
				5,4	0,158	12,0	0,000072

Fonte: MINIUM, E.W.; CLARKE, R.C.; COLADARCI, T. Elements of Statistical Reasoning. New York: Wiley, 1999. p. 473-475.

Tabela 8 Valores críticos para r_s, o coeficiente de correlação de Spearman.

n	Nível de significância para teste unilateral		Nível de significância para teste bilateral	
	0,05	0,01	0,05	0,01
4	0,8000	–	–	–
5	0,8000	0,9000	0,9000	–
6	0,7714	0,8857	0,8286	0,9426
7	0,6786	0,8571	0,7450	0,8929
8	0,6190	0,8095	0,7143	0,8571
9	0,5833	0,7667	0,6833	0,8167
10	0,5515	0,7333	0,6364	0,7818
11	0,5273	0,7000	0,6091	0,7545
12	0,4965	0,6713	0,5804	0,7273
13	0,4780	0,6429	0,5549	0,6978
14	0,4593	0,6220	0,5341	0,6747
15	0,4429	0,6000	0,5179	0,6536
16	0,4265	0,5824	0,5000	0,6324
17	0,4118	0,5637	0,4853	0,6152
18	0,3994	0,5480	0,4716	0,5975
19	0,3895	0,5333	0,4579	0,5825
20	0,3789	0,5203	0,4451	0,5684
21	0,3688	0,5078	0,4351	0,5545
22	0,3597	0,4963	0,4241	0,5426
23	0,3518	0,4852	0,4150	0,5306
24	0,3435	0,4748	0,4061	0,5200
25	0,3362	0,4654	0,3977	0,5100
26	0,3299	0,4564	0,3894	0,5002
27	0,3236	0,4481	0,3822	0,4915
28	0,3175	0,4401	0,3749	0,4828
29	0,3113	0,4320	0,3685	0,4744
30	0,3059	0,4251	0,3620	0,4665

Fonte: MINIUM, E.W.; CLARKE, R.C.; COLADARCI, T. Elements of Statistical Reasoning. New York: Wiley, 1999. p. 473-475.

Respostas dos Exercícios

CAPÍTULO 1

1.5.1 Variáveis: a) densidade óssea: contínua; b) tipo de sangue: nominal; c) comprimento de implantes dentários: contínua; d) gosto (doce ou amargo): nominal; e) sexo: nominal; f) número de dentes presentes na boca de uma pessoa: discreta; g) número de pacientes atendidos por dia em um consultório: discreta; h) altura da face: contínua; i) qualidade percebida do atendimento (bom, normal, ruim): ordinal; j) marcas de sabonete: nominal.

1.5.2 a) O pesquisador pode conferir notas às diversas tomadas radiográficas de um mesmo corpo de prova, feitas por diferentes técnicas e/ou diferentes aparelhos; o professor pode atribuir nota à apresentação de seu aluno; b) o pesquisador pode classificar os pacientes como já tratados ou virgens de tratamento; um professor de educação física pode levantar o índice de massa corporal (IMC) de seus alunos.

1.5.3 Parece razoável considerar que a última questão foi escrita de maneira obscura; portanto, muitas pessoas provavelmente não responderão, ou darão respostas inadequadas a essa questão, porque não entenderam.

1.5.4 Idade: numérico, discreto; sexo: categorizado, nominal; escolaridade: categórico, ordinal; doenças presentes: categorizado, nominal; pressão arterial: numérico, contínuo; uso de medicamentos: categorizado, nominal; alérgico ao ácido acetilsalicílico: categórico, nominal; disposição em participar de um experimento: categorizado, nominal.

1.5.5 A nota 2.

1.5.6 a) O dentista pode pedir às mães para preencher as escalas, mas elas têm o direito de se recusar a responder; b) será mais fácil obter respostas se o dentista pedir às mães que preencham as escalas enquanto conversa com a criança, ou após seções em branco (em que o dentista apenas apresenta o consultório ou o instrumental à criança, ou só examina a criança, ou mostra outra criança sendo tratada); c) talvez seja mais fácil dar uma lista de palavras simples, que descrevam o que a criança expressou antes de ir ao dentista.

1.5.7 A observação sobre o rato que não dormiu durante o experimento (no tempo estipulado) é um dado censurado.

1.5.8 Sexo: categorizado, nominal; idade: numérico, discreto; peso: numérico, contínuo; estatura: numérico, contínuo; doenças: categorizado, nominal; tratamento médico: categorizado, nominal; esporte que pratica: categorizado, nominal.

1.5.9 Ordinal.

1.5.10 Verdadeira.

CAPÍTULO 2

2.5.1 Hipóteses: a) H_0: o novo fármaco produz o mesmo efeito que o tradicional; H_1: o novo fármaco produz efeito diferente do tradicional; b) H_0: a dieta em questão não aumenta a longevidade; H_1: a dieta aumenta a longevidade; c) H_0: o produto não é cancerígeno; H_1: o produto é cancerígeno; d) H_0: a vitamina não melhora o desempenho de atletas; H_1: a vitamina melhora o desempenho de atletas.

2.5.2 Resposta 1. Aumentar o tamanho da amostra torna o teste de hipóteses mais propenso a rejeitar a hipótese da nulidade quando é, de fato, falsa. Assim, aumenta o poder do teste. O efeito do tratamento não é afetado pelo tamanho da amostra. A probabilidade de cometer erro Tipo II fica menor, não maior, à medida que o tamanho da amostra aumenta.

2.5.3 Velocidade de leitura, que é variável contínua. Interpretação do texto poderia receber uma nota, que é variável ordinal.

2.5.4 Para definir a população, é importante saber de onde veio a amostra (centro cirúrgico, local, condições) e uma descrição dos critérios de inclusão. Por exemplo, são muitos doentes em estado grave? De que idade? Nenhum tinha comorbidades ou só tinham comorbidades os que vieram a óbito?

2.5.5 Rejeitar H_0 quando H_0 é falsa.

2.5.6 Hipóteses: H_0: o fármaco A produz o mesmo efeito que o fármaco B, contra H_1: o fármaco A produz efeito diferente do fármaco B.

2.5.7 Hipóteses: H_0: o nível do hormônio em estudo é o mesmo, tanto em mulheres jovens que não estão em gestação como em mulheres jovens que estão no primeiro trimestre de gestação, contra H_1: o nível do hormônio em estudo é maior em mulheres jovens que estão em gestação do que em mulheres jovens que não estão em gestação. Com base no resultado do teste, pode-se dizer que gestantes têm maior quantidade desse hormônio (p-valor = 0,001).

2.5.8 A probabilidade de o pesquisador ter obtido o resultado que obteve por acaso é $\alpha = 0,05$.

2.5.9 Como o estudo é transversal, devem ser calculadas as porcentagens em cada célula. H_0: a prevalência de alcoolismo é igual entre homens e mulheres da população estudada. H_1: a prevalência de alcoolismo é diferente entre homens e mulheres da população estudada. Um p-valor = 0,0004 e os dados em porcentagem na tabela a seguir permitem concluir que a prevalência de alcoolismo é maior entre homens do que entre mulheres.

Estudo da prevalência de alcoolismo entre homens e mulheres.

Sexo	Alcoolismo		Total
	Sim	Não	
Masculino	1,99%	38,31%	40,30%
Feminino	1,03%	58,67%	59,70%
Total	3,02%	96,98%	100,00%

2.5.10 Hipóteses em teste: H_0: a moeda é bem balanceada, isto é, a probabilidade de sair cara é exatamente 0,5. Se isso for verdade, a probabilidade de saírem seis caras quando se lança a moeda é 0,015625. No entanto, se a moeda for bem balanceada e ocorrerem seis caras, você rejeita H_0: está aí o p-valor, 0,015625. Esse é um teste unilateral. Nesse caso, H_1: a probabilidade de sair cara na moeda é maior do que 0,5. Se você resolveu por um teste unilateral, tinha alguma razão para supor que nos lançamentos dessa moeda ocorrem mais caras. Se isso não for verdade, faça um teste bilateral. Nesse caso, H_1: a probabilidade de sair cara na moeda é diferente de 0,5 e o p-valor é 0,031250.

CAPÍTULO 3

3.4.1 O estudo é transversal. A hipótese da nulidade é a de que a maneira de descartar o lixo não depende do sexo. A hipótese alternativa é a de que a maneira de descartar o lixo depende do sexo. O valor de χ^2 sem correção de continuidade é 2,000, p-valor 0,1573. O valor de χ^2 com correção de continuidade é 1,389, p-valor 0,2386. Com a correção, o valor da estatística diminui (de 2,000 para 1,389). A conclusão é a de que a maneira de descartar o lixo não depende do sexo.

3.4.2 O estudo é transversal. A hipótese da nulidade é a de que o medo de viajar de avião não está associado ao fato de a pessoa estar partindo ou chegando. O valor de χ^2 sem correção de continuidade é 8,30, p-valor 0,0040. Portanto, existe associação. Passageiros revelam mais medo ao chegar.

Distribuição dos passageiros entrevistados segundo a situação de chegada ou partida e o medo de voar.

Passageiros	Medo		Total
	Sim	Não	
Chegavam	0,162	0,438	0,6
Partiam	0,064	0,336	0,4
Total	0,226	0,774	1,0

3.4.3 Os dados são de um estudo transversal. A hipótese da nulidade é de que a prevalência de sobrepeso não está associada à geração. Então, foi construída a tabela dada em seguida. O valor de χ^2 sem correção de continuidade é 24,21, p-valor = 0,0000. A segunda geração apresentou prevalência elevada de sobrepeso, significativamente maior do que a primeira.

Distribuição dos nipo-brasileiros com sobrepeso, segundo a geração (Bauru SP, 2000).

Geração	Sobrepeso		Total
	Sim	Não	
Primeira	0,062	0,132	0,193
Segunda	0,395	0,412	0,807
Total	0,456	0,544	1,000

3.4.4 Os dados são de um ensaio clínico. A hipótese da nulidade é a de que a prevalência de dor é a mesma nos dois grupos. O teste de qui-quadrado resultou em 8,31, $p < 0,003934$; portanto, significante no nível de 5%. O teste de qui-quadrado com correção de continuidade resultou em 6,48, $p < 0,010921$; portanto, significante no nível de 5%. A proporção dos participantes da pesquisa sem dor no grupo controle é 0,571 e no grupo experimental é 0,118. A conclusão é a de que o uso de betametasona diminui a prevalência de dor no pós-operatório de pacientes submetidos a tratamento endodôntico. Note: embora os autores tenham

Bioestatística – Tópicos Avançados

aplicado o teste de qui-quadrado, a amostra tem tamanho 38. O teste exige $n > 40$. Seria mais aconselhável o teste exato de Fisher. Para um teste bilateral de Fisher a 5%, encontra-se p-valor = 0,0063.

Participantes da pesquisa segundo o grupo e o relato de dor.

| Grupo | Relato de dor | | Total | Proporção |
	Sim	Não		
Controle	9	12	21	0,571
Experimental	15	2	17	0,118
Total	24	14		

3.4.5 Os dados são de um ensaio clínico. A hipótese da nulidade é a de que a taxa de sobrevivência é a mesma nos dois grupos. Amostra pequena, teste exato de Fisher.

Valores observados.

| Grupo | Vivos 5 anos depois | | Total |
	Sim	Não	
Tratado	4	1	5
Controle	2	3	5
Total	6	4	10

Valores mais extremos do que os observados.

| Grupo | Vivos 5 anos depois | | Total |
	Sim	Não	
Tratado	5	0	5
Controle	1	4	5
Total	6	4	10

A probabilidade de ocorrer o menor valor observado (1 em Não, Tratado) é 0,2381. A probabilidade de ocorrer valor mais extremo do que o observado (0 em Não, Tratado) é 0,0238. Então, p-valor = 0,2381 + 0,0238 = 0,2619 > 0,05. Os dados não trazem evidência de que o tratamento ajuda.

3.4.6 Os dados são de um estudo transversal. A hipótese em teste é a de que a prevalência de gengivite não está associada ao hábito de fumar. O valor do χ^2 para o teste sem correção de continuidade é 2,747, p-valor 0,0975, e com correção de continuidade é 2,101, p-valor 0,1472; os dois resultados são não significantes ($p < 0,05$). Portanto, os dados não trazem evidência de que gengivite e hábito de fumar estejam associados.

3.4.7 Para testar H_0, de que as respostas são consistentes, é preciso reconstruir a tabela, de maneira que b e c sejam mudanças de respostas.

| Tinham dor antes | Tinham dor depois | | Total |
	Sim	Não	
Sim	380	785	1.165
Não	75	215	290
Total	455	1.000	1.455

Sem correção de continuidade:

$$\chi^2 = \frac{(b-c)^2}{b+c}$$

$$\chi^2 = \frac{(705-75)^2}{705+75} = \frac{504.100}{860} = 586,1628$$

Com correção de continuidade:

$$\chi^2 = \frac{(|b-c|-1)^2}{b+c}$$

$$\chi^2 = \frac{(|785-75|-1)^2}{785+75} = 584,513$$

O tratamento tem efeito: 91,279% dos que tinham dor passaram a não ter, embora 8,728% dos que não tinham dor passassem a ter. Veja que o Exemplo 3.7 relata um estudo transversal (cada participante foi perguntado sobre duas variáveis "tem dor" e "corre mais do que") para testar se há associação entre as variáveis. Neste exercício, são dois grupos de participantes e cada participante responde duas vezes sobre a mesma variável, "antes" e "depois" para testar a consistência das respostas.

3.4.8   O estudo é transversal. A hipótese da nulidade é a de que o distúrbio da articulação temporomandibular (DTM) não depende do sexo

Distribuição de 604 crianças e adolescentes de acordo com sexo e distúrbio da articulação temporomandibular (DTM) (proporção entre parênteses).

Sexo	DTM		Total
	Sim	Não	
Masculino	118 (0,195)	146 (0,242)	**264 (0,437)**
Feminino	117 (0,194)	223 (0,369)	**340 (0,563)**
Total	**235 (0,389)**	**369 (0,611)**	**604 (1,000)**

O valor de qui-quadrado sem correção de continuidade é 6,614, p-valor = 0,010119. O valor de qui-quadrado com correção de continuidade é 6,188, p-valor = 0,012861. O estudo trouxe evidência de que sexo e distúrbio da articulação temporomandibular (DTM) estão significantemente associados.

3.4.9

Distribuição das mulheres dos dois grupos segundo o uso ou não de ácido acetilsalicílico.

Grupo	Ácido acetilsalicílico		Total	Proporção de usuárias
	Sim	Não		
Tratado	1.623	6.883	**8.506**	0,191
Controle	1.631	6.471	**8.102**	0,201
Total	**3.254**	**13.354**	**16.608**	0,196

A proporção de usuárias de ácido acetilsalicílico é de 19,1% no grupo tratado e de 20,1% no grupo controle. O valor do teste de qui-quadrado 2,9049, p-valor 0,088309 > 0,05. Não há diferença estatística entre grupos quanto a essa característica.

Bioestatística – Tópicos Avançados

3.4.10 O estudo é transversal. A hipótese da nulidade é a de que a etiologia do trauma de face não depende de sexo. O valor de qui-quadrado com correção de continuidade é 2,27, p-valor = 0,1323. O estudo não trouxe evidência de que sexo e etiologia do trauma de face estejam associados.

Participantes da pesquisa segundo o sexo e a etiologia da fratura na face.

	Etiologia		
Sexo	Queda	Outras causas	Total
Masculino	11 (0,256)	15 (0,349)	26
Feminino	12 (0,279)	5 (0,116)	17
Total	23	20	43

CAPÍTULO 4

4.6.1

Tabela auxiliar com os cálculos.

	Observado		Esperado		$(O-E)$		$(O-E)2/E$	
Classe	Psiq	Gastro	Psiq	Gastro	Psiq	Gastro	Psiq	Gastro
A	17	5	11,8	10,2	5,2	−5,2	2,292	2,651
B	25	21	24,67	21,33	0,33	−0,33	0,004	0,005
C	39	34	39,15	33,85	−0,15	0,15	0,001	0,001
D	42	49	48,81	42,19	−6,81	6,81	0,950	1,099
E	32	25	30,57	26,43	1,43	−1,43	0,067	0,077
Total	155	134	155	134	0	0	3,314	3,833

$\chi^2 = (3,314 + 3,833) = 7,147$, com 4 graus de liberdade, p-valor = 0,1284.
A distribuição dos pacientes por classe social não é diferente nas duas unidades comparadas, psiquiatria e gastroentereologia.

4.6.2 O valor calculado de χ^2 é 0,9954, com 2 graus de liberdade. É menor do que o valor crítico, para o nível de significâncias de 5% (5,99). O p-valor é 0,6079. Portanto, o teste qui-quadrado de independência não mostrou associação significativa entre sexo e preferência por uma área de estudo.

4.6.3 Para analisar os dados aplicando o teste χ^2, é preciso reunir disfunção moderada e disfunção grave em uma só categoria. No entanto, seria melhor – o que nem sempre o tempo e o orçamento permitem – aumentar o tamanho da amostra.

4.6.4 Testar a hipótese de independência.

4.6.5 O valor calculado de χ^2 é 4,16, com 2 graus de liberdade. O valor crítico de χ^2, com 2 graus de liberdade e no nível de significância de 5% é 5,99. Não se detectou associação entre a resposta do paciente e a combinação de fármacos. A partição da tabela foi, então, feita como mostrado em seguida. O valor do χ^2, com 1 grau de liberdade, é 3,85, significante no nível de 5%. O p-valor é 0,0498. A combinação com candesartana deu, proporcionalmente, mais respostas positivas.

Pacientes com resposta positiva ou negativa segundo a combinação de fármacos.

	Resposta do paciente			Porcentual de respostas positivas
Fármaco	Positiva	Negativa	Total	
Candesartana	95	44	139	68,30%
Losartana	75	57	132	56,80%
Total	170	101	271	62,70%

Respostas dos Exercícios 205

4.6.6   O estudo é transversal. A hipótese da nulidade é de que a resposta "Não" independe do tipo de profissional. O valor de χ^2 é 12,1307, significante no nível de 5%. O p-valor é 0,016405. Receber treinamento sobre higienização das mãos está associado ao tipo de profissional.

Cálculos auxiliares para obtenção do valor de χ^2.

Tipo de profissional	O	E	$(O-E)$	$(O-E)^2$	$(O-E)^2/E$
Respostas "Sim"					
Enfermeiro	264	255	9	81	0,31765
Auxiliar de enfermagem	254	255	−1	1	0,00392
Parteira	258	255	3	9	0,03529
Técnico	237	255	−18	324	1,27059
Outros	262	255	7	49	0,19216
Respostas "Não"					
Enfermeiro	36	45	−9	81	1,80000
Auxiliar de enfermagem	46	45	1	1	0,02222
Parteira	42	45	−3	9	0,20000
Técnico	63	45	18	324	7,20000
Outros	38	45	−7	49	1,08889
Total	1.500	1.500	0		12,13072

Para fazer o procedimento de Marascuilo, é preciso calcular:

$$d_{ij} = \sqrt{\chi^2_{(s-1)}} \sqrt{\frac{p_i(1-p_i)}{n_i} + \frac{p_j(1-p_j)}{n_j}}$$

Adotando o nível de 5% de significância, o valor crítico de χ^2, com 4 graus de liberdade é 9,488 e a raiz quadrada desse valor é 3,080. Uma diferença é estatisticamente significante se seu valor excede o valor da amplitude crítica. Neste exemplo, embora o teste de χ^2 tenha rejeitado a hipótese de que a resposta "Não" independe do tipo de profissional, o procedimento de Marascuilo não detectou onde está a diferença. O contraste entre as proporções de respostas "Não" recebidas por enfermeiros e técnicos se aproxima da amplitude crítica, indicando que uma amostra maior talvez mostrasse a diferença entre esses dois tipos de profissionais.

Tabela-resumo para o procedimento de Marascuilo.

Comparação	Contraste	Amplitude crítica	Conclusão
E – A	0,033	0,086	Não
E – P	0,020	0,085	Não
E – T	0,090	0,093	Não
E – O	0,007	0,083	Não
A – P	0,013	0,089	Não
A – T	0,057	0,097	Não
A – O	0,026	0,087	Não
P – T	0,07	0,095	Não
P – O	0,013	0,086	Não
T – O	0,083	0,094	Não

206 Bioestatística – Tópicos Avançados

4.6.7 O estudo é transversal. A hipótese da nulidade é a de que a idade em que se começa a usar lentes de contato não depende do sexo. O teste qui-quadrado para independência encontrou associação entre sexo e faixa de idade em que as pessoas começaram a usar lentes de contato. O valor de $\chi^2 = 12,81$, com 2 graus de liberdade é significante no nível de 5%.

Frequências esperadas de usuários de lentes de contato classificados de acordo com o sexo e a idade em que começaram a usar esse tipo de lente.

Sexo	Faixa de idade, em anos			Total
	Menos de 15	De 15 a 19	20 e mais	
Homens	3,4831	45,6292	12,8876	62
Mulheres	6,5169	85,3708	24,1124	116
Total	10	131	37	178

Valores calculados para $(O - E)^2/E$.

Sexo	Faixa de idade			Total
	Menos de 15	De 15 a 19	20 e mais	
Homens	0,631533164	1,275605997	6,4430023	8,350141
Mulheres	0,337543588	0,681789412	3,4436736	4,463007
Total	0,969076752	1,95739541	9,8866759	12,81315

4.6.8 O estudo é transversal. A hipótese da nulidade é a de que a resposta independe do grupo. O valor de χ^2 é 7,41 com (3-1) (4-1) = 6 graus de liberdade, não significante no nível de 5%. O p-valor é 0,2849.

O médico cirurgião HIV positivo pode continuar exercendo sua profissão? Proporção de respostas afirmativas segundo o grupo.

Respondentes		Sim	Não	Não declarou	Total	Proporção de "Sim"
Estudante	Básico	38	17	5	60	63,30%
	Clínico	49	8	3	60	81,70%
Médico	Residentes	16	2	2	20	80,00%
	Pós-residentes	23	6	1	30	76,70%
Total		126	33	11	170	74,10%

Cálculos intermediários para obtenção do teste de χ^2.

Grupo	O	E	(O-E)	(O-E)²	(O-E)²/E
Resposta "Sim"					
Estudante básico	38	44,47059	–6,47059	41,8685	0,9415
Estudante clínico	49	44,47059	4,529412	20,5156	0,4613
Médico residente	16	14,82353	1,176471	1,3841	0,0934
Pós-residente	23	22,23529	0,764706	0,5848	0,0263
Resposta "Não"					
Estudante básico	17	11,64706	5,352941	28,6540	2,4602
Estudante clínico	8	11,64706	–3,64706	13,3010	1,1420
Médico residente	2	3,882353	–1,88235	3,5433	0,9127
Pós-residente	6	5,823529	0,176471	0,0311	0,0053

(Continua)

Respostas dos Exercícios 207

(continuação)

Grupo	O	E	(O-E)	(O-E)²	(O-E)²/E
			Sem declaração		
Estudante básico	5	3,882353	1,117647	1,24914	0,32175
Estudante clínico	3	3,882353	–0,88235	0,77855	0,20054
Médico residente	2	1,294118	0,705882	0,49827	0,38503
Pós-residente	1	1,941176	–0,94118	0,88581	0,45633
Soma	170	170	0		$\chi^2 = 7,40633$

Há frequências esperadas menores do que 5. O valor $\chi^2 = 7,41$ com 6 graus de liberdade não deve ser usado, é incorreto. Mas como questionários sem resposta à pergunta são poucos: 11 em 170 significa 6,5% da amostra. Então, é razoável desprezar esses dados e fazer o teste com respostas "Sim" e "Não".

Cálculos intermediários para aplicar o teste de χ^2.

Grupo	O	E	(O-E)	(O-E)²	(O-E)²/E
			Resposta "Sim"		
Estudante básico	38	43,58	-5,58	31,1364	0,7145
Estudante clínico	49	45,17	3,83	14,6689	0,3247
Médico residente	16	14,26	1,74	3,0276	0,2123
Pós-residente	23	22,98	0,02	0,0004	0,0000
			Resposta "Não"		
Estudante básico	17	11,42	5,58	31,1364	2,7265
Estudante clínico	8	11,83	–3,83	14,6689	1,2400
Médico residente	2	3,74	–1,74	3,0276	0,8095
Pós-residente	6	6,02	–0,02	0,0004	0,0001
Soma	159	159	0		$\chi^2 = 6,0276$

Há, ainda, uma frequência esperada menor do que 5. O teste não deve ser aplicado. Compare respostas dos estudantes com respostas de médicos em uma tabela 2 × 2. Com correção de continuidade, o resultado é qui-quadrado igual a 0,289, com 1 grau de liberdade. Não significante no nível de 5%.

4.6.9   a) O valor calculado de χ^2 é 16,024, com 3 graus de liberdade. O valor crítico de χ^2 para o nível de significância de 1% e com 3 graus de liberdade, é 11,34. Como o valor calculado é maior do que o valor crítico, conclui-se que existe associação entre o tamanho do carcinoma de células renais e o tipo de detecção. É fácil ver, na tabela a seguir, que o porcentual de tumores detectados por sintomas aumenta em função do tamanho.

Carcinoma de células renais segundo o tamanho do tumor, em centímetros, e o tipo de detecção.

	Tamanho do tumor (cm)			
Tipo de detecção	De 0,5 a 4	De 4 a 7	De 7 a 10	Maior que 10
Incidental	30	21	5	3
Sintomático	11	22	14	9
Total	41	43	19	12
Porcentual (sintoma)	26,8	51,2	73,7	75

b) O valor de χ^2_{tend} com 1 grau de liberdade é 2,797. O valor crítico de χ^2 no nível de significância de 5% e com 1 grau de liberdade é 3,84. Como o valor calculado é menor do que o valor crítico, os dados não foram suficientes para mostrar *tendência estatística* de a detecção por sintomas aumentar à medida que aumenta o tamanho do carcinoma de células renais.

Bioestatística – Tópicos Avançados

4.6.10   O valor calculado de χ^2 é 8,86, com 1 grau de liberdade. O valor crítico de χ^2 no nível de significância de 5% e com 1 grau de liberdade é 3,84. O valor calculado é maior do que o valor crítico de χ^2, sugerindo o efeito da amidalectomia no desenvolvimento de mononucleose.

CAPÍTULO 5

5.3.1 $\chi^2 = 3,0312$, não significante no nível de 5%; coeficiente $\varphi = 0,266$. Associação pequena.

5.3.2 $\chi^2 = 23,36$ sem correção, significante no nível de 1%; p-valor $= 0,0000$; $\chi^2 = 22,93$ com correção de Yates, significante no nível de 1%; p-valor $= 0,0000$; coeficiente $\varphi = 0,1066$. Então, embora o valor do teste possa parecer impressionante, a associação é pequena: revelou-se significante devido ao tamanho da amostra. Note que o porcentual de meninos com hábitos orais nocivos na amostra é 22,3% e o de meninas é 26,5%, valores bastante próximos.

5.3.3 $\chi^2 = 6,51$ sem correção, significante no nível de 5%; p-valor $= 0,0107$; $\chi^2 = 5,81$ com correção de Yates, significante no nível de 5%; p-valor $= 0,0160$; coeficiente gama $= 0,3496$. Associação positiva entre escolaridade de mulheres e seu conhecimento sobre o exame Papanicolaou.

5.3.4 $\chi^2 = 8,81$ sem correção, significante no nível de 5%; p-valor $= 0,0030$; $\chi^2 = 5,45$ com correção de Yates, significante no nível de 5%; p-valor $= 0,0196$; risco de óbito neonatal no caso de gestantes diabéticas $= 12,5\%$; risco de óbito neonatal no caso de gestantes não diabéticas $= 2,5\%$; risco relativo $= 5,06$, ou seja, o risco de óbito neonatal é 5 vezes maior no caso de gestantes diabéticas.

5.3.5   As medidas de associação são: $\varphi = 0,124$; coeficiente de contingência $P = 0,123$; V de Cramér $= 0,123$. Todos os valores são muito próximos.

5.3.6 χ^2 sem correção é 3,2216, não significante no nível de 5%; $\varphi = 0,35898$, indicando associação entre sexo e preferência de candidato. A constatação deixa dúvida porque a amostra é pequena.

5.3.7

Estudantes segundo o resultado no exame e o número de trabalhos entregues.

Resultado	Nº de trabalhos entregues				Total	Porcentual de nenhum
	Nenhum	> 50%	≥ 50%	Todos		
Aprovado	12	13	24	14	**63**	19%
Não aprovado	22	11	8	6	**47**	47%
Não concorreu	11	14	6	7	**38**	29%
Total	**45**	**38**	**38**	**27**	**148**	30%

$\chi^2 = 17,344$, com $2 \times 3 = 6$ graus de liberdade, significante no nível de 5%. O porcentual de alunos não aprovados que não entregaram trabalhos é relativamente alto. O coeficiente de contingência de Cramér é $V = 0,242$. A associação é trivial.

5.3.8 $\chi^2 = 9,83$ sem correção, significante no nível de 1%; p-valor $= 0,0017$; $\chi^2 = 9,11$ com correção de Yates, significante no nível de 1%; p-valor $= 0,0026$. O coeficiente $\varphi = 0,1457$ evidencia associação muito pequena. O teste revelou-se significante devido ao tamanho da amostra, mas a *associação* entre sexo e sintomas depressivos é trivial.

5.3.9 $\chi^2 = 5,34$, não significante no nível de 5%; p-valor $= 0,2544$; coeficiente de Cramér $= 0,0943$. Não há evidência de que o estado civil esteja associado a um tipo de atividade que traz mais felicidade.

5.3.10 $\chi^2 = 16,86$, significante no nível de 5%; p-valor = 0,00981; coeficiente de Cramér = 0,16953. Denúncias de familiares são mais confiáveis (mais confirmadas).

Denúncias confirmadas e não confirmadas segundo o perfil do notificante.

| Perfil do notificante | Denúncia | | Total | Porcentual |
	Não confirmada	Confirmada		
Familiares	141	50	191	26,20%
Amigos e vizinhos	140	22	162	13,60%
Anônimo	84	14	98	14,30%
Desconhecido	55	6	61	9,80%
Profissionais	22	3	25	12,00%
A própria criança	20	2	22	9,10%
Outros	24	4	28	14,30%
Total	486	101	587	17,20%

CAPÍTULO 6

6.4.1

43	54	56	57	57	60	67	86	89	98	
1	2	3	4,5	4,5	6	7	8	9	10	$\Sigma R = 55$

$$10 \times \frac{11}{2} = 55$$

$$\sum R = n \times \frac{n+1}{2} = 55$$

6.4.2 a) Hipótese da nulidade: a variável tem igual distribuição nos dois grupos; hipótese alternativa: a distribuição da variável não é a mesma nos dois grupos; b) $\Sigma R_1 = 25$; os valores críticos de ΣR_1 no nível de significância de 5% são 11 a 29. Como o valor calculado para ΣR_1 está entre os valores críticos, não rejeite H_0; c) não há evidência de que as duas linhagens de ratos de laboratório diferem quanto à habilidade de correr o labirinto; d) $\Sigma R_2 = 20$ e

$$\sum R_1 + \sum R_2 = n \times \frac{n+1}{2} = 25 + 20 = 9 \times \frac{10}{2} = 45$$

6.4.3

Atribuição dos postos.

Grupo	Dado	Posto	Grupo	Dado	Posto
E	14,3	1			
E	14,6	2,5			
E	14,6	2,5			
E	14,7	4			
E	14,9	5			

(Continua)

(continuação)

Grupo	Dado	Posto	Grupo	Dado	Posto
			C	15,5	6,5
			C	15,5	6,5
E	15,8	8			
E	16,1	9			
E	16,4	10			
			C	16,7	11,5
			C	16,7	11,5
E	16,8	14			
			C	16,8	14
			C	16,8	14
E	17,2	16,5			
			C	17,2	16,5
			C	17,6	18
			C	17,9	19
			C	18	20
		72,5			137,5

$\Sigma R_1 = 72,5$ e $\Sigma R_2 = 137,5$; $U = 17,5$; $z = -2,45677$, p-valor $= 0,014025$, significante no nível de 5%. Fazendo a correção para os empates: $z = -2,46419$, p-valor $= 0,013737$, significante no nível de 5%. A média dos postos do grupo de expostos ao óxido de cádmio é 7,25 e a média dos postos do grupo controle é 13,75. O estudo mostrou que, em cães, a inalação prolongada de cádmio diminui os níveis de hemoglobina.

6.4.4 $\Sigma R_1 = 50,5$ e $\Sigma R_2 = 102,5$; $U = 14,5$; $z = -2,06884$, p-valor $= 0,038569$, significante no nível de 5%. O ensaio mostrou que uma hora após ingerir o comprimido, a dor no grupo que recebeu o novo analgésico é significativamente menor.

6.4.5

Atribuição dos postos.

Restaurante	Antes	Depois	Diferença	Posto assinalado
1	80	90	−10	−7
2	83	85	−2	−1,5
3	82	87	−5	−4,5
4	81	78	3	3
5	77	75	2	1,5
6	77	82	−5	−4,5
7	65	75	−10	−7
8	67	85	−18	−10
9	75	90	−15	−9
10	85	95	−10	−7

$n = 10$; $T = 4,5$; $z = 2,34438$ significante no nível de 5%, p-valor $= 0,019065$. O seminário foi eficaz.

6.4.6   A mediana geral é 55. A mediana dos conformistas é 49,5 e dos não conformistas é 59. O valor de χ^2 é 6,3427, significante no nível de 5%. O p-valor é 0,0118. A mediana do escore de autoestima no grupo caracterizado como conformista é significativamente menor que o escore de autoestima do grupo não conformista.

Respostas dos Exercícios 211

Dados em relação à mediana	Grupo		
	Conformista	Não conformista	Total
Menores ou iguais à mediana	8	2	10
Maiores que a mediana	2	7	9
Total	10	9	19

6.4.7 Como a amostra é pequena ($n = 8$), o certo é *não* usar a aproximação normal. Se for essa a opção, procure o valor crítico para T na Tabela 4 do Apêndice (lembre-se de que T é a menor soma de postos em valor absoluto). Para $\alpha = 0,05$ e amostras de tamanho $n = 8$, o valor crítico é 4. Como a menor soma obtida desprezando o sinal é $T = 4$, você pode afirmar, no nível de 5% de significância, que o ansiolítico tem efeito sobre pacientes que se submeterão à extração de vários dentes.

6.4.8 Descartando os empates, $n = 18$; $z = 1,65$, não significante no nível de 5%. Portanto, não se encontrou evidência de que a fadiga é efeito adverso do fármaco.

6.4.9 $\Sigma R_1 = 42,5$ e $\Sigma R_2 = 62,5$; $U = 21,5$; $z = -0,323$, não significante no nível de 5%. Não há evidência de que, para gestantes submetidas ao misoprostol, o tempo de resolução dependa da via na qual o fármaco foi administrado, se oral ou vaginal.

6.4.10 $\Sigma R_1 = 23$; $\Sigma R_2 = 55$; $U = 2$; valor crítico = 5; *significante* no nível de 5%. O valor de $z = -2,48199$, significante no nível de 5%. O p-valor é 0,01314. A aproximação pela distribuição normal é inapropriada. Cautela. O posto médio de A é 3,8 e o posto médio de B é 9,2. Portanto, a preferência por B é significante.

CAPÍTULO 7

7.4.1

Atribuição de postos.

				Grupo				
Controle			Diabético			Pé diabético		
Grupo	Estatura	Posto	Grupo	Estatura	Posto	Grupo	Estatura	Posto
			B	1,68	1			
A	1,69	2						
A	1,7	3						
						C	1,73	4
			B	1,74	5			
A	1,75	6						
			B	1,76	7			
						C	1,77	8
A	1,78	9						
			B	1,79	10			
			B	1,8	11			
						C	1,81	12
A	1,82	13						
						C	1,84	14
						C	1,89	15
		33			34			53

Bioestatística – Tópicos Avançados

Veja que: $n = 15$; $\Sigma R_1 = 33$; $\Sigma R_2 = 34$; $\Sigma R_3 = 53$; $H = 2,54$, com 2 graus de liberdade, não significante no nível de 5%. O trabalho não mostrou diferença na estatura de homens classificados em três grupos: controle, diabéticos e com pé diabético.

7.4.2 Faça o teste de Friedman.[1]

Atribuição de postos.

Corredor	Música		
	Nenhuma	Clássica	Para dançar
1	2,5	2,5	1
2	3	1,5	1,5
3	1,5	3	1,5
4	2	3	1
5	1,5	3	1,5
6	3	1,5	1,5
7	2	2	2
8	3	1,5	1,5
9	2,5	1	2,5
10	3	1,5	1,5
11	2	3	1
12	2,5	2,5	1
Soma	28,5	26	17,5

Veja: $n = 12$; $H = 5,44$, com 2 graus de liberdade, não significante no nível de 5%. O p-valor é 0,06261. Não há razão para considerar que haja diferença no desempenho de corredores por conta da música que eles ouvem.

7.4.3 Mediana geral $= 7,9$, $\chi^2 = 9,60$, com 3 graus de liberdade, significante no nível de 5%; p-valor $= 0,0223$. Detectou-se diferença significante no pH dos refrigerantes. As medianas são: para A, 7,7; para B, 7,35; para C, 8,4; para D, 8,0.

Cálculos intermediários: frequências observadas.

Condição	A	B	C	D	Total
Menores ou iguais à mediana	8	9	2	6	25
Maiores que a mediana	4	3	10	6	23
Total	12	12	12	12	48

7.4.4 $\Sigma R_1 = 19,5$; $\Sigma R_2 = 26,5$; $\Sigma R_3 = 20,5$; $\Sigma R_4 = 33,5$; $\chi^2 = 7,25$, com 3 graus de liberdade, não significante no nível de 5%. Se puder usar computador, faça o teste com correção para os empates, o que é o mais certo. Com a correção, $\chi^2 = 7,979$, com 3 graus de liberdade, significante no nível de 5%. Veja as medianas das notas no gráfico.

---

[1]Você pode usar uma calculadora. Procure: SOCIAL Sciences Statistics. *The Friedman Test for Repeated-Measures*. Disponível em: https://www.socscistatistics.com/tests/friedman/default.aspx. Acesso 25 abr. 2022.

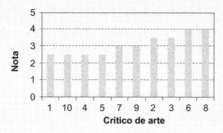

Figura 7.3.4 Valores atribuídos segundo o crítico de arte para cada pintura.

7.4.5 Mediana geral = 25; χ^2 = 5,57, com 2 graus de liberdade, não significante no nível de 5%. O teste da mediana não mostrou diferença entre os fármacos e placebo.

7.4.6 $\Sigma R_1 = 21$; $\Sigma R_2 = 38$; $\Sigma R_3 = 61$; H = 8,06, com 2 graus de liberdade, significante no nível de 5%. O p-valor é 0,00178. Para o teste de Dunn:

$$s = \sqrt{\frac{n(n+1)}{12}\left(\frac{1}{n_i} + \frac{1}{n_j}\right)} = \sqrt{\frac{15 \times 16}{12}\left(\frac{1}{5} + \frac{1}{5}\right)} = \sqrt{20 \times \frac{2}{5}} = 2,828427$$

Tabela-resumo dos resultados do teste de Dunn.

Comparação	Diferença dos postos médios	Q	Q crítico	Conclusão
A versus B	−3,4	−1,202081	2,394	Não rejeita H0
A versus C	−8,0	−2,828427	2,394	Rejeita H0
B versus C	−4,6	−1,626345	2,394	Não rejeita H0

7.4.7

Atribuição dos postos.

Grupo I	Grupo II	Grupo III
4	16	10
7	18	20
3	15	2
8	11	22
14	17	21
9	13	19
6		
1		
5		
12		
$\Sigma R_1 = 69$	$\Sigma R_2 = 90$	$\Sigma R_3 = 94$

H = 9,232, com 2 graus de liberdade, significante no nível de 1%. Postos médios: grupo I: 6,90; grupo II: 15,00; grupo III: 15,67.

Tabela-resumo dos resultados do teste de Dunn.

Comparação	Diferença dos postos médios	Q	Q crítico	Conclusão
I versus II	8,10	2,42	2,394	Rejeita H_0
I versus III	8,77	2,42	2,394	Rejeita H_0
II versus III	0,67	2,16	2,394	Não rejeita H_0

Bioestatística – Tópicos Avançados

O teste mostrou que, tanto durante o trabalho de parto induzido por cesárea como durante o trabalho de parto espontâneo, os níveis de cortisol são maiores do que antes do início da cesárea eletiva.

7.4.8 Mediana geral = 33,0; χ^2 = 25,53, com 3 graus de liberdade, significante no nível de 5%.

Condição	Comunidade				Total
	Muito isolada	Isolada	Rural	Favela	
Menor ou igual à mediana	21	13	8	5	**47**
Maior do que a mediana	2	10	15	18	**45**

As medianas são: para crianças que têm procedência de lugar muito isolado, 23; para as que vêm de lugares isolados, 33; para as de zona rural, 35; e para as que vêm de comunidades, 40. O desempenho verbal de crianças de lugares muito isolados é menor.

7.4.9 ΣR_1 = 19,5; ΣR_2 = 9,0; ΣR_3 = 25,5; χ^2 = 15,94, com 2 graus de liberdade, significante no nível de 5%.

Tabela-resumo para o teste de comparações múltiplas para o exemplo 6.6, α = 0,10.

Comparação	$R_i - R_j$	Valor crítico	Conclusão
A *versus* B	$\|19,5 - 9\| = 10,5$	8,697	Rejeita H_0
A *versus* C	$\|19,5 - 25,5\| = 6$	8,697	Não rejeita H_0
B *versus* C	$\|9 - 25,5\| = 16,5$	8,697	Rejeita H_0

Os métodos B de determinação de amilase sérica dá resultados significantemente menores do que o método A e C.

7.4.10 ΣR_1 = 29; ΣR_2 = 21; ΣR_3 = 10; χ^2 = 18,20, com 2 graus de liberdade, significante no nível de 5%. Os postos para os valores de bilirrubina são 2,9 para 4 dias, 2,3 para 7 dias e 1,0 para 10 dias, significantemente diferentes. Há evidência de que o nível de bilirrubina decresce entre os 4 e os 10 dias de idade.

CAPÍTULO 8

8.3.1 A sensibilidade (S), a especificidade (E) e a acurácia (A) do teste são, respectivamente:

Resultado do teste	Artrite reumatoide		Total
	Caso	Controle	
Positivo	VP = 120	FP = 24	**144**
Negativo	FN = 56	VN = 250	**306**
Total	176	274	450

$$S = \frac{120}{176} = 0,682$$

$$E = \frac{250}{274} = 0,912$$

$$A = \frac{120 + 250}{450} = 0,822$$

Respostas dos Exercícios 215

O teste tem *pouca sensibilidade* porque resultou positivo em 68,2% dos casos, mas tem *alta especificidade* porque resultou negativo em 91,2% dos controles.

8.3.2 O valor preditivo positivo (VPP) do teste e o valor preditivo negativo (VPN) do teste são respectivamente:

$$VPP = \frac{120}{144} = 0,833$$

$$VPN = \frac{250}{306} = 0,817$$

8.3.3 Presença do fator reumatoide (FR) no soro de voluntários com e sem artrite reumatoide.

	Artrite reumatoide		
Resultado do exame	Caso	Controle	Total
Positivo	71	4	75
Negativo	105	270	375
Total	176	274	450

Sensibilidade = 71/176 = 0,40; especificidade = 270/274 = 0,98; valor preditivo positivo = 71/75 = 0,95; valor preditivo negativo = 270/375 = 0,72

$$RV^+ = \frac{\dfrac{\text{verdadeiros positivos}}{\text{falsos positivos}}}{\dfrac{\text{total de casos}}{\text{total de controles}}}$$

$$RV^+ = \frac{\dfrac{71}{176}}{\dfrac{4}{274}} = \frac{71 \times 176}{176 \times 4} = \frac{71 \times 176}{176 \times 4} = \frac{19.454}{704} = 27,63$$

$$RV^- = \frac{\dfrac{\text{verdadeiros positivos}}{\text{falsos positivos}}}{\dfrac{\text{total de casos}}{\text{total de controles}}}$$

$$RV^- = \frac{\dfrac{105}{176}}{\dfrac{270}{274}} = \frac{105 \times 274}{176 \times 270} = \frac{28.770}{47.520} = 0,6054$$

RV^+ = 27,63 significa que o fator reumatoide FR contribui significativamente para o diagnóstico da doença.
RV^- = 0,60 significa que é muito pouco provável a presença do fator em quem não tem a doença.

8.3.4

Pacientes segundo os achados no exame físico prostático e no PSA.

EFP	PSA total		Total
	Caso	Controle	
Positivo	30	28	58
Negativo	31	108	139
Total	61	136	197

$$S = \frac{30}{30 + 31} = 0,492$$

$$E = \frac{108}{28 + 108} = 0,794$$

$$VPP = \frac{30}{30 + 28} = 0,517$$

$$VPN = \frac{108}{31 + 108} = 0,777$$

$$A = \frac{30 + 108}{197} = 0,700$$

A sensibilidade é 49,2%, a especificidade é 79,4%, o valor preditivo positivo é 51,7%, o valor preditivo negativo é 77,7% e a acurácia é 70,0%.

8.3.5

Pacientes segundo o PSA total e a biopsia.

PSA total	Biopsia		Total
	Positiva	Negativa	
Positivo	10	48	58
Negativo	15	124	139
Total	25	172	197

Sensibilidade = 10/25 = 0,40; especificidade = 124/172 = 0,721; valor preditivo positivo = 10/58 = 0,172; valor preditivo negativo = 124/139 = 0,892; acurácia = (10+124)/197

8.3.6 Vamos pressupor, arbitrariamente, que a população tenha 10.000 pessoas. Como só estamos tratando razões, o tamanho da população precisa ser arbitrado. A prevalência da doença é de 5%. Então, 0,05 × 10.000 = 500 pessoas têm a doença. Logo, 10.000 − 500 = 9.500 não têm a doença. O número de pessoas doentes que tiveram resultado positivo no teste é 0,99 × 500 = 495. O número de pessoas sem a doença que tiveram resultado negativo no teste é 0,92 × 9.500 = 8.740. O valor preditivo do exame positivo é 39,4% e o valor preditivo do exame negativo é 99,9%.

Respostas dos Exercícios 217

Tabela auxiliar.

	População		
Resultado	Doente	Não	Total
Positivo	495	760	1.255
Negativo	50	8.740	8.790
Total	500	9.500	10.000

8.3.7 Somente quando, feito o exame para diagnóstico, todas as pessoas doentes têm resultado positivo e todas as pessoas sem a doença em estudo têm resultado negativo.

8.3.8 A sensibilidade é 66,7%, a especificidade é 91,0%, o valor preditivo positivo é 10,0%, o valor preditivo negativo é 99,5%, a razão de verossimilhanças positiva é 7,41 e a razão de verossimilhanças negativa é 0,37.
O teste tem *alta especificidade* porque resultou negativo em 91% dos controles (acertou em 91% dos controles), mas tem *baixa sensibilidade* porque resultou positivo em apenas 66,7% dos casos (acertou em apenas 66,7% dos casos). Valores preditivos são úteis para os clínicos, mas têm a desvantagem de depender da prevalência da doença. O valor de *RV+* é alto, o que indica que o resultado positivo do exame de sangue oculto nas fezes é um indicativo da doença. O valor de *RV-* significa que o resultado negativo do exame de sangue oculto nas fezes é bom indicativo para excluir a doença.

8.3.9 Somente quando os examinadores concordam em todas as avaliações.

8.3.10 *Kappa* = 0,20. O índice *kappa* indica concordância pobre entre os professores na avaliação dos alunos.

	Prof. A		
Prof. B	Aprovado	Reprovado	Total
Aprovado	8	2	10
Reprovado	6	4	10
Total	14	6	20

CAPÍTULO 9

9.5.1 $H_0: p = \Theta$
$H_1: p > \Theta$
$\alpha = 5\%$

$$z = \frac{0,034 - 0,03}{\sqrt{\dfrac{0,03 \times (1 - 0,03)}{1.000}}} = 0,74$$

O valor calculado de z é menor que o valor de z da Tabela de Distribuição Normal, para um teste unilateral. Não se pode dizer que a proporção de recém-nascidos com defeito ou doença séria é maior do que 3%.

9.5.2 p-valor = 0,0046, menor do que 0,05. Rejeite a hipótese de nulidade. Há evidências suficientes para concluir que menos de 92% dos adultos possuem telefones celulares.

Bioestatística – Tópicos Avançados

9.5.3   a) e b) Veja a tabela

Participantes da pesquisa segundo o tratamento e o registro ou não de evento cardíaco.

Tratamento	Evento cardíaco		Total	Proporção com registro de evento
	Sim	Não		
Fármaco	56	1.995	**2.051**	0,0273
Placebo	84	1.946	**2.030**	0,0414
Total	140	3.941	**4.081**	

c) É preciso fazer um teste estatístico. Então:

$H_0: \Theta_1 = \Theta_2$

$H_1: \Theta_1 < \Theta_2$

Nível de significância: 5%

Calcule a estatística de teste:

$$z = \frac{P_2 - P_1}{\sqrt{pq \left(\dfrac{1}{n_1} + \dfrac{1}{n_2} \right)}}$$

A proporção ponderada é:

$$\frac{X_1 + X_2}{N_1 + N_2} = \frac{56 + 84}{2.051 + 2.030} = 0,0343$$

$$z = \frac{0,0273 - 0,0414}{\sqrt{0,0343 \times (1 - 0,0343) \times \left(\dfrac{1}{2.051} + \dfrac{1}{2.030} \right)}} = -2,474$$

O valor crítico para um teste unilateral à esquerda é -1,64. Logo, H_0 deve ser rejeitada no nível de 5% de significância; temos, portanto, evidência de que o fármaco teve efeito.

d) Faça a diferença entre as duas proporções e divida pela proporção do grupo que recebeu placebo. Multiplique por 100 para ter a diferença em relação ao placebo expressa em porcentagem.

$$\frac{0,0414 - 0,0273}{0,0414} \times 100 = 34\%$$

O uso do fármaco reduziu a incidência de eventos cardíacos em 34% dos participantes da pesquisa.

9.5.4

Ensaio de Lister.

Assepsia na sala cirúrgica	Sobrevivência		Total	Taxa de sobrevivência
	Sim	Não		
Sim	34	6	**40**	85,0%
Não	19	16	**35**	54,3%
Total	53	22	**75**	

Para um teste estatístico:

$H_0: \Theta_1 = \Theta_2$

$H_1: \Theta_1 > \Theta_2$

Nível de significância: 5%

A estatística de teste:

$$z = \frac{p_2 - p_1}{\sqrt{pq\left(\dfrac{1}{n_1} + \dfrac{1}{n_2}\right)}}$$

A proporção ponderada é:

$$\frac{X_1 + X_2}{N_1 + N_2} = \frac{34 + 19}{40 + 35} = 0{,}7067$$

O teste:

$$z = \frac{00{,}85 - 0{,}543}{\sqrt{0{,}7067 \times (1 - 0{,}7067) \times \left(\dfrac{1}{40} + \dfrac{1}{35}\right)}} = 2{,}913$$

O valor crítico para um teste unilateral à direita é 1,64. Logo, H_0 deve ser rejeitada no nível de 5% de significância; há, portanto, a evidência de que a assepsia com ácido fênico teve efeito.

9.5.5 $r_s = -0{,}19048$, não significante no nível de 5%; p-valor $= 0{,}6514$.

9.5.6   a) Os dois juízes que têm opiniões mais parecidas são A e B; b) os dois juízes que têm opiniões bem diferentes são B e C.

Coeficientes de correlação segundo os juízes.

Juízes	Coeficiente de correlação	p-valor
A e B	0,6121	0,06
A e C	−0,0545	0,881
B e C	−0,1758	0,6272

9.5.7   a) Correlação forte positiva.

b) Correlação fraca positiva.

c) Correlação nula ou próxima de zero.

9.5.8

Tratamento	AVC		Total	Proporção com resposta positiva
	Sim	Não		
Ativo	1	99	100	0,99
Placebo	2	98	100	0,98
Total	3	197	200	

$$NNT = \frac{1}{p_t - p_c}$$

$$NNT = \frac{1}{0,99 - 0,98} = 100$$

É preciso tratar 100 pacientes para que um a mais tenha uma resposta positiva. Veja: de 100 pacientes sem tratamento, 2 tiveram AVC, mas tratando, 1 paciente teve AVC.

9.5.9

Grupo	Depressão após 8 semanas		Total	Proporção sem depressão
	Não	Sim		
Tratado	32	26	58	0,552
Controle	26	36	62	0,419

$$NNT = \frac{1}{p_t - p_c}$$

$$NNT = \frac{1}{0,552 - 0,419} = 7,5$$

O *NNT* é geralmente arredondado para o inteiro mais próximo; portanto, o *NNT* neste exemplo é 8.

Glossário

Acaso (*random*): 1. termo usado para descrever os resultados de um processo estocástico, isto é, um processo no qual a probabilidade de ocorrer qualquer evento é conhecida ou pode ser determinada. 2. diz-se do resultado da soma de um complexo de numerosas causas cujas atuações individuais desconhecemos. 3. ao acaso: não significa, em estatística, a esmo, sem reflexão, inadvertidamente, mas o contrário: significa processo construído para que cada resultado possível esteja associado a uma probabilidade conhecida. Ver **aleatório**.

Aleatório (*random*): o mesmo que acaso.

Alocação (*allocation*): processo de alocar ou designar um tratamento a uma unidade experimental.

Amostra (*sample*): qualquer subconjunto de unidades escolhidas da população por processo predeterminado, com o objetivo de pesquisar propriedades específicas da população de onde foi retirado.

Análise de variância (*analysis of variance*): técnica estatística que subdivide a variabilidade total de um conjunto de dados em seus componentes. Pode estabelecer, assim, se as médias de diferentes populações são estatisticamente diferentes, dentro de uma margem conhecida de erro.

Banco de dados (*database)*: coleção ou arquivo de dados organizados de maneira específica e só acessado por pessoal com a necessária competência, para propósito definido.

Braço (*arm*): termo usado principalmente na bioestatística aplicada à medicina, é um grupo ou subgrupo de participantes de um ensaio que recebe uma intervenção específica ou nenhuma intervenção, de acordo com a proposta feita no protocolo de pesquisa.

Cálculo do tamanho da amostra (*sample size determination*): cálculo, feito quando o ensaio é delineado, que estabelece o número de observações ou repetições que deverão ser incluídas em uma amostra.

Casual (*casual*): o mesmo que aleatório.

Casualização (*randomization*): procedimento adotado nos experimentos e ensaios casualizados; consiste em designar, por processo aleatório – e nunca por escolha –, tratamentos ou intervenções pré-escolhidos às unidades de pesquisa. Ver **randomização**.

Casuística: registro pormenorizado de casos clínicos das doenças.

Comparação de tratamentos (*treatment comparison*): qualquer comparação que envolva dois ou mais tratamentos ou grupos.

Comparações múltiplas (*multiple comparisons*): referem-se ao fato de que mais de dois tratamentos devem ser comparados entre si, sempre em relação à mesma variável, em determinado momento do experimento ou ensaio (em geral, no final).

Confundimento (*confounding*): ocorre no ensaio quando, devido ao delineamento, o efeito da intervenção fica confundido com o efeito de outros fatores, chamados "fatores de confundimento" ou "fatores de confusão" (*confounding factors*).

Controle negativo (*negative control*): tratamento sem qualquer efeito farmacológico ou fisiológico, isto é, placebo ou pseudoprocedimento. Ver **controle positivo**.

Controle positivo (*positive control*): normalmente, o tratamento padrão, mas sempre um tratamento que envolve o uso de uma substância farmacologicamente ativa. Ver **controle negativo**.

Dados (*data*): informações na forma de medidas ou observações, usadas como base para argumentação.

Dados binários (*binary data*): referem-se a uma variável binária, que só assume um de dois valores possíveis, 0 ou 1.

Dados brutos (*raw data*): 1. medidas e observações registradas, mas ainda não organizadas para interpretação. 2. listagens de dados registrados em computador, mas na forma como foram coletados, antes de edição, resumo e análise.

Dados categorizados (*categorical data*): dados distribuídos em categorias mutuamente exclusivas. Ver **dados qualitativos.**

Dados censurados (*censored data*): são dados que existem, mas seus valores não são conhecidos, embora estes estejam além (ou aquém) de certo limite.

Dados contínuos (*continuous data*): referem-se a uma variável contínua. São obtidos por medição.

Dados discrepantes (*outliers*): valor, leitura ou medida fora dos limites esperados e, por isso, colocado em dúvida ou considerado erro.

Dados discretos (*discrete data*): referem-se a uma variável discreta. Surgem de processos de contagem.

Dados numéricos (*numerical data*): dados expressos por números. Ver **dados quantitativos.**

Dados qualitativos (*qualitative data*): dados distribuídos em categorias mutuamente exclusivas. Ver **dados categorizados.**

Dados quantitativos (*quantitative data*): dados expressos por números. Ver **dados numéricos.**

Delineamento experimental (*experimental design*): a parte da pesquisa científica que especifica os tratamentos que serão avaliados, as unidades experimentais, a variável em análise e o modo como os tratamentos serão designados às unidades experimentais. Ver **desenho.**

Desenho (*design*): o mesmo que delineamento. É usado devido à sonoridade similar a *design*, o termo da língua inglesa.

Desfecho (*endpoint*), também referido como variável resposta (*response variable*): é o evento medido objetivamente no final de um experimento ou ensaio para descrever o resultado do tratamento ou da intervenção.

Desvio padrão (*standard deviation*): é a raiz quadrada da variância.

Distribuição casual dos tratamentos (*random distribution of treatments*): processo de designar os tratamentos ou intervenções para os participantes do experimento ao acaso, usando números aleatórios obtidos por meio de *softwares* de estatística. Ver **distribuição randômica dos tratamentos.**

Distribuição randômica dos tratamentos (*random distribution of treatments*): o mesmo que distribuição casual dos tratamentos.

Edição de dados (*data editing*): processo de revisar dados com a finalidade de detectar deficiências ou erros no modo como eles foram registrados ou coletados.

Efeito do fármaco (*drug effect*): efeito observado durante o período no qual é administrado.

Efeito do tratamento (*treatment effect*): diferença entre os resultados observados no grupo experimental e no grupo controle submetido a placebo.

Efeito residual (*carry over effect*): efeito que persiste, terminado o período da dosagem.

Ensaio (*trial*): ação experimental feita com a finalidade de obter dados para julgamento ou conclusão. O mesmo que experimento.

Ensaio clínico (*clinical trial*): atividade de pesquisa em que participantes são alocados aleatoriamente a uma ou mais intervenções (que podem incluir placebo ou outro tipo de controle) para avaliar o efeito dessas intervenções em resultados biomédicos ou comportamentais relacionados com a saúde. Na maioria dos casos, a unidade experimental é o ser humano, mas pode ser um animal experimental.

Ensaio clínico controlado e casualizado (RCCT, do inglês *randomized controlled clinical trial*): ensaio clínico que envolve pelo menos um tratamento em teste e um tratamento controle, com recrutamento e seguimento simultâneos de todos os grupos, em que os tratamentos são designados aos pacientes por processo aleatório.

Entrada de dados (*data input*): processo de teclar os dados para armazenamento eletrônico.

Erro tipo I (*type I error*): consiste em rejeitar a hipótese da nulidade quando ela é verdadeira.

Erro tipo II (*type II error*): consiste em aceitar a hipótese da nulidade quando ela é falsa.

Estatística (*statistic*): tendo dados, é o número calculado desses dados para estimar parâmetros desconhecidos. Sendo função de uma variável aleatória, a estatística também é uma variável aleatória. Estatísticas são utilizadas para estimar parâmetros e proceder aos testes de hipóteses.

Estatística de teste (*test statistic*): fórmula ou algoritmo usado para um teste de hipóteses; o valor numérico é calculado por essa fórmula ou por esse algoritmo, para um teste específico de significância, usando um conjunto de dados.

Estimação (*estimation*): processo de obter um valor numérico para um parâmetro populacional com base na informação obtida de uma amostra. Se um único número é calculado para dar ideia do parâmetro, o processo é chamado "estimação por ponto"; se é dado um intervalo com probabilidade conhecida de conter o parâmetro, o processo é chamado "estimação por intervalo".

Estudo (*study*): termo genérico, usado para indicar uma grande variedade de atividades de pesquisas que envolvem coleção, análise e interpretação de dados. Também usado como um sinônimo para ensaio clínico.

Estudo comparativo (*comparative study*): estudo que envolve dois ou mais grupos de pacientes para comparar e julgar a influência de algum fator, procedimento ou alguma condição ou característica, presentes ou aplicados a um dos grupos, mas não ao outro. Sinônimo de ensaio clínico se o estudo exige a comparação de tratamentos diferentes que envolvam pacientes tratados no mesmo período de tempo.

Estudo coorte (*cohort study*): estudo que envolve a identificação de um grande número de pessoas (coorte), algumas expostas a um fator causal que se presume de risco, outras não expostas a esse fator. Essas pessoas são acompanhadas durante um período de tempo relativamente longo para verificar se ocorreu ou não um desfecho de interesse. Depois, comparam-se as proporções de ocorrências (pode ser, por exemplo, incidência de doença ou morte) nos dois grupos, isto é, nas pessoas expostas ao fator que se presume de risco (fator causal) e nas não expostas. Também chamado "estudo prospectivo".

Estudo de caso-controle (*case control study*): estudo que envolve a identificação de pessoas com uma doença ou condição de interesse (casos) e de um grupo comparável de pessoas sem a doença ou condição de interesse (controles). Casos e controles são comparados com respeito a algum atributo presente, passado ou de exposição contínua, que se acredita estar relacionado com a doença ou condição. Também chamado "estudo retrospectivo".

Estudo prospectivo (*prospective study*): estudo no qual pessoas com uma característica ou atributo específico são identificadas e observadas por um período para verificar se ocorreu ou não um resultado ou desfecho de interesse.

Estudo retrospectivo (*retrospective study*): estudo no qual pessoas com uma característica ou uma doença são identificadas e questionadas para saber se foram ou não expostas a determinado fator.

Eventos mutuamente exclusivos (*mutually exclusive events*): dois eventos são mutuamente exclusivos quando não podem ocorrer ao mesmo tempo, ou seja, a ocorrência de um é incompatível com a ocorrência do outro.

Experimento (*experiment*): o mesmo que ensaio.

Experimentos multicêntricos (*multicenter experiments*): experimentos conduzidos em dois ou mais centros de pesquisa com um protocolo comum, mas com uma administração central e processamento de dados e análises em um só centro.

Fator de risco (*risk factor*): exposição ambiental, característica pessoal, hábitos ou evento que afete a probabilidade de uma pessoa contrair determinada doença ou experimentar mudança no estado de saúde. Uma análise dos fatores de risco normalmente implica algum tipo de análise estatística para apontar ou identificar fatores de risco para determinada doença ou condição.

Follow-up: seguimento do paciente por certo período ao longo do tempo.

Grupo controle (*control group*): grupo de unidades experimentais designadas para o tratamento controle. Serve como base de comparação para o grupo que recebe o tratamento em teste.

Grupo experimental (*experimental group*): grupo de unidades experimentais designadas ao tratamento em teste. É contrastado com o grupo controle para chegar a uma conclusão sobre um fator de risco, uma condição ou um tratamento.

Grupo tratado (*treated group*): o mesmo que grupo experimental.

Hipótese alternativa (*alternative hypothesis*): alternativa para a hipótese da nulidade; postula haver diferença entre as populações em comparação, com relação ao fator, à característica ou à condição de interesse. Ver **hipótese da nulidade**.

Hipótese da nulidade (*null hypothesis*): hipótese que postula não haver diferença entre as populações em comparação, com a relação ao fator, à característica ou à condição de interesse. Ver **hipótese nula**.

Hipótese nula (*null hypothesis*): tradução corrente, mas equivocada, de *null hypothesis*, uma vez que não é a hipótese que tem a qualidade de ser nula, mas, sim, o que ela postula (diferença nula). Ver **hipótese da nulidade**.

Intervenção (*intervention*): termo relacionado com a definição de ensaio clínico; é uma manipulação do participante ou do ambiente do participante com a finalidade de modificar um ou mais processos biomédicos ou comportamentais relacionados com a saúde e/ou a desfechos. Exemplos incluem: fármacos; dispositivos biológicos; procedimentos (p. ex., técnicas cirúrgicas); entrevistas face a face; estratégias para mudar o comportamento relacionado com a saúde (p. ex., dieta, terapia cognitiva, exercício, desenvolvimento de novos hábitos); estratégias de tratamento; estratégias de prevenção; estratégias de diagnóstico.

Linha de base (*baseline*): dados coletados no início de uma pesquisa para todos os participantes. Devem ser coletados dados demográficos como idade e gênero, além das medidas específicas que serão estudadas na pesquisa; os dados da linha de base serão a base para medir mudanças nas variáveis de interesse.

Não aleatório (*non randomized*): qualquer método que não esteja em conformidade com a definição estatística de acaso; termo usado pelos estatísticos para enfatizar a natureza de um processo fortuito ou sistemático. Ver **não casual**.

Não casual: o mesmo que não aleatório.

Nível de significância (*level of significance*): probabilidade de um teste de hipóteses erroneamente rejeitar a hipótese da nulidade quando essa hipótese é verdadeira.

Número casual ou aleatório (*random number*): número gerado por um processo aleatório definido.

Parâmetro (*parameter*): 1. em estatística, é a constante que, em uma expressão matemática, caracteriza uma população ou um processo; seu valor é, em geral, desconhecido, mas pode ser estimado. 2. em medicina clínica, é a variável cuja medida é indicativa de uma quantidade ou função que não pode ser determinada por métodos diretos. Por exemplo, a pressão sanguínea e o ritmo do pulso são parâmetros da função cardiovascular.

Participante (*participant*): o mesmo que sujeito, isto é, pode ser um paciente ou apenas voluntário que participa de um estudo.

Período de eliminação (*washout*): é um intervalo de tempo suficientemente grande entre dois períodos de tratamentos para que o efeito residual de uma formulação, administrada em um período de tratamento, seja eliminado das unidades experimentais para o próximo período.

Placebo (*placebo*): agente farmacologicamente inativo administrado a um grupo de pacientes (grupo controle negativo) como substitutivo de um agente ativo para garantir que a resposta do paciente seja explicada pelo fármaco e não pelo fato de se supor tratado.

Poder do teste (*power of a test*): probabilidade de rejeitar a hipótese da nulidade quando ela é falsa. O poder fornece um método para discriminar entre dois testes que podem ser aplicados à mesma hipótese. Será melhor o teste com mais poder. O poder também é usado para calcular o tamanho de amostra necessário para detectar um efeito com determinada magnitude.

Ponto de corte (*cutoff point*): ponto, em uma sucessão ordenada de valores, que separa esses valores em duas partes.

População (*population*): uma coleção de unidades que estão sendo estudadas. As unidades podem ser seres humanos, animais, objetos, locais etc. Muito da estatística é dedicada em estimar as propriedades numéricas (parâmetros) de toda a população, a partir de uma amostra aleatória de unidades dessa população

Protocolo (*protocol*): descrição formal de todo o procedimento que será usado em um projeto específico de pesquisa.

Pseudoprocedimento (*sham procedure*): procedimento semelhante ao procedimento efetivo, feito em alguns pacientes (grupo *sham*) com a finalidade de que tais pacientes (e, às vezes, até o médico que faz a avaliação do paciente) não saibam se o procedimento adotado foi ou não o procedimento efetivo.

***p*-valor** (*p-value*): é a probabilidade de se obter uma estatística de teste tão ou mais extrema do que a observada em uma amostra, considerando a hipótese da nulidade verdadeira. Também se diz valor-*p*.

Randomização (*randomization*): ver **casualização**.

Significância estatística (*statistical significance*): diz-se que houve significância estatística quando a hipótese da nulidade foi rejeitada por um teste estatístico.

Software: é um conjunto de instruções ou programas usados para operar computadores e executar tarefas específicas. É o oposto do *hardware*, que descreve os aspectos físicos de um computador. *Software* é um termo genérico usado para se referir a aplicativos, *scripts* e programas para computador.

Sujeito do estudo (*study subject*): termo genérico que designa um indivíduo que participa de um estudo. A vantagem do termo, em relação ao termo "paciente", é o fato de evitar a conotação de doença e ser, portanto, utilizado nos casos em que são estudadas pessoas sadias. Ver **participante**.

Tamanho de amostra (*sample size*): 1. número de unidades retiradas da população para constituir a amostra. 2. número de unidades experimentais do ensaio, geralmente determinado por um cálculo, mas que também pode ser obtido por algum outro critério, como, por exemplo, estudando o que é usual na área ou recrutando as unidades disponíveis. 3. número de unidades envolvidas em um estudo ou número de unidades que deverão ser envolvidos em um estudo.

Tendência (*bias*): um procedimento de medida ou um estimador é chamado "tendencioso", "viesado" ou "viciado" quando, em média, dá uma resposta que difere da verdade. O viés (*bias*) é a diferença média entre a medida obtida e a medida verdadeira.

Tendência (*trend*): movimento dos valores da variável em uma direção, geralmente em função do tempo, mas durante um certo período.

Teste bilateral (*bilateral testing*): teste estatístico que opõe, à hipótese da nulidade, a hipótese de que existe diferença entre as populações ou os grupos em comparação.

Teste de hipóteses (*hypothesis test*): estatística, calculada com dados de uma amostra, usada para tomar a decisão de rejeitar ou não uma hipótese em relação a uma população; associa-se a essa decisão uma probabilidade (*p*-valor).

Teste de significância (*significance test*): o mesmo que teste de hipóteses.

Teste estatístico (*statistical test*): o mesmo que teste de hipóteses.

Teste unilateral (*unilateral testing*): teste estatístico que opõe, à hipótese da nulidade, a hipótese de que a diferença entre as populações ou os grupos em comparação está apenas à direita ou apenas à esquerda da diferença nula.

Tratamento (*treatment*): em estatística, regime, método ou procedimento testado em um ensaio ou em um experimento, feito em qualquer área de conhecimento.

Tratamento padrão (*standard treatment*): maneira amplamente aceita de tratar determinada doença ou condição.

Unidade (*unity*): menor unidade em que o tratamento é aplicado e cuja resposta não é afetada pelas demais unidades. Unidade básica para a coleta de dados e análises. Na experimentação com seres humanos, normalmente se refere a um paciente, mas também pode ser parte ou material obtido desse paciente (uma amostra de sangue, um dente) ou uma coleção de indivíduos em outros contextos (p. ex., moradores de um domicílio, uma ala de hospital). Da mesma forma, em experimentação animal a unidade pode ser um animal ou partes dele. Sinônimo de unidade experimental em experimentação ou nos ensaios clínicos e de unidade observacional em estudos observacionais.

Unidade experimental (*experimental unity*): ver **unidade**.

Unidade observacional (*observational unity*): ver **unidade**.

Variância da população (*population variance*): é a média dos quadrados dos desvios de todos os valores numéricos da população em relação à média.

Variável (*variable*): característica que difere de unidade para unidade ou ao longo do tempo.

Variável aleatória (*random variable*): a variável associada a uma probabilidade, que designa resultados possíveis de um experimento. Por exemplo, jogam-se três moedas e contam-se o número de caras, que pode ser zero, 1, 2 ou 3. Essa é uma variável aleatória.

Variável binária (*binary variable*): variável que só assume um de dois valores possíveis, 0 ou 1. Ver **variável dicotômica**.

Variável contínua (*continuous*): variável que assume qualquer valor dentro de um intervalo especificado.

Variável dicotômica (*dichotomous variable*): o mesmo que variável binária.

Variável discreta (*discrete variable*): variável que só assume determinados valores em um intervalo. Ver **variável contínua**.

Índice Alfabético

A

Acurácia, 152
Amostras
- dependentes, 138
- independentes, 136
- pequenas, 95, 109, 125, 137
Análise de sobrevivência, 178

C

Chance, 72
Coeficiente
- de contingência de
  Pearson, 82
- de correlação de
  Spearman, 168
- de Cramér, 82
- fi, 65, 81
- gama, 69
Comparação(ões)
- de dois grupos
- - dependentes, 101
- - independentes, 89
- de duas proporções
  populacionais, 165
- de mais de dois grupos
- - dependentes, 132
- - independentes, 121
- dos resultados obtidos pelos
  coeficientes de correlação
  de Pearson, de Spearman
  e tau de Kendall, 173
- múltiplas, 136
Concordância entre
  examinadores, 155
Correção de continuidade,
  27, 29, 39, 165, 167
Correspondente paramétrico
  para o teste
- de Kruskal-Wallis, 130
- de Mann Whitney, 92
- dos postos assinalados de
  Wilcoxon, 104
Cuidados no registro dos dados, 2

D

Dado(s), 2
- bivariados, 7
- censurado, 6
- contínuos, 4
- discrepante ou atípico, 5
- discretos, 4
- multivariados, 7
- nominais, 2
- numéricos, 5
- ordinais, 2
- perdido, 5
- univariados, 7

E

Empates, 95, 109, 127, 137
Ensaio clínico randomizado
  e controlado, 25
Erro
- tipo I (falso positivo), 13
- tipo II (falso negativo), 13
Escala
- de medida reconhecida e
  publicada da variável, 3
- visual analógica (EVA), 4
Especificidade, 146, 147
Estatística(s), 163
- descritiva, 1
Estimativas de probabilidade
- condicional, 180
- de sobrevivência, 181
Estudo
- coorte
- - prospectivo, 23
- - retrospectivo, 24
- de proporções, 163
- retrospectivo, 22
- transversal, 21

F

Falso
- negativo, 13, 145
- positivo, 13, 145

Figuras, 4
Formas de registro de
  dados ordinais, 3
Frequências esperadas, 47

G

Graus de liberdade, 46
Grupos
- dependentes, 101
- independentes, 89

H

Hipótese
- alternativa, 13
- de nulidade, 13

I

Inferência estatística, 1, 11

L

Lógica dos testes de
  hipóteses, 10

M

Medianas, 129
Médias, 129
Medidas
- da capacidade de
  discriminação dos testes
  diagnósticos, 146
- de associação, 65, 76
- - em tabelas $2 \div 2$, 65
- - nas tabelas $r \times s$, 81
Medindo a incerteza, 11

N

Nível de significância, 12, 13
Notas ou avaliações
  proferidas pelo
  entrevistado, 3
Número necessário
- para causar dano (NNH), 177
- tratar (NNT), 174

P

p-valor, 11, 12
Padrão-ouro, 145
Partição das tabelas $2 \times s$, 48
Poder do teste, 14
Postos em lugar de dados, 87
Probabilidade, 72
- de erro de um teste
  diagnóstico, 145
Procedimento
- de Fisher, 14
- de Marascuilo, 48, 50
- de Neyman-Pearson, 13

R

Razão
- de chances, 72, 74, 79
- de verossimilhanças, 152
- - negativa, 153
- - positiva, 152
- dos produtos cruzados, 79
Redução absoluta de
  risco, 176
Risco, 71
- relativo, 71

S

Sensibilidade, 146

T

Tabela(s)
- cruzada, 21
- de contingência, 21
- de dupla entrada, 21
- 2×2, 21
- $r \times s$, 43
Tau de Kendall, 170
Teste(s)
- bilaterais, 15, 16
- da mediana, 98, 130
- de Dunn, 136
- de Friedman, 132
- de hipóteses, 9
- de Kruskal-Wallis, 121, 129
- de Mann-Whitney, 89, 90
- de uma proporção, 163
- de $\chi2$
- - de Mantel-Haenszel, 52
- - de McNemar, 37
- - de Pearson, 26, 44
- - para tendência, 56
- diagnósticos, 145
- do sinal, 112
- dos postos assinalados de
  Wilcoxon, 102
- exato de Fisher, 29
- não paramétricos, 16, 17

- para comparação de
  dois grupos, 87
- para comparar
- - dois grupos dependentes, 18
- - mais de dois grupos, 121
- - - dependentes, 18
- - - independentes, 18
- paramétricos, 16, 17
- unilaterais, 15, 16

V

Valor(es) preditivo(s), 149
- negativo, 149
- positivo, 149
Variável, 1
- contínua, 2
- discreta, 2
- nominal, 2
- ordinal, 2
- qualitativa ou categorizada, 1
- quantitativa ou
  numérica, 1
Verdadeiro
- negativo, 145
- positivo, 145

Z

Zeros, 109